·健康大百科·

健康导航篇

主 编 刘秀荣

副主编 韩 萍

编 委（按姓氏笔画排序）

卢 莉　白韶英　刘 辉　刘 影　李一辰

李玉青　杨 焱　杨晓梅　杨淑桂　吴 桐

张世伟　张相林　陈 利　郑宏杰　赵芳红

胡 荣　徐 文　海慧芝

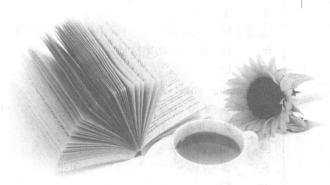

人民卫生出版社

图书在版编目（CIP）数据

健康大百科. 健康导航篇/刘秀荣主编. —北京：人民卫生
出版社，2014

ISBN 978-7-117-18531-8

Ⅰ.①健… Ⅱ.①刘… Ⅲ.①保健-基本知识 Ⅳ.①R161

中国版本图书馆 CIP 数据核字（2014）第 001811 号

人卫社官网	www.pmph.com	出版物查询，在线购书
人卫医学网	www.ipmph.com	医学考试辅导，医学数据库服务，医学教育资源，大众健康资讯

健 康 大 百 科
健康导航篇

主　　编：刘秀荣
出版发行：人民卫生出版社（中继线 010-59780011）
地　　址：北京市朝阳区潘家园南里 19 号
邮　　编：100021
E－mail：pmph @ pmph. com
购书热线：010-59787592　010-59787584　010-65264830
印　　刷：北京汇林印务有限公司
经　　销：新华书店
开　　本：710×1000　1/16　印张：26
字　　数：373 千字
版　　次：2014 年 1 月第 1 版　2014 年 1 月第 1 版第 1 次印刷
标准书号：ISBN 978-7-117-18531-8/R·18532
定　　价：39.00 元

打击盗版举报电话：010-59787491　E-mail：WQ @ pmph. com
（凡属印装质量问题请与本社市场营销中心联系退换）

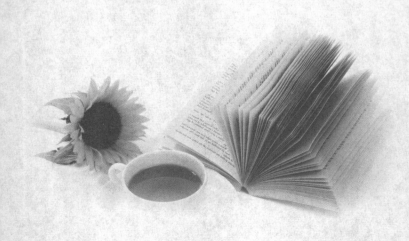

《健康大百科》

系列丛书编委会

科学顾问（按姓氏笔画排序）

王陇德　中国工程院院士,第十一届全国人大常委、中华预防医学会会长、卫生部"健康中国 2020 战略研究组"首席专家、卫生部疾病预防控制专家委员会主任委员、浙江大学公共卫生学院院长

王忠诚　中国工程院院士,北京天坛医院名誉院长、北京神经外科研究所所长,神经外科教授,著名神经外科专家

王澍寰　中国工程院院士,北京积水潭医院名誉院长,著名手外科专家

庄　辉　中国工程院院士,北京大学医学部教授,博士生导师,现任世界卫生组织西太区消灭脊髓灰质炎证实委员会委员、世界卫生组织西太区乙型肝炎专家工作组成员、世界肝炎联盟公共卫生学专家、中华预防医学会副会长

陈君石　中国工程院院士,中国疾病预防控制中心营养与食品安全所研究员、营养与食品安全专家

张金哲　中国工程院院士,中国小儿外科创始人之一

胡亚美　中国工程院院士,著名儿科专家

翁心植　中国工程院院士,北京朝阳医院名誉院长、北京呼吸疾病研究所所长、教授,内科学专家,在普通内科、寄生虫病、心血管病和呼吸系统病诸领域均有创造性贡献

高润霖　中国工程院院士,中国医师协会副会长,中华医学会心血管病学分会前任主任委员,中国医学科学院阜外心血管病医院学术委员会主任,心内科首席专家

程书钧　中国工程院院士,中国医学科学院肿瘤医院肿瘤病因学专家

6

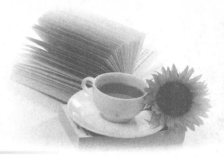

总　序

　　为满足首都市民对健康知识的渴求，2011年，在市委、市政府的领导下，北京市卫生局组织在京医疗卫生方面的专家，精心策划、编写了一套10本《健康大百科》系列科普丛书，分别为健康大百科之《孕育篇》、《学龄前儿童篇》、《青少年篇》、《中青年篇》、《老年篇》、《口腔保健篇》、《家庭急救篇》、《传染病防治篇》、《心理健康篇》、《心脑血管病防治篇》，这是全国首次以生命全周期为基础、凝聚上千名医学专家智慧编辑出版的健康系列科普丛书，图书在编写过程中特别注意集科学性、通俗性和实用性于一体，因此，图书一经面世，即受到了广泛关注，社会反响强烈。

　　2009—2012年，北京市人民政府连续四年发布的《北京市卫生与人群健康状况报告》显示，我市人群慢性非传染性疾病（以下简称"慢病"）及相关危险因素的流行态势一直非常严峻。慢病的发生除了与个人生活方式有关外，社会环境对其影响的作用也不容忽视。因此，防控慢病，提升公众预防疾病、维护健康的个人意识和公众意识尤为重要。2013年，为进一步丰富市民健康知识，培养市民健康理念，提升市民健康素养，北京市卫生局在第一次出版《健康大百科》10本的基础上，继续组织专家以预防慢病和改善其相关危险行为因素为核心，再次编辑10本健康科普丛书，分别为健康大百科之《高血压防治篇》、《内分泌代谢疾病防治篇》、《脑血管病防治篇》、《恶性肿瘤防治篇》、《慢性肝病防治篇》、《抑郁焦虑防治篇》、《儿童常见病防治篇》、《老年常见健康问题篇》、《膳食营养篇》、《健康导航篇》。除了采用与第一次10本相同的编写组织、写作定位、体例格式外，这次编写的10本在疾病预防上更系统、深入、细致，特定人群和家庭购买使用后，更加具有实际的指导意义。

与2011年第一次《健康大百科》10本出版一样，本次10本健康科普丛书的编写，同样凝聚了1000多位医学专家的智慧，他们用"医者仁心"的态度精益求精地完成了全部编校工作。本书的出版不仅丰富了《健康大百科》的内涵，而且，也着实为首都市民又提供了一套非常丰富的健康科普饕餮。特别值得一提的是，从2011年《健康大百科》编写、出版策划开始，王陇德、王忠诚、陈君石等10位院士对出版方向及定位等细节即给予了悉心指导，然而，非常遗憾的是，在编写本次10本丛书的过程中，有三位院士不幸病故，但我们不能忘记已故院士对本套丛书的贡献，也谨以书籍出版作为对已故院士永远的纪念。

感谢所有参编的医学专家对本书作出的贡献，愿《健康大百科》成为首都市民健康生活的良师益友。

北京市副市长

2014年1月

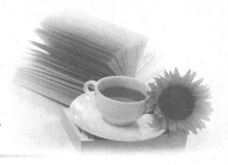

前　言

早在两千多年前，我国《黄帝内经》中就提出"上医治未病，中医治欲病，下医治已病"的说法，显示了我国古人在维护和促进健康方面的智慧。社会发展到今天，"预防重于治疗"的思想已经深深根植于广大民众的心里。重视健康，追求健康，倡导良好的健康生活方式正成为一种时尚和潮流。

近年来，为满足人民群众对健康的需求，各级政府和相关部门不仅开展了大量普及健康知识的活动，同时也出台了一系列的健康服务政策，完善了健康服务体系，明确了各相关机构和单位对公众承担的健康服务职能。然而，在日常工作和生活中，我们惊奇地发现，由于宣传不够，人民群众对一些健康服务提供的内容和机构并不清楚，在迫切需要健康服务信息的时候不知道到哪儿去找，由此，也造成政府和医疗卫生机构与群众健康方面的需求不能有效对接。

进一步强化预防为主的健康管理理念，倡导采用体检、免疫接种等健康维护措施，提供日常生活中外出就餐食品安全、饮用水卫生、居家虫媒防治、职业健康监督等公共卫生服务与方法，在紧急和疾病状态下指导公众科学就医，满足人在成长过程中的一般健康需求，服务每个居民家庭，满足必需的健康生活需要，是本书编写的宗旨。尽管肥胖、高血压、糖尿病、肿瘤等慢性非传染病因涉及人数众多，每个人不得不关注某个疾病和其相关危险因素的防治，但某些疾病或某个危险因素您可能一辈子都不会与它有瓜葛。相反，那些与人的良好发展及家庭建设密切相关的吃喝拉撒睡的健康服务信息，却是每个人和每个家庭所必需的。

本书按人自然成长过程中健康需要的顺序，兼顾家庭日常生活中的普遍健康需要，将内容分为六章，依次为：健康体检、预防接种、就医指导、合理用药、公共卫生服务和基本公共卫生服务。各章的编写遵循现代人科学、健康生活应该享有健康服务的意义、服务内容与形式以及如何获得这种服务的路径，在编写内容上既关注服务的前沿理念，更重视服务信息的实用性；在编写形式上从提供服务的角度出发，更强调直接、方便、不拐弯抹角。本书涉及家庭各年龄人群的健康问题，是促进和维护自身和家人健康的一本指导书，更是居民家庭健康生活必备的一本工具书。

本书在编写过程中，得到了在京众多公共卫生及医疗机构的大力支持，参编专家都是来自一线的公共卫生专家和医学专家，他们日常就在卫生监督所、疾病预防控制中心、各级医院、社区卫生服务中心为大家提供各种各样的健康服务。在本书编写定位及章节框架制定过程中，他们根据日常掌握的群众需求给予了建设性的意见；在编写过程中，他们对自己承担的内容几易其稿，精益求精，用实际行动反映了一个严谨的医学工作者对自己专业工作的热爱和对读者健康的尊重,在此向各位专家的辛勤付出表示由衷的谢意。同时,由于编写时间有限,编写任务紧迫,我们发现仍有一些健康信息,特别是全国范围内的一些健康信息未能及时收录,这是我们的遗憾。尽管如此,我们相信医学是相通的,国家医疗卫生体制改革的政策在全国范围内提供给公众的健康服务也是相同的,作为首次以健康服务为主要内容的书籍的编写也是很有意义的。衷心希望本书为北京市民健康生活提供指导,为全国同胞维护和寻求健康服务提供借鉴,也真诚祝愿大家的生活越来越健康,越来越幸福。

刘秀荣

2013 年 11 月

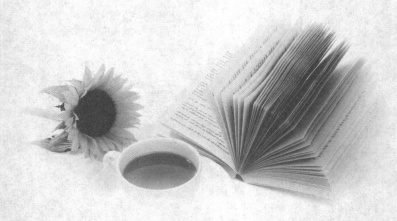

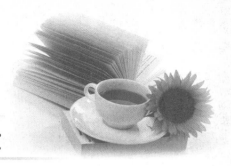

目　录

第一章　健康体检

第一节　学会聪明体检 ·················· 2

1. 什么是体检 ·················· 2

2. 健康体检与疾病检查是一回事吗 ·········· 2

3. 为什么没有病也要体检 ·············· 3

4. 哪些人更需要体检 ················ 3

5. 多长时间体检一次合适 ·············· 4

6. 如何针对自己情况选择体检项目 ·········· 5

7. 体检时的禁忌有哪些 ··············· 5

8. 空腹体检就是一口水也不能喝吗 ·········· 7

9. 高血压病人体检时能否吃药 ············ 7

10. 体检前饮食上有哪些注意事项 ·········· 7

11. 体检当天穿戴有什么注意事项 ·········· 7

12. 抽血查血脂前要注意什么 ············ 8

13. 糖尿病病人体检应注意什么 ··········· 8

14. 碳-13 呼气试验是什么检查 ··········· 8

15. 怀孕了是否可以参加体检 ············ 8

16. 哪些项目是餐前项目 ·············· 9

17. 为什么做餐后两小时血糖检查有的用馒头餐，

有的用糖粉 ……………………………………………………… 9

18. 抽血后怎样按压止血 ……………………………………………… 9

19. 体检时为什么要向医务人员说明病史和家族史 ……………… 9

20. 肛门指诊、妇科检查后有少量出血是怎么回事 ……………… 10

21. 留尿、便标本时有什么注意事项 ……………………………… 10

22. 做需要憋尿的检查有什么注意事项 …………………………… 10

23. 做妇科检查有哪些注意事项 …………………………………… 11

24. 体检项目越多越好吗 …………………………………………… 11

25. 越贵的检查越好吗 ……………………………………………… 11

26. 血尿便常规需要每次都查吗 …………………………………… 11

27. 如何正确看待胸部 X 线检查 …………………………………… 12

28. 肺部检查是拍 X 线片好还是做 CT 好 ………………………… 12

29. 有晕血、晕针史以及恐惧抽血的人抽血时要

注意什么 ………………………………………………………… 12

30. 体检报告都正常，一定表明身体都很健康吗 ………………… 12

31. 每次的体检报告及影像资料需要保留吗 ……………………… 12

32. 常用的人体正常值，您了解吗 ………………………………… 13

第二节　孕期体检 …………………………………………………… 18

33. 怀孕前为什么需要双方体检 …………………………………… 18

34. 为什么孕前孕后都要补叶酸 ·············· 19

35. 早孕,为什么一定要到医院去确诊 ·············· 19

36. 孕早期阴道检查会不会引起流产 ·············· 20

37. 产前检查应该多长时间进行一次 ·············· 20

38. 为什么每一次产前检查都要测量血压 ·············· 21

39. 孕期如何保持体重正常的增长 ·············· 21

40. 体重增长过快或过慢对母亲和胎儿有什么影响 ·············· 22

41. 孕期产前筛查的重要指标有哪些 ·············· 23

42. 怎样预防孕期缺钙 ·············· 24

43. 孕期检查血红蛋白有什么意义 ·············· 24

44. 为什么孕期要定期检查尿常规 ·············· 25

45. 孕妇一定要知道自己的血型吗 ·············· 26

46. 为什么所有的孕妇都要在孕中期做糖尿病筛查 ·············· 26

47. 孕期如何预防阴道炎 ·············· 27

48. 孕期异常胎动怎样辨别 ·············· 28

49. 孕妇适宜哪些体育锻炼 ·············· 29

50. 孕期可以打预防针吗 ·············· 29

51. 孕晚期、分娩时要做胎心监护有什么意义 ·············· 30

52. 出现哪些症状表明快要临产了 ·············· 31

第三节　婴幼儿体检 ·············· 32

53. 为什么要定期对婴幼儿进行健康检查 …………… 32

54. 婴幼儿体检应该多长时间进行一次 …………… 33

55. 北京市为婴幼儿提供哪些免费健康检查项目 …………… 33

56. 提供婴幼儿健康检查的机构有哪些 …………… 33

57. 婴幼儿智能发育表现在哪些方面 …………… 34

58. 幼儿期运动能力应达到何种程度 …………… 35

59. 鞘膜积液是怎么回事 …………… 36

60. 婴幼儿如何预防佝偻病 …………… 36

61. 婴幼儿体检发现心脏杂音就是先天性心脏病吗 …………… 37

62. 什么是发育性髋关节发育不良 …………… 37

63. 如何预防小儿贫血 …………… 38

64. 婴儿吐奶是怎么回事 …………… 39

65. 幼儿缺锌有哪些表现 …………… 39

66. 幼儿应如何预防传染病 …………… 40

67. 怎样发现孩子视力异常 …………… 40

68. 幼儿看电视应注意什么 …………… 41

69. 发现小儿脐疝怎么办 …………… 41

70. 怎样评价婴儿的健康状况 …………… 42

71. 婴儿为什么容易发生腹泻 …………… 42

72. 婴幼儿生长发育的特点有哪些 …………… 43

73. 为什么要在新生儿期开展听力筛查 ················· 43

74. 为什么在听力筛查同时还要进行耳聋基因的联合
筛查 ················· 44

75. 新生儿听力筛查或耳聋基因筛查未通过应该
怎么办 ················· 44

76. 家长如何观察婴幼儿对声音的反应 ················· 45

77. 婴幼儿应该怎样进行耳及听力保护 ················· 45

第四节　中小学生体检 ················· 47

78. 为什么要对中小学生开展健康体检 ················· 47

79. 中小学生多长时间进行一次体检 ················· 47

80. 中小学生体检收费吗 ················· 47

81. 如果孩子体检当天生病了未能参加体检,是否可以
进行补检 ················· 48

82. 谁负责为中小学生进行健康体检 ················· 48

83. 中小学生健康体检包括哪些项目 ················· 48

84. 测量身高、体重前应该做好哪些准备 ················· 49

85. 如何保证身高、体重测量的准确 ················· 49

86. 测量肺活量时有什么技巧吗 ················· 49

87. 肺活量是不是越大越好 ················· 50

88. 怎么测试视力 ················· 50

89. 如何测出最准、最真实的视力 ················· 51

90. 怎么样正确测量血压值 ····················· 51

91. 学生体检数据是准确可信的吗 ················· 52

92. 家长如何获得学生体检结果 ················· 52

93. 孩子超重、肥胖怎样判断 ··················· 52

94. 怎样避免孩子发生超重、肥胖 ················· 53

95. 怎样判断孩子是不是近视了 ················· 54

96. 怎样预防近视 ··························· 54

97. 孩子在体检时发现血压偏高，是得高血压病了吗 ··· 55

98. 儿童期的高血压如何预防 ··················· 55

99. 体检时发现孩子贫血怎么办 ················· 56

100. 预防龋齿有好办法吗 ····················· 56

第五节　成人体检 ···························· 58

101. 身体健康的成年人需要每年体检吗 ············· 58

102. 体检项目中哪些是每年都要检查的 ············· 58

103. 跟着感觉走选择体检项目对吗 ················· 59

104. 成人健康体检项目越多越好吗 ················· 59

105. 不同年龄的成年人选择体检项目有区别吗 ········· 60

106. 不同性别人群进行健康体检应注意哪些问题 ······· 61

107. 健康体检没有发现疾病是否就可以高枕无忧了 ····· 61

108. 正确解读体检报告的原则是什么 ……………………………… 62

109. 体检中发现血压、血糖、血脂等指标高于正常
参考值,怎么办 ……………………………………………… 63

110. 健康体检固定在一家机构好还是经常换好 ……………… 63

111. 什么叫肿瘤标志物 ………………………………………… 64

112. 体检中检查肿瘤标志物有何意义 ……………………… 64

113. 肿瘤标志物增高就是得癌了吗 ………………………… 65

114. 常用肿瘤标志物及主要临床意义有哪些 ……………… 66

115. 防癌普查与常规健康体检有区别吗 …………………… 67

116. 哪些人需要做防癌普查 ………………………………… 67

117. 体检报告提示有胆囊息肉怎么办 ……………………… 68

118. 体检时留大便标本很麻烦,大便潜血检查需要
年年检吗 …………………………………………………… 69

119. 外科肛门指诊检查很有必要吗 ………………………… 70

120. 女性宫颈防癌检查包括哪些项目 ……………………… 70

121. 胸部 X 线片与胸部 CT 有何不同 ……………………… 71

122. 超声检查有肝、肾囊肿,肝血管瘤,该如何对待 ……… 71

123. 成年男性也需要作甲状腺检查吗 ……………………… 72

第六节　职业人员体检 …………………………………………… 73

124. 什么是职业健康监护 …………………………………… 73

125. 什么是职业健康检查 ………………………… 73

126. 职业健康监护有什么特点 ……………………… 74

127. 职业健康监护的目的是什么 …………………… 75

128. 职业健康监护的类型有哪些 …………………… 75

129. 什么是职业病 …………………………………… 76

130. 什么是职业禁忌证 ……………………………… 76

131. 哪些人应进行职业健康检查 …………………… 77

132. 应到哪些机构进行职业健康检查 ……………… 78

133. 多长时间进行一次职业健康检查 ……………… 78

134. 影响职业健康的因素有哪些 …………………… 79

135. 劳动者在诊断与鉴定过程中享有什么样的权利 ……… 80

136. 做职业病诊断时需要哪些资料 ………………… 80

137. 职业病鉴定时应该提供哪些资料 ……………… 81

138. 劳动者对职业病诊断结果或者职业病鉴定结论

     有异议怎么办 …………………………………… 81

139. 为什么职业病诊断需要劳动者职业史和职业病

     危害接触史 ……………………………………… 81

140. 确诊职业病后能享受哪些待遇 ………………… 82

141. 劳动者依法享有哪些职业卫生保护的权利 …… 82

142. 用人单位发生变化时,如何保护职业病病人的权利………… 84

143. 什么样的工作场所是符合职业卫生要求的 …………… 84

144. 如何做好职业病的预防工作 ……………………… 85

145. 如何做好个人卫生保健 …………………………… 86

146. 劳动者应如何养成职业病防范的意识 …………… 88

147. 劳动者如何选择政府部门主张权利 ……………… 88

148. 影响职业病发病的因素有哪些 …………………… 89

149. 个体差异对职业病发病的影响有哪些 …………… 89

第七节　从业人员健康体检 ……………………………… 91

150. 什么是从业人员 …………………………………… 91

151. 从业人员为什么要定期进行健康体检 …………… 91

152. 从事哪些工作需要办理《北京市公共卫生从业
人员健康检查证明》 ……………………………… 91

153. 从业人员健康体检包括哪些项目 ………………… 92

154. 从业人员应该多长时间进行一次健康检查 ……… 92

155. 如何办理《北京市公共卫生从业人员健康
检查证明》 ………………………………………… 92

156. 患有哪些疾病不能领取健康检查证明 …………… 92

157. 哪些因素可以引起肝功能异常 …………………… 93

158. 肝功能异常能办理《北京市公共卫生从业人员
健康检查证明》吗 ………………………………… 93

159. 肺结核病人治愈后能办理《北京市公共卫生从业

人员健康检查证明》吗 ……………… 93

160. 从业人员体检前应做哪些准备 ……………… 93

161. 从业人员体检时应注意哪些 ……………… 94

162. 《北京市公共卫生从业人员健康检查证明》的有

效期多长时间？是否全市通用 ……………… 94

163. 从业人员健康体检的项目是否可以随意进行增减 ……… 94

164. 女性生理期是否可以进行从业人员健康体检 ……… 94

165. 从业人员体检的时间地点 ……………… 94

166. 从业人员健康体检的费用是多少 ……………… 95

第八节　心血管病危险人群体检 ……………… 96

167. 哪些人更容易得冠心病 ……………… 96

168. 心血管病的危险因素有哪些 ……………… 97

169. 如何判定自己心血管风险高低 ……………… 97

170. 有心血管病危险因素的人群如何进行体检 ……… 99

171. 心脏相关的检查有哪些 ……………… 99

172. 带"血压盒子"监测的是什么 ……………… 100

173. 高血压患者应该去医院检查什么 ……………… 100

174. 您会看血脂化验单吗 ……………… 101

175. 血脂"正常"就可以高枕无忧吗 ……………… 101

176. 饮酒对高脂血症有什么影响 ……………………………… 102

177. 体检查出了血脂增高，需要立即开始服药吗 …………… 102

178. 绝经会导致血脂突然紊乱吗 ……………………………… 102

179. 预防冠心病应从何时开始 ………………………………… 103

180. 什么是心电图 ……………………………………………… 103

181. 为什么要做心电图检查，做心电图检查对身体
有损伤吗 …………………………………………………… 103

182. 心电图的 ST 段和 T 波有变化就一定是冠心病吗 ………… 103

183. 心电图检查正常，还用做其他检查吗 …………………… 104

184. 什么时候需要检查 24 小时动态心电图 ………………… 104

185. 什么是超声心动图 ………………………………………… 104

186. 冠心病患者为什么要做超声心动图检查 ……………… 104

187. 超声心动图检查正常就可以排除冠心病吗 …………… 105

188. 什么是冠脉 CTA …………………………………………… 105

189. 心律失常为什么能影响冠脉 CTA 检查结果 …………… 105

第九节　健康管理 ……………………………………………… 106

190. 什么叫健康管理 …………………………………………… 106

191. 健康也需要管理吗 ………………………………………… 106

192. 开展健康管理有什么好处 ………………………………… 107

193. 您听说过"零级预防"吗 …………………………………… 107

194. 什么叫三级预防 …………………………………………… 108

195. 健康体检与健康管理是一回事吗 …………………… 108

196. 健康可以自我管理吗 ………………………………… 109

197. 健康管理的基本步骤是什么 ………………………… 110

198. 健康管理的服务流程是什么 ………………………… 111

199. 高血压、糖尿病等这些慢性病需要做健康管理吗 ……… 111

200. 患有高血压、糖尿病的人需要经常自我监测相关

指标吗 ………………………………………………… 112

201. 什么是健康风险评估 ………………………………… 112

202. 常用的健康风险评估方法有哪些 …………………… 113

203. 您了解中医体检吗 …………………………………… 113

204. 什么是中医体质测评 ………………………………… 114

205. 中医体质与慢性病的发生有关系吗 ………………… 115

206. 自我健康管理该注意哪些问题 ……………………… 115

207. 发现潜在健康风险时该如何自我管理 ……………… 116

208. 自我监测血压、血糖时需要注意哪些问题 ………… 116

209. 饮食运动量化管理是怎么回事 ……………………… 117

210. 儿童和青少年需要健康管理 ………………………… 117

211. 家庭也需要健康管理吗 ……………………………… 118

212. 家庭该如何开展健康管理 …………………………… 118

213. 如何正确选择健康管理服务机构 ⋯⋯⋯⋯⋯⋯⋯ 119

第二章　预防接种

第一节　学龄前儿童预防接种 ⋯⋯⋯⋯⋯⋯⋯⋯ 122

214. 预防接种门诊工作时间和预防接种证办理须知 ⋯⋯⋯ 122

215. 接种证有什么作用,预防接种证遗失如何补办 ⋯⋯⋯ 122

216. 北京市免疫规划疫苗免疫程序是什么 ⋯⋯⋯⋯⋯ 123

217. 什么是第一类疫苗,包括哪些疫苗 ⋯⋯⋯⋯⋯⋯ 124

218. 什么是第二类疫苗,有必要接种第二类疫苗吗 ⋯⋯⋯ 125

219. 儿童常见疫苗接种可预防哪些疾病 ⋯⋯⋯⋯⋯⋯ 125

220. 预防接种前父母需要做哪些准备 ⋯⋯⋯⋯⋯⋯⋯ 126

221. 预防接种后有哪些注意事项 ⋯⋯⋯⋯⋯⋯⋯⋯ 127

222. 宝宝接种疫苗为什么要到指定地点接种,异地
     接种可以吗 ⋯⋯⋯⋯⋯⋯⋯⋯⋯⋯⋯⋯⋯⋯ 127

223. 宝宝生病了,错过疫苗接种怎么办 ⋯⋯⋯⋯⋯⋯ 128

224. 宝宝接种时间可以随意提前或者推后吗 ⋯⋯⋯⋯⋯ 128

225. 为什么有些人接种疫苗后仍有可能发病 ⋯⋯⋯⋯⋯ 129

226. 打完疫苗一定要观察半小时再走吗 ⋯⋯⋯⋯⋯⋯ 129

227. 如果宝宝发生严重过敏反应,以后能不能再
     接种该疫苗 ⋯⋯⋯⋯⋯⋯⋯⋯⋯⋯⋯⋯⋯⋯ 129

228. 宝宝接种疫苗后出现了一些不良反应，需要送
    医院看病吗 ·· 130

229. 儿童接种卡介苗后出现小脓包应如何护理 ············ 130

230. 为什么要对新生儿接种乙肝疫苗 ······················ 130

231. 哪些孩子不能注射乙肝疫苗 ···························· 131

232. 为什么有的疫苗要接种多次 ···························· 131

233. 需要多次接种的疫苗在既往接种疫苗后有
    不良反应者还能继续接种吗 ·························· 132

第二节 成人疫苗接种 ··· 133

234. 成年人还需要接种疫苗吗 ······························ 133

235. 成人可以接种的常见疫苗有哪些 ····················· 133

236. 成人接种疫苗要到哪个机构 ·························· 134

237. 成人接种疫苗需要收费吗 ······························ 135

238. 为什么老年人更需要接种流感疫苗 ·················· 135

239. 老年人在哪里接种流感疫苗 ·························· 135

240. 为什么每年都需要接种流感疫苗 ····················· 136

241. 老人接种流感疫苗时要不要接种肺炎疫苗 ········· 136

242. 什么样的成年人需要接种乙肝疫苗 ·················· 136

243. 家里有人得了乙肝，其他人怎么接种乙肝疫苗 ······ 137

244. 哪些成年人需要接种甲肝疫苗 ······················· 137

245. 育龄期妇女为什么要接种风疹疫苗 …………………… 138

246. 孕妇可以接种疫苗吗 …………………………………… 138

247. 参加外来务工人员接种需要具备哪些条件 …………… 139

248. 外地进京新大学生应该接种哪些疫苗 ………………… 139

249. 成人也需要接种麻疹疫苗吗 …………………………… 139

250. 什么是带状疱疹疫苗 …………………………………… 140

251. 什么情况下不能接种疫苗 ……………………………… 140

第三节　狂犬病疫苗接种 …………………………………… 141

252. 什么是狂犬病 …………………………………………… 141

253. 人狂犬病是如何感染上的 ……………………………… 141

254. 狂犬病的潜伏期有多长 ………………………………… 142

255. 狂犬病可以提前检查、治疗吗 ………………………… 142

256. 被犬咬伤后应如何处理伤口 …………………………… 142

257. 被动物咬后皮肤未伤,只有牙印是否需要注射
　　狂犬疫苗 ……………………………………………… 143

258. 被疯动物咬伤后不注射狂犬疫苗会发生狂犬病吗 ……… 143

259. 狂犬病疫苗需要打几针 ………………………………… 143

260. 什么情况下需要接种抗狂犬病血清 …………………… 144

261. 接种狂犬病疫苗有禁忌证吗 …………………………… 144

262. 接种狂犬病疫苗后有什么注意事项 …………………… 144

263. 接种狂犬疫苗,如果时间错过了怎么办 …………………… 145

264. 狂犬病疫苗接种后出现不良反应怎么办 …………………… 145

265. 狂犬病疫苗接种期间是否可以接种其他疫苗 ……………… 146

266. 以前接种过狂犬病疫苗现在又受伤了是否需要接种………… 146

267. 咬伤后超过 24 小时怎么办 ……………………………… 146

268. 吃狗肉会得狂犬病吗 ……………………………………… 147

269. 可疑狂犬病死亡的动物怎么处置 ………………………… 147

270. 家里准备养狗,家人需要提前接种狂犬病疫苗吗 ………… 147

271. 北京市对养犬有何规定 …………………………………… 148

272. 健康的狗咬人会得狂犬病吗 ……………………………… 148

273. 在哪里可以咨询狂犬病知识 ……………………………… 148

274. 北京市狂犬病免疫预防门诊有哪些 ……………………… 149

第四节　出国人员疫苗接种 ……………………………………… 156

275. 出国人员在哪里接种疫苗 ………………………………… 156

276. 出国人员预防接种有哪些要求 …………………………… 156

277. 出国人员疫苗接种后如何对待不良反应 ………………… 157

278. 赴美移民预防接种应注意哪些问题 ……………………… 157

279. 出国接种麻风腮疫苗(MMR)的有关问题 ………………… 158

280. 哪些出国人员需要接种 b 型流感嗜血杆菌疫苗

　　(HIB)和肺炎双球菌疫苗 ………………………………… 158

281. 哪些出国人员需要接种乙肝疫苗 ……………………… 159

282. 哪些出国人员需要接种破伤风-白喉疫苗(Td) ……… 159

283. 如何办理接种卡的翻译转录 …………………………… 159

284. 哪些人不宜接种黄热病疫苗 …………………………… 160

285. 出国接种疫苗有什么好处 ……………………………… 160

286. 出国同时接种几种疫苗,可以吗 ……………………… 161

287. 接种疫苗后多长时间可以怀孕 ………………………… 161

288. 为什么外出旅行应先接种疫苗 ………………………… 161

289. 出国人员预防接种可以分为几类 ……………………… 162

290. 接种疫苗后常见有哪些不良反应 ……………………… 162

291. 为什么留学生要进行疫苗接种 ………………………… 163

292. 出国预防接种应做好哪些准备 ………………………… 163

293. 出国人员应在什么时间完成疫苗接种 ………………… 164

294. 出国常见传染病—甲型肝炎,您了解吗 ……………… 164

295. 出国常见传染病—白喉,您知道吗 …………………… 165

296. 出国常见传染病—黄热病,您了解吗 ………………… 166

第三章　就医指导

第一节　北京市预约挂号统一平台使用指南 ………………… 170

297. 现在有哪些挂号方式 …………………………………… 170

298. 北京市预约挂号统一平台有几种预约挂号方式 ················ 170

299. 第一次使用统一平台,是否能不注册就使用

　　预约挂号 ·· 170

300. 可以使用哪些证件在统一平台注册 ······················· 170

301. 没有统一平台支持的有效证件如何注册 ················· 171

302. 患者挂号姓名和身份证件有什么用 ····················· 171

303. 注册时填写手机号码有什么用 ··························· 171

304. 您的注册信息填写有误,是否会影响就诊 ················ 171

305. 预约挂号成功,发现注册信息有误,能修改吗 ··········· 172

306. 北京市预约挂号统一平台网站预约收费吗 ··············· 172

307. 预约挂号统一平台什么时候放号,24 小时开放吗 ········· 172

308. 可以提前几天预约挂号 ································· 172

309. 节假日及周六日能预约挂号吗 ··························· 172

310. 114 电话预约和网站预约的号源信息是否同步 ············ 173

311. 如何知道已预约挂号成功 ······························· 173

312. 网站上显示有号,可填完资料提交时却被告知

　　没号了 ·· 174

313. 为什么找不到想要挂的专家号 ··························· 174

314. 无法顺利进行网上预约挂号该怎么办 ··················· 174

315. 预约挂号成功后,可以改号吗 ··························· 175

316. 如何更改或取消预约挂号 ……………………………… 175

317. 预约号能转让吗 ……………………………………… 176

318. 预约挂号成功后,临时去不了,能否取消预约 …………… 176

319. 没有及时取消预约号,也不按时取号就诊,

　　会产生什么影响 ……………………………………… 176

320. 什么是预约/退号截止时间 …………………………… 176

321. 通过网站或114电话预约挂号后,可以相互

　　查询/取消吗 ………………………………………… 177

322. 挂号成功了但是医师临时停诊了怎么办 ………………… 177

323. 预约挂号成功后,到医院该怎么办 ……………………… 177

324. 如何去医院取号就诊 …………………………………… 177

325. 取号时需要携带哪些重要凭证 ………………………… 178

326. 到医院还需要交挂号费吗 ……………………………… 178

327. 预约挂号成功后,去医院需要排队吗 …………………… 178

328. 我能不能稍微迟一会儿到医院取号 …………………… 178

329. 预约挂号爽约的判定以及处罚 ………………………… 178

330. 统一平台"爽约记录"的查询和申诉 …………………… 179

331. 统一平台黑名单用户的判定、处罚及解冻 ……………… 179

第二节　就诊指南 ……………………………………………… 181

332. 我国医疗机构有哪些等级分类 ………………………… 181

333. 如何选择合适的医院就诊 ………………………………… 182

334. 如何选择就诊科室 ………………………………………… 183

335. 为什么要实名制就诊 ……………………………………… 183

336. 如何选择普通门诊和专家门诊 …………………………… 184

337. 特需门诊该如何就诊 ……………………………………… 184

338. 夜间门诊该如何就诊 ……………………………………… 185

339. 就诊时需要带哪些材料 …………………………………… 185

340. 就诊时在着装上有哪些注意事项 ………………………… 185

341. 就诊前应该如何饮食、生活、调整心理 ………………… 185

342. 与医生沟通时应该提供哪些有效信息 …………………… 186

343. 哪类患者需要看急诊 ……………………………………… 187

344. 就诊时该如何选择交通工具 ……………………………… 187

345. 如何拨打急救电话 ………………………………………… 187

346. 到医院看急诊有哪些流程 ………………………………… 188

347. 就诊时有哪些注意事项 …………………………………… 189

348. 就诊时不清楚的事情应该向哪里咨询 …………………… 189

349. 看门诊有哪些流程 ………………………………………… 190

350. 社区定向转诊该如何就诊 ………………………………… 191

351. 到医院进行复诊有哪些注意事项 ………………………… 191

352. 如何根据患者的病情进行挂号 …………………………… 191

353. 为什么药品一经发出就不能退换 …………………………… 195

354. 何为一日病房 ………………………………………………… 195

第三节 就诊证明办理 ……………………………………… 196

355. 门诊诊断证明书有哪些管理规定 ………………………… 196

356. 如何办理病历复印 ………………………………………… 197

第四节 医药分开改革 ……………………………………… 199

357. 北京的医院何时启动试点医药分开 ……………………… 199

358. 实施医药分开的具体内容是什么 ………………………… 199

359. 医药分开的目的是什么 …………………………………… 199

360. 实施医药分开后医院的承诺是什么 ……………………… 200

361. 实施医药分开后医院的药品质量可以保障吗 …………… 200

362. 北京市医保患者医事服务费的报销比例是
     怎样的 ………………………………………………………… 200

363. 哪些人可以享受北京市人力资源和社会保险局
     给予的医事服务费的报销 ………………………………… 201

364. 享受公费医疗待遇的人员医事服务费的报销标准
     是怎样的 …………………………………………………… 201

365. 新农合患者医事服务费的报销标准是怎样的 ………… 201

366. 离休、医疗照顾人员的医事服务费的报销比例
     是怎样的 …………………………………………………… 202

367. 医保患者报销医事服务费的程序是什么 ·················· 202

368. 为什么医保报销的门急诊医事服务费金额
    是固定的 ·· 202

369. 医事服务费报销是否受起付线的限制 ·················· 202

370. 生育保险的医事服务费的报销额度 ···················· 202

371. 医事服务费计入个人的医保待遇吗 ···················· 203

第五节　医疗保险相关事宜 ·································· 204

372. 北京市基本医疗保险、工伤保险和生育保险使用
    的药品目录、诊疗目录、服务设施目录具体内容 ········ 204

373. 北京市医疗保险就医付费标准 ························· 204

374. 北京市生育保险付费标准是怎样的 ···················· 208

375. 北京市工伤保险就医付费标准是怎样的 ················ 211

376. 北京市基本医疗保险有哪些规定 ······················ 211

377. A类定点医疗机构和专科医院如何就医报销 ··········· 214

378. 持卡就医,实时结算应注意哪些问题 ·················· 215

第四章　合理用药

第一节　一般用药知识 ······································· 220

379. 什么是抗生素 ·· 220

380. 个人可以直接去药店购买抗生素吗 ···················· 220

381. 感冒是否必须吃抗菌药 …………………………… 220

382. 抗菌药何时服用，饭前还是饭后 ………………… 221

383. 滥用抗菌药物有哪些危害 ……………………… 221

384. 什么是细菌耐药性 ……………………………… 221

385. 什么是药品不良反应 …………………………… 221

386. 药品不良反应有哪些表现 ……………………… 222

387. 出现药品不良反应怎么办，如何预防 …………… 222

388. 家庭常备药如何储存 …………………………… 222

389. 不同人症状相似是否可以用同一药物治疗 ……… 223

390. 输液是否一定比口服好得快 …………………… 223

391. 药品越贵越好、越新越好吗 …………………… 223

392. 症状消失是否可以马上停药 …………………… 223

393. 如何正确使用舌下含片 ………………………… 224

394. 如何正确使用鼻喷剂 …………………………… 224

395. 如何正确使用吸入剂 …………………………… 224

396. 什么是缓控释药物 ……………………………… 224

397. 缓控释药物能否掰开服用 ……………………… 225

398. 药物随大便排出，是否没起作用 ……………… 225

399. 什么是处方药和非处方药 ……………………… 225

400. 非处方药是不是都是安全的 …………………… 225

401. 非处方药会有不良反应吗 …………………………………… 226

402. 胶囊可以干吞吗 …………………………………………… 226

403. 胶囊可以拆开服用吗 ……………………………………… 226

404. 如何阅读药品说明书 ……………………………………… 227

405. 药品说明书里的不良反应少就是好药、不良反应

　　多就是差药吗 …………………………………………… 227

406. 是不是中药比西药更安全 ………………………………… 228

407. 药物漏服了怎么办 ………………………………………… 228

408. 要求冷藏的药品保存温度是否越低越好 ………………… 228

409. 冰箱是不是药物最佳的储存场所 ………………………… 228

410. 过期药品如何处理 ………………………………………… 229

411. 1 日 3 次指的是什么 ……………………………………… 229

412. 药品如何查询真伪 ………………………………………… 229

413. 如何查看药品批号与有效期 ……………………………… 229

414. 处方常识有哪些 …………………………………………… 230

415. 如何鉴别药品真伪 ………………………………………… 230

第二节　特殊人群用药 ………………………………………… 231

416. 老年患者使用抗菌药物注意事项 ………………………… 231

417. 孕妇使用抗菌药物注意事项 ……………………………… 231

418. 哺乳期妇女使用抗菌药物注意事项 ……………………… 232

419. 新生儿及儿童使用抗菌药物注意事项 …………………… 232

420. 肾功能减退患者使用抗菌药物注意事项 ………………… 232

421. 肝功能减退患者使用抗菌药物注意事项 ………………… 232

422. 婴幼儿如何补钙 …………………………………………… 233

423. 孕妇慎用是不能用吗 ……………………………………… 233

424. 哮喘患者不宜使用的药物 ………………………………… 233

425. 支气管哮喘的高血压患者如何选择降压药 …………… 234

426. 妇女月经期慎用或不宜使用哪些药物 ………………… 235

427. 高血压药是否要长期服用 ………………………………… 236

428. 高血压药物服用时间 ……………………………………… 236

429. 老年人如何选择补钙药品 ………………………………… 236

430. 儿童如何选择补钙药品 …………………………………… 237

431. 孕妇应如何补钙 …………………………………………… 237

432. 小儿缺乏维生素 A 有哪些表现 ………………………… 237

433. 小儿发热抽搐时怎么办 …………………………………… 238

434. 妊娠高血压患者应选择哪些药物 ……………………… 238

435. 妊娠糖尿病患者应选择哪些药物 ……………………… 238

436. 小儿接种疫苗出现不良反应怎么办 …………………… 238

437. 驾驶员、高空作业人群如何选择感冒药 ……………… 239

438. 糖尿病患者应用胰岛素有哪些误区 …………………… 239

439. 老年慢阻肺(COPD)患者药物选择 …………………… 240

440. 降脂类药物选择与服用时间 ………………………… 240

441. 无症状性高血压是否需要药物治疗 ………………… 241

442. 降压药物使用原则 …………………………………… 241

443. 使用降压药物注意事项 ……………………………… 242

444. 急救药硝酸甘油怎么用,如何保存 ………………… 242

445. 老年高血压的药物选择 ……………………………… 243

第三节　中药的使用 …………………………………………… 244

446. 生病了可以直接去药店询问买中成药吗 …………… 244

447. 中药和西药可以混在一起吃吗 ……………………… 244

448. 自己可以根据病情增减服药剂量吗 ………………… 245

449. 感觉身体虚弱,自己能擅自吃些营养保健的补益

药吗 …………………………………………………… 245

450. 补益药能长期服用吗 ………………………………… 246

451. 如何选用药品的剂型 ………………………………… 246

452. 中药泡脚要注意什么 ………………………………… 246

453. 中药粉剂做面膜可以直接敷脸吗 …………………… 247

454. 怎样煎中药 …………………………………………… 247

455. 中药的服药时间要求有哪些 ………………………… 248

456. 什么是医院制剂 ……………………………………… 248

457. 何为中药的"上、中、下"三品分类 …………………… 248

458. 气虚患者宜服用哪些中药 ………………………………… 249

459. 血虚患者宜服用哪些中药 ………………………………… 249

460. 阳虚患者宜服用哪些中药 ………………………………… 249

461. 阴虚患者宜服用哪些中药 ………………………………… 249

462. 痰湿患者宜服用哪些中药 ………………………………… 250

463. 血瘀者宜服用哪些中药 …………………………………… 250

464. 气郁者宜服用哪些中药 …………………………………… 250

465. 易"上火"者宜常服哪些中药 …………………………… 250

466. 补益类中药服用应注意什么 ……………………………… 251

467. 如何看待中药的不良反应 ………………………………… 251

468. 哪些中药可能造成肝损害 ………………………………… 252

469. 哪些中药服用后可能造成肾损害 ………………………… 252

470. 如何解救乌头类药物中毒 ………………………………… 252

471. 服用中药汤剂应不应该加糖 ……………………………… 253

472. 中药汤剂能过夜吗 ………………………………………… 253

473. 风热感冒的常见症状以及常用中成药 …………………… 254

474. 如何预防因中药汤剂与颗粒剂而引起的呕吐 ………… 254

475. 喝中药不苦的窍门有哪些 ………………………………… 255

476. 功用相似的中成药联用时应注意什么 …………………… 256

477. 中西药联合应用时应注意什么 ·················· 256

478. 中药直接熬粥可以吗 ·························· 256

479. 炖肉时放中药有什么讲究 ···················· 257

480. 中药煲汤能经常喝吗 ························ 257

第四节 维生素、营养类药物、微生态制剂及保健品 ···· 258

481. 什么是疫苗 ································ 258

482. 维生素一般何时服用 ························ 258

483. 怎么区分药品和保健品 ······················ 258

484. 广告宣传的药品是否可信 ···················· 259

485. 哪类维生素或微量元素对预防心血管疾病有益 ···· 259

486. 深海鱼油能治病吗 ·························· 259

487. 保健品能替代药品吗 ························ 259

488. 补充维生素越多越好吗 ······················ 259

489. 维生素 D 对小儿骨骼生长的重要性 ············ 260

490. 为什么要补充微量元素 ······················ 260

491. 维生素 E 是否要长期服用 ···················· 260

492. 什么是微生态制剂 ·························· 260

493. 常见的微生态制剂有哪些 ···················· 260

494. 含乳酸菌的饮料能替代活菌药物吗 ············ 260

495. 抗生素是否可以和微生态药物同服 ············ 261

496. 如何看待同一产品的药品和保健品 ·················· 261

497. 哪些人对维生素需求量高 ·················· 261

498. 叶酸的益处 ·················· 261

499. 广告里的保健品那么多,如何选择 ·················· 261

500. 药疗不如食疗,坚决不吃药对吗 ·················· 261

501. 没事输点营养药对身体好吗 ·················· 261

502. 保健品和药品的区别 ·················· 261

503. 保健品和营养品的区别 ·················· 262

504. 微量元素硒的作用,如何补充 ·················· 262

505. 外出旅游要带小药箱吗 ·················· 262

第五章 公共卫生服务

第一节 公共卫生机构 ·················· 264

506. 什么是公共卫生机构 ·················· 264

507. 公共卫生机构和医疗机构的职责是一样的吗 ·················· 264

508. 各类公共卫生机构的职责分别是什么 ·················· 264

509. 群体出现传染病流行由谁做诊断 ·················· 270

510. 个人患传染病谁来做诊断 ·················· 271

511. 决定传染病传播流行的因素有哪些 ·················· 271

第二节 食品卫生 ·················· 272

512. 如何选择干净卫生的餐馆 ·············· 272

513. 怎样知道餐馆的卫生等级 ·············· 273

514. 如何判断餐饮具是否洁净 ·············· 274

515. 就餐后身体不适如何投诉 ·············· 274

516. 外出就餐如何做一名聪明的消费者 ······ 274

517. 政府为什么要实行量化分级管理 ········ 274

518. 怎样正确识别食品保质期 ·············· 275

519. 常见食品保质期一般为多长时间 ········ 275

520. 如何正确给孩子选择饮料 ·············· 277

521. 如何辨别"地沟油"与合格散装油 ······· 278

522. 您会辨识食品添加剂吗 ················ 279

523. 如何辨别含有毒添加物的食物 ·········· 282

524. 如何识别与理解食品标签内容 ·········· 283

525. 挑选安全食品应遵循的基本原则是什么 ·· 284

526. 选购食品时应该注意哪些问题 ·········· 286

527. 怎样选购及饮用白酒 ·················· 286

528. 进口食品标签的识别方法有哪些 ········ 287

第三节　饮用水安全 ······························ 289

529. 什么叫生活饮用水 ···················· 289

530. 饮用水终身安全的含义是什么 ·········· 289

531. 我国对生活饮用水水质有什么卫生要求 ·················· 289

532. 为什么家中自来水会有氯味 ·························· 289

533. 饮用水消毒方式有哪些 ···························· 290

534. 发现家中自来水发热怎么办 ························· 290

535. 为什么家中自来水会出现乳白色 ···················· 290

536. 为什么家中水壶里会出现水垢 ····················· 290

537. 家庭装修如何避免饮用水污染 ····················· 290

538. 自来水出现异常情况怎么办 ························· 291

539. 什么叫涉水产品 ······························· 291

540. 什么是水质处理器(材料) ························· 291

541. 如何正确选择和使用水质处理器 ···················· 291

542. 如何正确选购和使用家用饮水机 ···················· 292

543. 什么叫"中水"? 有什么用途 ······················ 292

544. 怎样选择合格饮用水 ···························· 292

第四节　艾滋病检测 ································· 294

545. 如何知道是否感染艾滋病病毒 ····················· 294

546. 什么情况下应考虑去做艾滋病病毒抗体检测 ············· 294

547. 目前常见的艾滋病检测方法有哪些 ·················· 295

548. 通过唾液和尿液是否可以检测艾滋病病毒抗体 ··········· 295

549. 高危行为后不久出现一些"急性期症状",是否说明

感染了艾滋病病毒 ·· 295

550. 哪些机构可以提供艾滋病病毒检测服务 ····················· 296

551. 进行艾滋病病毒抗体检测前是否需要空腹、
禁食等 ·· 296

552. 做艾滋病病毒抗体检测需要多长时间 ····················· 296

553. 艾滋病病毒抗体检测初筛结果阴性说明什么?
用不用再复查 ·· 296

554. 艾滋病病毒抗体经免疫印迹确认结果为阳性,
是否就可以认为是感染了艾滋病病毒 ····················· 297

555. 为何艾滋病病毒感染母亲所生新生儿的艾滋病
病毒抗体试验结果不能作为诊断依据 ····················· 297

556. 为什么艾滋病病毒初筛试验阳性还必须做
确认试验 ·· 298

557. 病人在输血、手术、胃镜等侵入性检查前有无必要
做艾滋病病毒抗体检测 ····································· 298

558. 注射过乙肝、狂犬病疫苗是否影响艾滋病病毒抗
体检测结果 ·· 298

559. 服药、生病是否影响艾滋病病毒抗体检测结果 ············· 299

560. 艾滋病自愿咨询检测(VCT)的目的是什么 ············· 299

561. 艾滋病自愿咨询检测的作用是什么 ······················· 299

562. 艾滋病自愿咨询检测遵循的原则是什么 ⋯⋯⋯⋯⋯⋯ 300

563. 我国对艾滋病自愿咨询检测有何规定 ⋯⋯⋯⋯⋯⋯⋯ 300

564. 什么是艾滋病病毒抗体实名检测 ⋯⋯⋯⋯⋯⋯⋯⋯ 301

565. 艾滋病病毒抗体初筛实名检测对受检者有哪些好处 ⋯⋯⋯ 301

566. 接受艾滋病病毒抗体检测必须要实名检测吗,目前
我国开展艾滋病病毒抗体实名检测的做法有哪些 ⋯⋯⋯ 301

567. 我国相关法律法规中对艾滋病病毒(HIV)感染者/
艾滋病患者隐私权的保护方面有哪些具体规定 ⋯⋯⋯ 302

568. 如何克服"恐艾症" ⋯⋯⋯⋯⋯⋯⋯⋯⋯⋯⋯⋯ 302

569. "恐艾症"会产生临床症状吗 ⋯⋯⋯⋯⋯⋯⋯⋯⋯ 303

570. 北京市艾滋病确认实验室地址和联系电话 ⋯⋯⋯⋯⋯ 303

571. 北京市艾滋病初筛实验室的地址和电话 ⋯⋯⋯⋯⋯⋯ 304

572. 北京市美沙酮替代疗法门诊(可化验体内吗啡
含量)地址、联系电话 ⋯⋯⋯⋯⋯⋯⋯⋯⋯⋯⋯ 312

573. 有咨询艾滋病防治信息的机构吗 ⋯⋯⋯⋯⋯⋯⋯⋯ 312

第五节　虫媒防制 ⋯⋯⋯⋯⋯⋯⋯⋯⋯⋯⋯⋯⋯⋯ 313

574. 蚊虫的危害是什么 ⋯⋯⋯⋯⋯⋯⋯⋯⋯⋯⋯⋯ 313

575. 蚊子的孳生场所都包括哪些 ⋯⋯⋯⋯⋯⋯⋯⋯⋯ 313

576. 蚊虫都能吸血吗 ⋯⋯⋯⋯⋯⋯⋯⋯⋯⋯⋯⋯⋯ 313

577. 居民防蚊叮咬有哪些方法 ⋯⋯⋯⋯⋯⋯⋯⋯⋯⋯ 314

578. 苍蝇能传播哪些疾病,怎样防制苍蝇 ················· 314

579. 蝇类的孳生物及种类 ·························· 314

580. 鼠类对人类的危害有哪几方面,怎样防制老鼠 ········· 315

581. 蟑螂是怎样进入家中的,蟑螂喜欢在什么地方
活动 ····································· 315

582. 防制蟑螂时居民家庭要做好哪些工作 ··············· 315

583. 灭蟑胶饵该如何使用 ························· 315

584. 灭蟑饵剂该如何使用 ························· 316

585. 粘蟑纸该如何使用 ·························· 316

586. 为什么要及时清理蟑螂斑迹、粪便 ··············· 316

587. 如何处理蟑螂尸体 ·························· 316

588. 蚂蚁有哪些危害 ··························· 316

589. 家中发现蚂蚁,应如何进行防制 ················ 317

590. 防制蚂蚁的居民家庭应注意些什么 ··············· 317

591. 臭虫有哪些危害,被臭虫叮咬后怎么办 ············· 317

592. 家里出现了臭虫,如何防制 ··················· 317

593. 如何防止臭虫入侵 ·························· 318

594. 臭虫主要寄居在什么地方 ···················· 318

595. 臭虫是怎么进到居室内的 ···················· 318

596. 发现咬人的虫子该找哪个部门寻求帮助 ············· 319

第六节　医疗信息识别 ································· 320

597. 怎样辨别一家医院或诊所是否是合法的医疗机构 ·········· 320

598. 什么是非法行医 ································· 320

599. 非法行医常见于哪些地方,有哪些表现 ············· 321

600. 如何识别一些免费体验、体检活动 ··············· 321

601. 遇到兜售"药品"、"医疗器械"、"保健食品"欺骗
      怎么办 ································· 321

602. 什么是医疗美容 ································· 322

603. 哪些机构可以开展医疗美容服务 ············· 322

604. 如何在网上查询医师、护士的执业资质 ············· 322

605. 什么是医疗广告 ································· 322

606. 如何辨别医疗广告的合法性 ············· 323

607. 什么样的医疗广告是违法的 ············· 323

608. 国家对互联网上的医疗保健信息服务有什么要求 ········ 323

609. 如何识别互联网医疗保健信息服务的合法性 ········· 324

610. 国家对涉及医疗的人物专访、专题报道以及新闻类、
      医疗资讯类节目是怎样规定的 ············· 324

611. 采供血机构监督包括哪些内容 ············· 325

612. 非法组织卖血的表现形式有哪些 ············· 325

613. 非法组织卖血如何处理 ················· 325

614. 在京寻医问诊活动中如何保护自己的合法权益 …………… 326

615. 了解健康正确信息的渠道有哪些 ………………………… 326

第七节　戒烟服务 ……………………………………………… 328

616. 戒烟也需要到医院看病吗 ……………………………… 328

617. 所有的医生都能提供戒烟服务吗 …………………………… 328

618. 北京有哪些医院设有戒烟门诊 …………………………… 328

619. 除北京以外，其他省市的戒烟门诊有哪些 ………………… 331

620. 戒烟门诊是如何帮助患者戒烟的 …………………………… 333

621. 戒烟治疗有哪些方法 ……………………………………… 334

622. 戒烟需要吃药吗 …………………………………………… 334

623. 戒烟门诊需要预约吗 ……………………………………… 334

第八节　12320 公共卫生服务热线 ………………………… 335

624. 12320 是一条什么热线 …………………………………… 335

625. 北京 12320 的职责是什么 ………………………………… 335

626. 北京 12320 的服务时间 …………………………………… 335

627. 北京 12320 有哪些服务方式 ……………………………… 336

628. 拨打 12320 收咨询费吗 …………………………………… 336

629. 12320 能受理百姓哪些诉求，如何办理 …………………… 336

630. 能通过 12320 进行预约挂号吗 …………………………… 337

631. 为什么不能通过电话进行诊疗服务 ………………………… 338

632. 被医托骗了,12320 能帮忙吗 …………………………………… 338

633. 游泳池水特别脏,能向 12320 投诉吗 …………………………… 338

634. 12320 是否负责医保咨询 ………………………………………… 338

635. 北京 12320 可以受理其他省市的来电吗 ……………………… 338

636. 北京 12320 受理疫情举报的流程是什么 ……………………… 339

637. 能否通过 12320 的网站进行投诉 ……………………………… 339

638. 医疗价格的问题可以向 12320 反映吗 ………………………… 339

639. 如果发生医疗事故 12320 负责受理吗 ………………………… 339

640. 12320 能否为有需求的人提供短信告知服务 ………………… 340

641. 12320 可以通过短信回复来电人的问题吗 …………………… 340

642. 北京 12320 为吸烟者提供戒烟服务吗 ………………………… 340

643. 北京 12320 还能提供哪些其他戒烟服务 ……………………… 341

644. 12320 提供心理咨询方面的服务吗 …………………………… 341

第六章　基本公共卫生服务

第一节　一般问题 ………………………………………………………… 344

645. 什么是基本公共卫生服务 ……………………………………… 344

646. 什么叫"基本公共卫生服务均等化" …………………………… 344

647. 基本公共卫生服务包括哪些内容 ……………………………… 344

648. 在公共卫生服务中哪些方面会"均等化" ……………………… 344

649. 基本公共卫生服务人均 30 元是什么意思 ……………… 345

650. 居民享受基本公共卫生服务需要付费吗 ……………… 345

651. 外来人员可以免费享受基本公共卫生服务吗 ………… 345

652. 到哪里可以获得免费的基本公共卫生服务 …………… 345

653. 北京市的家庭医生式服务指什么 …………………… 346

654. 家庭医生式服务如何开展 …………………………… 346

655. 家庭医生式服务都包含哪些内容 …………………… 346

第二节　针对全人群的服务 ……………………………… 348

656. 哪些人可以建立居民健康档案 ……………………… 348

657. 居民健康档案包括哪些内容 ………………………… 348

658. 建立健康档案时主要询问哪些内容 ………………… 348

659. 建立健康档案时的体检主要包括哪些内容 ………… 349

660. 普通居民需要建立城乡居民健康档案吗 …………… 349

661. 别人能看到您的健康档案吗 ………………………… 349

662. 健康档案里面的信息会泄露吗 ……………………… 349

663. 居民能把自己的健康档案带走吗 …………………… 349

664. 有了健康档案,看病还需要带病历吗 ……………… 349

665. 社区卫生服务机构摆放的宣传品可以随便

　　拿走吗 ……………………………………………… 350

666. 普通居民能去社区卫生服务机构听健康讲座吗 …… 350

667. 社区卫生服务机构组织的讲座推销产品吗 ·················· 350

第三节　针对特殊人群的服务 ························· 351

668. 卡介苗接种后到哪里检查是否接种成功 ·············· 351

669. 因出生体重不足等问题没能在出生医院接种疫苗
的孩子到哪里补种 ····························· 351

670. 孩子在幼儿园或者学校统一接种疫苗安全吗 ·········· 351

671. 搬家了,孩子变更疫苗接种点需要办什么手续 ········· 351

672. 怎样建立预防接种证 ························· 351

673. 预防接种证有什么用 ························· 352

674. 孩子出生后,社区医生会到家里来看望,是
怎么回事 ································· 352

675. 社区医生是怎么知道谁家有孩子出生的 ·············· 352

676. 孩子出生后,社区医生到家里来干什么 ············· 352

677. 外来务工人员生完孩子,也会有社区医生进行家庭
访视吗 ································· 353

678. 孩子满月时社区医生还会来家里看望吗 ·············· 353

679. 孩子在上幼儿园前,需要做体检吗 ··············· 353

680. 孩子在幼儿园阶段,需要每年体检吗 ·············· 354

681. 幼儿园通知,说要给孩子做氟化泡沫,这是
为什么? 安全吗 ····························· 354

682. 除了幼儿园和学校统一组织的体检,还需要给

孩子做别的体检吗 ································· 354

683. 怀孕后需要去社区卫生服务中心登记吗 ········· 354

684. 怀孕后要建小卡和大卡,是指什么 ·············· 355

685. 孕期什么检查是每次都需要做的 ················ 355

686. 产后多长时间需要复查,应该到哪里去检查 ······ 355

687.《孕产妇保健手册》是什么,它有什么作用 ········ 355

688. 老刘今年 60 岁,可以享受老年人健康管理服务

了吗 ··· 355

689. 老年人健康管理的内容包括什么 ················ 355

690. 老年人一般体格检查与辅助检查主要有

哪些内容 ····································· 356

第四节　针对重点疾病的服务 ························ 357

691. 社区医生可以为高血压患者提供哪些服务 ········ 357

692. 高血压患者随访服务有哪些内容 ················ 357

693. 最近老王的血压不太稳定,社区医生会怎么处理 ··· 357

694. 高血压和 2 型糖尿病患者每次最多能开多长时间

的药 ··· 358

695. 什么类型的糖尿病患者社区卫生服务中心会提供

管理服务 ····································· 358

696. 2型糖尿病患者能得到社区卫生服务机构的什么

　　服务 ……………………………………………………… 358

697. 重性精神疾病患者必须住院治疗吗 ………………………… 358

698. 重性精神疾病患者需要体检吗 ……………………………… 359

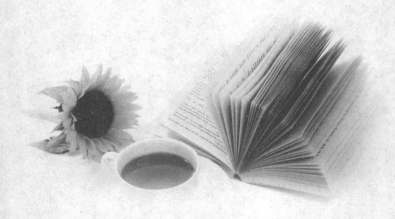

第一章

健康体检

　　科学发展到今天,作为一个现代人,对体检的概念及其重要性早已不再陌生,很多有保健意识的人也开始关注体检问题,并积极参加体检,也有些人认为体检没什么大用,早检出来也不能治疗徒增烦恼,还不如不检。到底体检有多大意义?我们应该多长时间体检一次?每次都应该体检什么项目?年龄相仿的人就应该体检相同的项目吗?已经有了健康问题还需要再体检吗?体检结果怎样看正常与否?本章从学会聪明体检开始,分别对孕期、婴幼儿、青少年、成人、职业人群、从业人群、特殊疾病人群的体检内容、体检项目进行了详细介绍,您可以根据自己和家人的情况进行选择阅读,我们相信,有关体检的疑问您一定会在这里得到答案。

第一节
学会聪明体检

① 什么是体检

体检,也称作身体检查、理学检查或健康检查,是医生运用自己的感官、检查器具、实验室设备等来直接或间接检查患者身体状况的方法,其目的是收集患者有关健康的客观资料,及早发现、预防疾病隐患。

体格检查是医疗的诊断环节,是针对症状或疾病及其相关因素的诊察手段。如果以症状为中心和主诉、以疾病诊治为目的的体检,称之为"医疗性体检"。办理入职、入学、入伍、驾照、出国、结婚、保险等手续时的体检,是针对某项特定工作或行为的体检,称之为"通过性体检"。为了了解受检者的健康状况、早期发现疾病线索和健康隐患,针对未病、初病或将病的健康或亚健康人群的体检,称为"健康体检"。

② 健康体检与疾病检查是一回事吗

健康体检是在自觉身体健康时主动到医院或专门的体检中心对整个身体进行检查,主要目的是为了通过检查发现是否有潜在的疾病,以便及时采取预防和治疗措施。许多自以为健康的中年人实际健康状况很不乐观,50%以上的中年人不同程度地患有各种疾病,血糖高、血脂高、胆固醇高、血压高的人占绝大多数。

健康体检和疾病检查不是一回事。健康体检只能说是一个初检,一些大的疾病是可以发现的。比如说,尿常规能够发现肾脏方面的严重疾病,而高血压、乙肝以及明显的肺部疾病可以通过测量血压、验血和胸透发现。但对于一些比较复杂的病，常规的健康体检是无能为力的。比如癌症晚期普遍症状之一是贫血，常规体检中通过检查血色素是能够查出贫血的，而有一些癌症并没有贫血的症状，所以常规检查是查不出来的。

③ 为什么没有病也要体检

生活中不少人只在身体不舒服时才去医院就诊，认为正常体检没有必要。但是临床医生发现，部分有症状才来就诊的人往往已进入疾病晚期，此时治疗手段已经有限，难以延长生命。我们的祖先早已提出"上医治未病"，就是在没有明显症状时提早预防。有许多疾病早期症状不明显，甚至毫无感觉。体检的目的是为了早期发现身体潜在的疾病，便于早期诊断、早期治疗，从而达到预防保健和养生的目的。

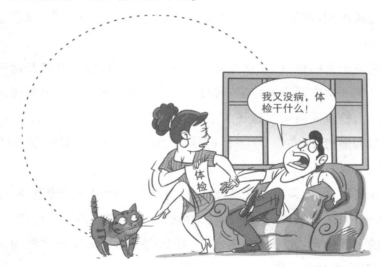

④ 哪些人更需要体检

生活方式不健康的人群（如不爱运动，生活不规律，喜欢高脂饮食等）、有家族史的人群（家族中出现心脑血管病、糖尿病、胃病、肝炎、肿瘤等疾病)、已有危险因素的人群(血压高、血糖高、吸烟、肥胖、饮食和睡眠不规律等)、已有慢性病的人群等,上述人群更应该及时关注自己的健康,定期体检。

⑤ 多长时间体检一次合适

随着年龄的增长,人类罹患某些疾病的机会也在增加。这些疾病大都是早期没有明显症状,但往往有严重的后果。幸运的是,如果能在早期发现并及时治疗,预后往往是好的。在此,我们为您提供了一个定期健康体检的清单。它一共涉及 9 个项目。这张清单会告诉您什么时候应该去做什么检查。

(1)**牙齿检查**:从 1 岁起,每年至少做一次牙齿检查。

(2)**视力检查**:从 3 岁起,第一次检查视力。以后视情况每 3～5 年检查一次。

(3)**血压检查**:在您 10 岁的时候,应该做第一次血压检查,以后至少每两年做一次。

(4)**宫颈涂片检查**:如果您是女性,在您 18 岁的时候(或者开始有性行为以后)做第一次宫颈涂片检查。以后 1～3 年检查一次。在获得连续 3 次阴性结果后,检查间隙可以延长。

(5)**胆固醇检查**:在您 20 岁的时候,做第一次血胆固醇检查,以后每 5 年做一次。

(6)**乳房检查**:如果您是女性,应该从青春期开始自行检查乳房,如果有问题随时就诊;或在您 40 岁的时候,做由医生开始进行的乳房检查。

(7)**前列腺检查**:如果您是男性,在您 50 岁的时候,第一次做前列腺检查。注意有些医生希望您在 40 岁时就做。

(8)**乳房造影检查**:如果您是女性,在您 50 岁的时候,第一次做乳房造影检查。注意有些医生希望您在 40 岁就做。

(9)**直肠镜检查**:在您 50 岁的时候,您开始做第一次直肠镜检查,以后3～5 年做一次。

6. 如何针对自己情况选择体检项目

到医院去进行健康检查,应该间隔多长时间、检查哪些项目呢? 这要因人而异,区别对待,要从实际出发,根据自己的年龄、性别、职业、健康状况和家族病史等,全面考虑来作出选择。

(1)**健康状况良好的青壮年**:每1～2年检查一次,检查的重点项目是心、肺、肝、胆、胃等重要器官以及血压等。但体质较差尤其是有高血压、冠心病、糖尿病、精神病和肿瘤等带有遗传倾向疾病家族史的人,至少每年检查一次。

(2)**中老年**:身体进入多事之秋,各种疾病的患病率明显增加,因此,检查的间隔时间应缩短至半年左右。特别是步入60岁的老年人,间隔时间应在3～4个月左右,检查项目由医生酌情决定,但每次都应检查血压、心电图、X线胸透和血尿便常规。由于糖尿病的发病率近年内显著增高,中老年人尤其是肥胖的,或有高血压、冠心病病史者,应检查尿糖及血糖。如果有条件,最好每次都能由固定的医生主持检查,以便全面、系统地掌握受检者的健康状况和对受检者进行保健指导。参加体检者自己应准备一个健康体检手册(或由医院制备),每次都应认真填写。已婚妇女除进行上述检查外,还应定期(每年1次)检查子宫颈和乳腺,以便早期发现妇女常见的宫颈癌和乳腺癌。从事与有毒有害物质密切接触工种的职工,还应定期专项检查,以便早期发现职业病。

(3)**儿童**:①生长发育检测。包括称体重、量身高、测头围等,出生6个月内的孩子每月查一次;6个月到1岁的孩子每2个月查一次;1～2岁的孩子每3个月查一次;2～3岁的孩子每半年查一次;3岁以上的孩子每年查一次。②血液检查。包括血常规、微量元素、血铅等检查。③五官科检查。对先天的语言发育障碍、听力损伤、斜视等疾病要早检查、早发现、早治疗。④性器官检查。⑤骨科检查。

7. 体检时的禁忌有哪些

健康体检,是预防疾病的有效手段之一。通过健康体检,可以了解自身健康状况,发现一些不易察觉的早期疾病,以便及时干预、终止疾病的发生发展,收到事半功倍的效果。但有不少受检者由于对体检的一些关键环节重视不够,或认识偏差,出现种种疏漏,难以达到体检的目的。

一忌采血时间太晚:体检化验要求早上 7:30～8:30 采空腹血,最迟不宜超过 9:00。太晚会因为体内生理性内分泌激素的影响,虽仍为空腹,却会使血糖值失真。所以受检者应该尽早采血,不要轻易误时。

二忌体检前贸然停药:采血要求空腹,但对慢性病患者服药应区别对待。如高血压病患者每日清晨服降压药,是保持血压稳定所必须的,贸然停药或推迟服药会引起血压骤升,发生危险。按常规服药后再测血压,体检医生也可对目前的降压方案进行评价。服少量降压药对化验的影响是轻微的,可以忽略不计。所以高血压患者应在服完降压药后再来体检。对糖尿病或其他慢性病患者,也应在采血后及时服药,不可因体检而干扰常规治疗。

三忌随意舍弃检查项目:体检表内设定的检查项目,既有反映身体健康状况的基本项目,也包括一些针对恶性疾病和常见疾病的特殊检查项目。有些检查对疾病的早期发现有特殊意义。如肛门指诊检查,对 40 岁以上受检者直肠肿物的发现尤为重要。有的受检者因怕麻烦或害羞,自动放弃该项检查,若受检者真有病变,自然也就失去了治疗的最佳时机,其后果不言而喻。

四忌忽略重要病史陈述:病史,尤其是重要疾病病史,是体检医生判定受检者健康现状的重要参考依据,据此制定干预措施,对疾病的转归有极其重要的影响。有的受检者抱定一种"考核"一下体检医生水平的心理,认为疾病只能靠查出来,不能靠说出来。殊不知这样做的结果往往事与愿违。例如,在对高血压患者进行治疗指导前,必须搞清楚其高血压病的发病时间、治疗过程、用药情况等关键问题,才能有针对性地提出进一步的治疗意见,包括加减用药剂量、调整用药品种等,从而达到最佳治疗效果。如受检者记不住所服药物的名称,可以把药盒带来辨认。病史陈述要力争做到客观、准确,重要疾病不可遗漏。

五忌轻视体检结论:体检结论,是对受检者健康状况的概括和总结,是医生根据各科体检结果,经过综合分析对受检者开的健康处方,对纠正不良生活习惯,预防和治疗疾病有重要的指导意义。有些受检者对体检过程较为重视,却忽视了体检结论,没有仔细阅读和认真实施,使健康体检失去了意义。

⑧ 空腹体检就是一口水也不能喝吗

需要空腹检查的项目有血生化检查、肝胆胰腺 B 超,消化系统检查中的:钡餐透视,胃镜检查,碳-13 尿素呼气试验。但是空腹并不是意味着一口水也不能喝,如果患有某些疾病如高血压、冠心病等需晨起服药,可以用少量温开水服用药物后再接受体检;或者带药到体检中心,完成空腹项目后及时服药,以减少因漏服药物带来的风险。

⑨ 高血压病人体检时能否吃药

尽管体检中的血液化验的项目要求检前空腹,但高血压病患者需要每日清晨服降压药以保持血压稳定,贸然停药或推迟服药会引起血压骤升,发生危险。因此应按常规用少量温开水服用药物后再接受体检,有些人担心药物对检查结果有影响,其实这些药物对化验结果的影响很小,一般不会影响结果判断。另外,体检医生也可对目前的降压效果进行评价。

⑩ 体检前饮食上有哪些注意事项

体检前 1～3 天饮食要清淡,不饮酒和暴饮暴食,尽量避免饮浓茶、咖啡等刺激性饮料,健康检查前一天要注意休息,避免剧烈运动和情绪激动,保证充足睡眠,以免影响健康检查结果。最好能洗个澡。检查前最好禁食 8～12 小时,检查当日早晨应禁食、禁水。

⑪ 体检当天穿戴有什么注意事项

体检当天应着宽松、休闲、穿脱方便的服装、鞋袜,以方便各种检查,高领套头衫、紧袖上衣、紧腿裤子等都不适宜在体检时穿着,女性还应注意不要穿连衣裙、高筒袜、连裤袜等不便于穿脱的服装,男性则不要打领带,最好不佩戴首饰,或在检查前取下所佩戴的项链、耳环等金属饰品,女性也不要戴金属的文胸,以免影响放射检查。

12. 抽血查血脂前要注意什么

去医院抽血之前的两周正常饮食即可,不要大吃大喝也不需要特意节食,但抽血时要保证空腹,即进完晚餐后,不要再吃其他东西,空腹 12 小时再抽血。此外,还要在身体健康状况平稳的情况下进行化验检查,如无特殊情况,抽血前 4~6 周内应无急性病的发作。

13. 糖尿病病人体检应注意什么

糖尿病病人由于较长时间禁食、禁水及体检时的活动量大,比较劳累,可造成低血糖。建议糖尿病病人体检时最好有人陪伴,并尽量保持安静,减少活动,尽早进行抽取血液标本等需空腹检查的项目,应携带易消化的食品,如巧克力、糖、饼干等,一旦出现心悸、气短、出冷汗等低血糖症状立即服用。在完成所需空腹检查后,可立即按日常习惯进食并服药。待进食、服药后,再进行其他检查。

14. 碳-13 呼气试验是什么检查

胃幽门螺旋菌可以导致胃炎、胃溃疡、胃癌,与冠心病的发病也有关系,可以作为常规体检项目。碳-13 呼气试验是了解是否现患胃幽门螺旋菌感染的检查方法,优点是安全、准确、无创伤。做该检查之前需要停抗生素 4周,停胃药 1 周,空腹检查,在检查等候 30 分钟期间不能进食、饮水、吸烟及剧烈运动。一旦检测结果为阳性,需要到门诊接受正规诊治。

15. 怀孕了是否可以参加体检

怀孕的女士,请在体检前告知医护人员,勿做 X 线检查、CT 检查、妇科检查及碳-13 尿素呼气试验等。

⑯ 哪些项目是餐前项目

血液检查中,除餐后血糖及胰岛素等个别项目以外,绝大部分都需要空腹采血进行化验,除此以外,腹部超声、碳-13 呼气试验,也需要空腹状态进行检查。其他如胸片、心电图、妇科检查、妇科 B 超、前列腺 B 超等都不需要空腹。

⑰ 为什么做餐后两小时血糖检查有的用馒头餐,有的用糖粉

餐后检测血糖常用于对疑似糖尿病患者的确诊、排除和糖尿病高危人群的筛查。在抽取空腹血标本后,将 75 克无水葡萄粉溶于 200～300 毫升水中,在 5 分钟内喝完,从服用第一口糖水开始计时,于服后 2 小时抽取静脉血测血糖。对于空腹血糖＞7.0 毫摩尔/升和(或)随机血糖＞11.1 毫摩尔/升,已确诊糖尿病的病人则不宜再用糖粉,可选择馒头餐试验。馒头餐试验应在 15 分钟内进食 100 克面粉制作的馒头,从进食第一口馒头开始计时,2 小时后抽血测血糖,还可同时测定胰岛素释放以及 C 肽水平即可反映胰岛功能状况。

⑱ 抽血后怎样按压止血

正确的止血按压应该是用食指、中指、无名指 3 个手指压住抽血处,将皮肤表面和血管壁上的出血点整体压住,按压面积不能太小。同时要注意,只能按压止血,不要揉抽血部位以免引起皮下血肿,按压时间需 3～5 分钟。年龄大或血小板异常患者按压时间还需要相对延长。

⑲ 体检时为什么要向医务人员说明病史和家族史

体检时,既往的慢性病史如高血压、糖尿病、心脏病、肿瘤等病史及家族史,慢性传染病如结核、肝炎等病史,重大的外伤及手术史均应告知医生,以便于医生在进行体检和解读报告时更有针对性。

20. 肛门指诊、妇科检查后有少量出血是怎么回事

部分受检者在进行妇科检查及肛门指诊以后,会有少量的出血现象。如果出血量少,在2~3天内自行终止,则不需紧张,这可能是由于在检查的过程中,尤其是在受检者紧张不能充分放松的情况下,可能造成黏膜的轻微损伤,会很快自行修复,不需要特殊处理。如果出血量大或者出血持续的时间过长,则可能伴随有局部的病变,需要进一步到专科就诊。

21. 留尿、便标本时有什么注意事项

留尿液标本时要收集中段尿,在收集尿之后,应及时送去检查,否则因放置时间长出现尿内蛋白质变性,红细胞破坏等会影响检查结果。女病人在留尿标本时,要先洗净外阴部,避免阴道分泌物或白带影响化验结果。女性月经期应暂停尿检查。

便标本应采集于灭菌、有盖的容器内。应取新鲜标本,选取粪便中含有黏液、脓血等异常成分的部分。若粪便外观无异常时,应从粪便远端、表面及深处多处取材,一般取3~5克尽快送检。粪便标本应避免混有尿液、阴道分泌物及污水等污物,以免干扰检测或破坏有形成分。动物血制品、肉类、含铁量多的蔬菜和食品、硫酸亚铁等含铁剂药物,可引起隐血试验假阳性,而维生素C等具有还原性药物可引起假阴性。因此,实验前3日应禁食以上食物及药物。

22. 做需要憋尿的检查有什么注意事项

子宫附件、泌尿系统(尤其需要检查膀胱及输尿管下端者)、前列腺、精囊腺等检查需要适度憋尿。就经验而言,检查前喝600~1000毫升水(一次性纸杯3~5杯,普通饮料瓶500毫升的2瓶)一般需憋尿1~2个小时,感觉有尿意时检查。膀胱充盈良好的标志:平卧时下腹部凸起呈浅弧形,加压时能往下按而且能忍住。

㉓ 做妇科检查有哪些注意事项

检查时间应避开月经期,检查的前一天应避免同房,检查的前一天不要使用任何阴道药物,检查前 24 小时内不要进行阴道冲洗,检查当日应穿着便于检查的衣服。对于无性生活的女性,应向医生事先说明,不能进行阴道内检查。

㉔ 体检项目越多越好吗

一般来讲,体检项目越多查的越全、越细,但项目多了,如果缺乏针对性,必然增加经济费用,既造成医疗资源的浪费也有可能增加不必要的放射线辐射的风险。因此并不能简单地认为体检项目越多越好,而应该根据年龄、性别、既往病史、家族史及个人身体条件有选择性地进行个性化体检。

㉕ 越贵的检查越好吗

各种检查项目的意义和目的都有所差别,并不能简单地理解为贵的项目意义就大,有些检查廉价,但很有意义,如血尿便常规、心电图、胸片乃至身高、体重等。而有些检查比如 CT、核磁、PETCT 等,技术先进,成像清晰,但检查费用比较高,若是不必要的检查也会增加射线对身体的风险。因此检查项目的好不好,有没有意义,是由其检查的必要性决定的,而非价格决定。根据自身情况选择适合项目最为重要。

㉖ 血尿便常规需要每次都查吗

血尿便常规检查廉价又普通,却是每次体检都应该查的项目。血常规用于了解红细胞、白细胞、血小板的数量及分类情况,对判断感染、贫血、血液病等有重要意义;尿常规用于初步筛查泌尿系统疾病及肾脏疾病,了解有无感染、尿血、尿蛋白、尿糖等;便常规辅助了解消化道有无炎症、出血、寄生虫感染、恶性肿瘤等情况。

27. 如何正确看待胸部 X 线检查

胸部 X 线检查对双肺、心脏、纵隔有无炎症、结核、肿瘤早期诊断有重要意义。尤其早期发现肿瘤，有利于早诊断、早治疗，帮助病患提高生活质量和生存率。但过量的 X 线对人体是有害的。目前大型综合医院的数字化 X 射线检查设备成像清晰度高、射线量小，而且防护措施到位。每年进行一到两次胸部 X 线检查是很安全的(孕妇除外)。

28. 肺部检查是拍 X 线片好还是做 CT 好

胸片检查的优点是检查时间短，费用低，检查接受的辐射量比 CT 低，普通人群体检筛查作为首选。但胸片的清晰度和准确度不如 CT，因此建议肺癌的高危人群，45 岁以上、吸烟、有肺部慢性疾病者可选择 CT 检查。

29. 有晕血、晕针史以及恐惧抽血的人抽血时要注意什么

首先晕血、晕针通常不会造成什么严重后果，不要太过紧张，只要在抽血前告诉医务人员，他们会做好充分的准备，把风险降到最低。

30. 体检报告都正常，一定表明身体都很健康吗

通常情况下，体检结果正常，代表所检的项目没有发现异常。但是人体是复杂综合且在不断变化的，有些项目可能您没有做，也有一些疾病在早期非常隐匿，目前的医学手段还不能有效预测。因此，还需要您持续地关注健康，定期体检。也可以进行健康管理，让医生帮助您更有效地预防疾病，维护健康。同时，在身体有不适时应及时就诊，有问题早发现早治疗。

31. 每次的体检报告及影像资料需要保留吗

每次的体检报告和影像资料都应该保留。体检报告不仅是对您近期身体健康状况的总结，而且系统的检查结果在您今后因病就诊时也能起到重要的作用，帮助医生判断疾病的起因和发展过程。医生在判断某些疾病时，

也常常需要参考既往的检查结果,进行对比,了解动态变化的过程。此外,对近两三年的体检报告进行对比,能够更直观地了解此次检查与历年的有何不同,又有哪些新的异常或改善情况。因此这些重要的临床资料,一定不能随手扔掉,要完整保存。

32. 常用的人体正常值,您了解吗

(1)正常心率:每分钟 50～100 次

健康成年人安静状态下,心率平均为每分钟 75 次。正常范围为每分钟 50～100 次。成人安静时心率超过 100 次/分钟,为心动过速;低于 60 次/分钟者,为心动过缓。心率可因年龄、性别及其他因素而变化,比如体温每升高 1℃,心率可加快 12～20 次/分钟,女性心率比男性心率稍快,运动员的心率较慢。

(2)正常体温:36.3～37.2℃(口测法)

临床上通常用口腔温度、直肠温度和腋窝温度来代表体温。口测法(舌下含 5 分钟)正常值为 36.3～37.2℃;腋测法(腋下夹紧 5 分钟)为 36～37℃;肛测法(表头涂润滑剂,插入肛门 5 分钟)为 36.5～37.7℃。在一昼夜中,人体体温呈周期性波动,一般清晨 2～6 时最低,下午 13～18 时最高,但波动幅度一般不超过 1℃。只要体温不超过 37.3℃,就算正常。

(3)血红蛋白(Hb)

成年男性(120～160 克/升),成年女性(110～150 克/升)

临床上以血红蛋白值作为判断贫血的依据。正常成人血红蛋白值90～110 克/升属轻度贫血;60～90 克/升属中度贫血;30～60 克/升属重度贫血。

(4)白细胞计数:白细胞计数(WBC):(4～10)×10^9 个/升

白细胞计数大于 $10×10^9$ 个/升称为白细胞增多,小于 $4×10^9$ 个/升则称为白细胞减少。一般地说,急性细菌感染或炎症时,白细胞可升高;病毒感染时,白细胞会降低。感冒、发热可由病毒感染引起,也可由细菌感染引起,为明确病因,指导临床用药,医生通常会让您去查一个血常规。

(5)血小板计数(PLT):100～300×10⁹ 个/升

血小板有维护血管壁完整性的功能。当血小板数减少到 $50×10^9$ 个/升以下时,特别是低至 $30×10^9$ 个/升时,就有可能导致出血,皮肤上可出现瘀点瘀斑。血小板不低皮肤上也常出现"乌青块"者不必过分紧张,因为除了血小板因素外,血管壁因素,凝血因素,以及一些生理性因素都会导致"乌青块"的发生,可去血液科就诊,明确原因。

(6)尿量:1000～2000 毫升/24 小时

24 小时尿量大于 2500 毫升为多尿。生理性多尿见于饮水过多或应用利尿药后。病理性多尿见于糖尿病、尿崩症、肾小管疾病等。

(7)24 小时夜尿量:500 毫升

夜尿指晚 8 时至次日晨 8 时的总尿量,一般为 500 毫升,排尿 2～3 次。若夜尿量超过白天尿量,且排尿次数明显增多,则称夜尿增多。生理性夜尿增多与睡前饮水过多有关;病理性夜尿增多常为肾脏浓缩功能受损的表现,是肾功能减退的早期信号。除肾功能减退以外,夜尿增多还可能是男性前列腺增生、老年女性子宫脱垂、泌尿系统感染、糖尿病、精神紧张等原因所致。

(8)尿红细胞数(RBC)正常值:0～3 个/高倍视野

尿红细胞大于 3 个/高倍视野,称为镜下血尿。

尿红细胞尿白细胞计数(WBC)正常值:5 个/高倍视野,称为镜下脓尿。尿中若有大量白细胞,多为泌尿系统感染,如肾盂肾炎、肾结核、膀胱炎或尿道感染。

(9)精子存活时间:72 小时。卵子存活时间:24 小时

安全期避孕遭遇安全期不安全的麻烦,除了把排卵期搞错以外,还有一个不容忽视的因素就是:由于精子在女性体内可存活 3 天之久,因此即使当天不是排卵日,只要处于受孕期(排卵前 4 天至排卵后 2 天),女性依然很有可能受孕。

(10)两大血型系统:ABO 和 Rh

ABO 血型系统将血液分为 4 型:A 型、B 型、AB 型和 O 型。

Rh 血型系统将血型分为两型：Rh 阳性型和 Rh 阴性型。

在白种人中，85% 为 Rh 阳性血型，15% 为 Rh 阴性血型。

在我国，99% 的人属 Rh 阳性血型，Rh 阴性属于稀有血型。

父母与子女血型关系如下：

A-A：A、O；A-B：A、B、O、AB；A-AB：A、B、AB；

A-O：A、OB-B：B、O；B-AB：A、B、AB；B-O：B、O；

O-AB：A、BO-O：O；AB-AB：A、B、AB

双方若有一人为 AB 型，宝宝就不可能是 O 型。双方若都是 O 型，则宝宝只能是 O 型。

(11)体重指数(BMI) ＝ 体重(千克)/身高(米)的平方：18.5～23.9 属正常

(12)最佳减肥速度：每月减重 1～2 千克

体重超标的人应在医生指导下逐步减轻体重。减肥过快、过猛会导致体重反弹、厌食症、贫血、营养不良、月经不调、脱发、记忆力减退、骨质舒松等不良反应。

(13)腰围：男性≥90 厘米，女性≥80 厘米为腹型肥胖

腰围是判断腹部脂肪蓄积，即腹型肥胖(也称为"苹果型肥胖")的指标。腹型肥胖目前被认为是冠心病、代谢综合征的重要危险因素。如果体重指数尚未达到肥胖程度，但腰围已超标，说明您属于腹型肥胖。腹型肥胖比全身肥胖的人更危险，更容易受冠心病、糖尿病的"青睐"。

(14)肥胖信号：一个月增重 1.5 千克

在体重刚开始往上"长"的时候就及时发现，并采取减肥措施，往往能收到显著效果。出现下列情况，常提示有体重增加趋势：稍稍运动就喘不过气来，有疲倦无力感，动不动就汗流浃背，出现下肢、髋部及膝关节疼痛，一个月增重 1.5 千克。

(15)血压值：正常时，收缩压不超过 120 毫米汞柱，舒张压不超过 80 毫米汞柱。

(16)糖尿病诊断标准：空腹血糖＞7.0 毫摩尔/升，和(或)餐后 2 小时

血糖＞11.1毫摩尔/升

如果符合上述标准,则已是糖尿病患者,应当在医生指导下进行降糖治疗,千万不要因为糖尿病"没什么感觉"而拒绝治疗。血糖如果不好好控制,全身各器官都会受累。

(17)糖尿病排除标准:空腹血糖＜6.1毫摩尔/升,和(或)餐后2小时血糖＜7.8毫摩尔/升

(18)糖尿病前期诊断标准:空腹血糖6.1毫摩尔/升、餐后2小时血糖＜11.1毫摩尔/升

如果血糖值高于正常,但还未达到糖尿病的诊断标准,说明正处于糖尿病前期,如不提高警惕,不积极干预,很快会发展为糖尿病。

(19)糖尿病预警信号:空腹血糖5.6毫摩尔/升～6.1毫摩尔/升

当空腹血糖超过该标准时,糖尿病的发病率会显著增加,缺血性心脏病等心血管时间及糖尿病视网膜病变的发生率明显增加。

(20)糖化血红蛋白正常值≤6.5%

糖化血红蛋白是红细胞内的血红蛋白与葡萄糖结合的产物,能反映采血前3个月的血糖水平,是目前反映血糖控制好坏最有效、最可靠的指标。糖尿病患者应将糖化血红蛋白≤7.0%作为治疗达标的标准之一,老年人可略放宽标准(7.0%～7.5%),中青年人应将糖化血红蛋白控制在≤6.5%或更低。糖化血红蛋白每下降1%,糖尿病相关并发症可减少20%。

(21)骨密度最高期:30～40岁

每个人一生中骨密度最高(骨峰值)的时期一般出现在30～40岁,受出生后营养、发育和遗传等因素的影响,骨峰值有高有低。男性一般从40岁开始,女性一般从35岁开始,骨峰值开始下降,女性在绝经后5年内,男性在70岁以后,骨量丢失最快。骨峰值高的人,其骨内含钙量高,年老以后发生骨质疏松的程度较轻、时间较晚。因此,40岁前的人应该把握机会,保证每天足够的营养和钙的摄入,并积极参加体育锻炼,努力提高自己的骨峰值。

(22)每人每日用油25克为宜

烹调时最好用植物油,因为植物油含对心脏有益的不饱和脂肪酸较多。由于油的热量比较高,因此用量不宜过多,否则热量过剩,也会转化为体内脂肪,使人变胖。

(23)每天食盐量不宜超过 6 克

盐是引发高血压的重要危险因素,口味较重的人应特别注意。每天的食盐量还应包括酱油、腌菜、咸蛋等中的含盐量。

(24)每天吃蔬菜 400～500 克

每天食用的蔬菜一半以上应为有色蔬菜,如绿叶蔬菜、红黄色蔬菜。蔬菜富含维生素、矿物质、纤维素,热量又很低。

(25)每日摄入钙:健康成人 600～800 毫克

中国营养学会推荐的钙供给量:成人 600～800 毫克/天,孕妇 1200～1500 毫克/天,乳母 2000 毫克/天。乳及乳制品含钙丰富,吸收率高。水产品中,虾皮、海带,豆制品含钙较多。为促进钙的吸收,应适当补充维生素 D 并多晒太阳。

(26)每天饮水:1200 毫升以上

饮水量包括每天摄入的茶水、汤、水果等食物的总含水量。饮水的方式很有讲究,口不渴也要饮水,不要一次大量饮水,应饮白开水或清茶,不要用含糖饮料代替水等。

(27)中风康复最佳时机:脑梗死后 3 天,脑出血后 5～7 天。

(28)中风溶栓"时间窗":起病后 3 小时。

脑梗死发生后,若能在起病后 3 小时内给于静脉内溶栓治疗,可最大限度地疏通堵塞血管,拯救濒死的脑细胞,有效减少并发症和后遗症的发生。

(29)近视度数 1200,眼部有活动性病变(如炎症、青光眼、干眼症等)人群的角膜中央厚度 B 超检查:40 岁以上,每年一次。

第二节
孕期体检

33. 怀孕前为什么需要双方体检

在准备怀孕前的 3 个月,建议夫妇双方到医院做一次全面的身体检查。为了做到优生优育,减少影响胎儿和母亲的异常情况,全面了解双方身体情况,怀孕前做身体检查是必要的。孕前检查的项目除一般的体格检查外,还应进行血常规、尿常规、传染病三项、肝肾功能检查、凝血情况和一些特殊病原体的检测。若男性接触放射线,化学物质,农药或高温作业等,可能影响生殖细胞,应作精液检查;若可疑患有性病或曾患性病者,应进行性病检测。发现异常及时治疗,使双方在最佳健康状态下计划怀孕。

除此之外,还有一些特殊的检查,需要准妈妈检查:

妇科 B 超检查:妇科超声检查可以帮助准妈妈了解子宫的发育情况,以及附件区是否有积水、肿物,是否有子宫畸形、子宫肌瘤及子宫腺肌症等。帮助您在怀孕之前先行治疗。

子宫颈刮片检查:宫颈癌及宫颈病变可以通过子宫颈刮片检查出来。白带常规检查能筛查出滴虫、霉菌、支原体衣原体感染和其他阴道炎症等妇科疾病。

乳腺检查:乳腺超声检查可以了解乳腺的发育情况,对良性乳腺疾病可以等妊娠结束后再治疗,乳腺恶性疾病应该及时治疗,否则怀孕会耽误治疗时间。

34. 为什么孕前孕后都要补叶酸

叶酸是一种水溶性B族维生素,对人体的细胞分裂、生长具有重要的作用。母体内叶酸缺乏除了可以导致胎儿神经管畸形外,还可使眼、口唇、腭、胃肠道、心血管、肾、骨骼等器官的畸形率增加。国内外研究资料表明,孕早期体内缺乏叶酸是神经管畸形的主要原因,孕妇在孕前至孕早期及时补充足量的叶酸,可以有效地预防50%～70%的神经管畸形的发生,所以,准妈妈在孕前孕后均要补充叶酸。

准妈妈在怀孕前3个月开始口服叶酸,直到怀孕后3个月为止,共服用叶酸半年,每天用0.4毫克。国家批准的惟一预防药品叶酸增补剂,其商品名称为"斯利安",每片中含0.4毫克叶酸。另外,在"多种维生素"片中也含有叶酸,口服"多种维生素"片的准妈妈们不用额外增加叶酸片了。若曾经生育过神经管畸形的准妈妈们,再次怀孕前需要口服叶酸半年,并增加叶酸剂量,每天用0.8毫克。

在一些食物中也富含叶酸:动物肝和肾、鸡蛋、豆类、酵母、绿叶蔬菜、水果及坚果类,准妈妈们可以选择性的多吃些这类食物。

35. 早孕,为什么一定要到医院去确诊

绝大多数准妈妈都是在药店买了早孕试纸,在家自行测试,有双条线,说明怀孕了,就万事大吉,这是不对的,早孕有许多我们不知道的事儿。

首先,尿测试为双条线,只能说明怀孕了,胚胎具体着床在哪个位置,这项测试不会有提示的,也就是说,若是宫外孕,尿测试也会有双条线。

其次,有一种异常的妊娠滋养细胞疾病,主要是葡萄胎,也是和早孕的症状一样,尿测试为双条线,但是它是一种疾病,对身体乃至生命都有不良影响。

所以,确定早期妊娠,必须到正规医院就诊,只有宫内怀孕,才可以继续妊娠。医院除了检测尿HCG以外,还要化验血HCG、血孕酮,必要时要做腹部的超声检查,了解母亲体内的激素水平,还要了解胚胎着床的部位,更

要了解胚胎发育的是否正常等一系列情况。同时确定早孕后,医生会给出孕期保健的指导,口服叶酸、避免一些危险因素的影响等,告知下一步围产保健的程序。

36. 孕早期阴道检查会不会引起流产

在整个孕期,准妈妈通常要做 2～3 次阴道检查,而且这种检查是非常必要的,也很重要。不同孕期阴道检查的目的也不一样。

孕早期阴道检查,查看准妈妈外阴、阴道、宫颈的情况,了解卵巢、输卵管、子宫有无异常情况,如果发现异常情况时可及早进行处理;同时要确定妊娠子宫的大小是否与停经天数相符,排除宫外孕情况(腹部超声更准确);还有通过阴道检查,了解阴道分泌物的情况,是否有阴道炎症存在等异常情况。因此,除非特殊情况,一般孕早期都要做此项检查。

至于阴道检查是否会造成流产,这种顾虑是不必要的。正常的妊娠,胎儿绝不会因阴道检查而流产。一般情况下有 10%～15% 的妊娠会以自然流产的形式而告终,主要是因为胚胎发育异常而造成的,还有一些流产是因为感染、内分泌功能失调、外伤、生殖器官畸形等因素造成。若胚胎发育正常,阴道检查不会引起流产,请各位准妈妈放心。

37. 产前检查应该多长时间进行一次

产前检查是有规律的,准妈妈们了解了产检规律,计划安排,有序地进行产前检查,有利于孕期保健,也有利于优生优育。

从计划怀孕开始,就要到医院进行检查。孕前 3 个月,夫妇双方都要到正规医院进行孕前期的优生咨询和身体检查,如果发现异常,可尽早进行治疗,为后期的怀孕赢得时间。孕 1～12 周为孕早期,6 周之内准妈妈应该到医院尽早确诊宫内早孕,排除异常妊娠;孕 12 周完成孕期档案的建立,也是首次的早孕初诊检查,以后可进行系统的产前检查。孕 12～28 周为中孕期,这个时期,每 4 周检查一次,有异常可随时增加产检次数。孕 28 周以后为孕晚期,产检次数逐渐增加,孕 28～35 周,每 2 周检查一次,孕 35～40

周,每 1 周检查一次,有异常情况可随时增加产检次数。孕 40 周以后,每 3 天产检一次,孕 41 周还没有动产,可以申请住院。在整个孕期,发现准妈妈和宝宝有任何异常情况时,除了增加产检次数外,还可住院观察处理。

38 为什么每一次产前检查都要测量血压

产前检查中,有些项目是每次产检必查的,其中测量血压就是一项。妊娠期有一类疾病是妊娠期特有的疾病,妊娠期高血压疾病就是其中的一项,包括五大类:妊娠期高血压、子痫前期(轻、重度)、子痫、慢性高血压并发子痫前期以及妊娠合并慢性高血压,是孕期常见的疾病,也是危害准妈妈和宝宝健康的主要疾病之一,不仅会造成准妈妈心、脑、肝肾功能的严重损害,还会引起胎儿生长受限、胎儿窘迫,严重时会造成母儿死亡。

约 10% 的准妈妈会出现血压升高。大多发生在孕 20 周与产后两周。一般初产妇、高龄产妇、多胎妊娠、妊娠期高血压病史及家族史、慢性高血压、慢性肾炎、糖尿病等疾病的准妈妈容易发生。主要表现是血压升高,≥140/90 毫米汞柱,伴有尿蛋白、头痛头晕、腹部不适等症状。

预防更重要,首先要按时进行产前检查,每次产检时都要测量血压,早发现早治疗,减少严重的后果发生,其次在孕期任何时候有头痛头晕、腹部不适,尽快到医院就诊,若发生妊娠期高血压疾病,要与医生很好配合,积极治疗。

39 孕期如何保持体重正常的增长

孕期准妈妈的体重增长不仅反映自身的营养状况,同时也间接反映胎儿的生长发育情况。一般准妈妈在整个孕期平均增加体重 9～13 千克,其中包括自身和胎儿两部分:胎儿 3.3 千克,胎盘 0.65 千克,还有羊水、子宫、双侧乳房、血容量、组织间液等等,共计 13 千克。

如何让体重健康正常地增长呢? 孕早期,胎儿生长发育速度比较缓慢,准妈妈的身体还处于生理调节过程,对营养和热量的需求与孕前期基本一致,个别准妈妈孕吐明显,这个时期体重增长不会太多,甚至有一些准妈妈

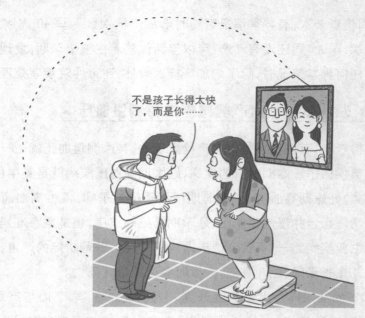

的体重还会降低，所以不需要额外增加营养，顺其自然；到了孕中期，早孕反应基本消失，食欲大增，此时胎儿的生长发育加速，准妈妈身体血容量、乳房、子宫、组织间液等都开始快速增长，体重在这个时期增长很明显，此时需要对体重进行管理，关注体重的增长速度；到了孕晚期，主要增长的是胎儿和胎盘，还有羊水，身体的需求量减少，由于增大的子宫对胃肠道的挤压，准妈妈的食欲也会降低，这个时期体重增长缓慢。总之，孕期体重增长是一个渐进式的过程，要把握好增长速度。对于多胎（双胞胎、三胞胎）孕妇来说，体重正常者或体重不足者孕期体重可增加17～25千克，体重超重者14～23千克，体重肥胖者11～19千克。

40. 体重增长过快或过慢对母亲和胎儿有什么影响

妊娠期，准妈妈合理的体重增长是很重要的，母体生命活动的能量，胎儿生长发育的营养，均通过准妈妈的嘴吃进去，准妈妈体重增长过快或过慢，均可造成母儿的危害。

准妈妈体重增长过快,会增加许多妊娠并发症,对母儿产生不利影响。对准妈妈的不利影响有:①易发生子痫前期、妊娠期高血压、糖尿病、高脂血症等并发症;②分娩过程中产程延长,难产机会增加,手术产和感染率增高;③肥胖增加麻醉和手术难度,切口脂肪液化不愈合;④产后易患产褥感染,生殖道感染、泌尿道感染及手术切口感染;⑤体重过多增长,过度肥胖,产后体形恢复困难。对胎儿的不利影响有:巨大儿、胎儿窘迫、容易造成产伤、成人疾病等。

同样,准妈妈体重增长过慢,也会增加许多妊娠并发症,对母儿产生不利影响。对准妈妈的不利影响有:营养不良、缺铁性贫血、低蛋白血症、低血糖、宫缩乏力、产后出血、难产、早产、感染、胎膜早破、产后感染、乳汁不足。对胎儿不利影响有:胎儿生长受限、低体重儿、影响智力发育、增加先天缺陷机会,胎儿死亡率增高。

总之,孕期的体重要控制,正常的体重增长,利于母儿正常生命活动。

41. 孕期产前筛查的重要指标有哪些

产前筛查是优生优育的一项重要项目,通过简便、经济和较少创伤的检验方法,从众多的孕妇群中发现一些有先天性缺陷和遗传性疾病胎儿的高风险孕妇,以便进一步明确诊断。根据不同的孕期,产前筛查的项目不同。

孕早期测量胎儿颈后透明带(NT)。在孕 11～13^{+6} 周,进行超声检查时,在胎儿正中矢状面下测量其颈后透明区域,正常厚度在 0～3 毫米,NT 增厚,常常提示胎儿染色体异常可能,与孕妇年龄结合,还可提高唐氏综合征患儿的检出率。

孕中期筛查,首先指唐氏综合征患儿的筛查。孕 14～20 周,抽取准妈妈静脉血,并参考准妈妈年龄、体重、孕周、病史以及检查的生化指标进行综合评价,得出胎儿患唐氏综合征、18 三体综合征和开放性神经管缺陷的风险度。其次孕中期筛查是超声检查,20～24 周,进行系统产前超声检查,对致命性胎儿畸形可以检查出来,这些致命性胎儿畸形包括:无脑儿、严重脑脊膜膨出、严重脑积水、严重开放性脊柱裂、严重腹壁缺损及内脏外翻、单腔心、致命性软骨发育不良及成骨不全。

整个孕期的产前检查,以及常规产前超声检查,都是产前筛查的项目,每位准妈妈要按时进行产前检查和保健,有异常时应尽快配合医院和医生进行转诊,尽早明确诊断。

42. 怎样预防孕期缺钙

钙是人体必需的一种常量元素,正常人体内钙的含量约 1200 克,其中 99% 存在于骨骼中,仅有 1% 存在于血液及其他软组织中。准妈妈在孕期很容易缺钙,是因为准妈妈从食物中获取的钙不仅要满足自身代谢的需要,还要给宝宝提供正常发育所需要的钙质。孕 3 个月,宝宝需要的钙质较少,到孕中晚期,宝宝需要大量的钙质参与生长发育,另外,孕期准妈妈的血容量增加,血钙浓度相对降低,骨骼中的钙质不断释放来保证血钙的浓度,以上这些钙质全部来源于准妈妈,所以就造成准妈妈们容易缺钙。

孕期缺钙的症状表现:①小腿抽筋:一般在孕中期出现,多在夜间发生。②牙齿松动、腰腿酸痛、骨关节痛,也是在孕中晚期常常发生。③妊娠期高血压疾病,孕期血压升高与准妈妈们体内血钙减低有一定的关系。④孕期严重缺钙,还会影响胎儿骨骼和牙齿的发育,新生儿容易惊厥,或发生佝偻病,婴儿出牙晚。

中国营养学会推荐孕妇、乳母每日钙供给标准是 1000～1500 毫克。食物补钙为主,配合钙剂补充。富含钙质的食物有:虾皮、芝麻酱、大豆、奶制品、蛋黄、海带、紫菜、木耳、苜蓿、雪里蕻等,补钙时注意适当运动,常晒太阳,让体内自身合成维生素 D,以利于钙的吸收,同时注意少吃菠菜、芹菜、竹笋等蔬菜,这些蔬菜含有草酸会干扰钙的吸收。在钙剂选择中,建议选择含有维生素 D 的钙剂,利于钙的吸收。

43. 孕期检查血红蛋白有什么意义

人体内的血红蛋白非常重要,是血液中红细胞的主要成分,由蛋白和铁结合而成。红细胞向各个脏器输送氧和二氧化碳的功能主要通过血红蛋白完成。

孕期准妈妈的血容量大约增加 35％，红细胞大约增加 30％，血液处于相对稀释的状态，血红蛋白在血液中的浓度也会相对降低，如果血红蛋白含量低于 110 克/升就称为妊娠期贫血，在我国妊娠期合并贫血比较常见，这是值得重视的。

铁的主要来源是日常的膳食和每天正常破坏的红细胞，孕期母儿对铁的需求量会增加，而供应不足就会引起贫血。不同程度的贫血会对母儿造成不良影响，对准妈妈的影响是：由于各脏器缺氧，会引起头晕、眼花、心慌、气短、无力、水肿等不适，还容易并发妊娠期高血压、胎儿窘迫、胎儿生长受限、早产等，在分娩时，会引起产时产后出血、休克、阴道腹壁伤口恢复慢、产褥期感染等严重并发症。对胎儿的影响是：胎儿的生长发育受限、胎儿神经系统发育也会受影响。

孕期每位准妈妈都要检查血红蛋白的含量，每月应复查一次，及时发现及时治疗，纠正贫血。

44. 为什么孕期要定期检查尿常规

从孕早期开始，每次产前检查都要有尿液常规检查。尿常规检查包括尿液的颜色、透明度、酸碱性、尿比重、蛋白质、糖，以及显微镜下红细胞、白细胞、管型等。正常准妈妈尿液检查不应有蛋白或仅有微量蛋白，应不含糖，显微镜高倍视野下，不得超过 5 个白细胞，不应有红细胞及管型。首次产前检查时，医生会询问既往肾脏病史，如肾炎、肾功能化验指标及泌尿系统感染等等，应详细告知医生，不应有隐瞒。

若尿液化验出现白细胞、红细胞、管型或多量的蛋白、尿糖，均要积极配合医生进行诊断治疗。尿蛋白出现，表示肾脏有组织和功能上的损害，尿蛋白是先兆子痫的主要征象之一，合并血压升高，可诊断先兆子痫，需要住院观察、治疗。孕期尿液检查还要关注尿糖水平，若出现尿糖阳性，需要进一步做妊娠期糖尿病筛查试验。还要关注尿蛋白、红细胞、白细胞的数量，随着子宫的逐渐增大，膀胱、直肠、输尿管受到压迫，尿液排出不畅，容易发生泌尿系统感染,也会影响胎儿和准妈妈的生理功能。另外,要是有不适的感觉或尿液指标异常,对肾脏的检查不能疏忽,要排出妊娠期肾病。

每次尿检,需注意以下事项:①尿标本必须新鲜。尿液停放时间长,会影响检验结果的准确性。②尿标本必须清洁。女性应避开月经期,留取中段尿。尿杯必须是清洁的,以保证结果准确。③送检尿量一般不少于10毫升(达到尿杯一半的量)。

45. 孕妇一定要知道自己的血型吗

每个人都必须知道自己的血型,尤其是准妈妈。在怀孕时期,孕妈妈应该提前检查自己的血型,为自己的生命、以及为宝宝做好充分的前期准备工作。

首先,怀孕是一个有风险的过程,孕期的各种流产、宫外孕、早产、前置胎盘、胎盘早剥等均有可能引起大量出血,尤其是分娩过程中的产时产后子宫收缩不佳、胎盘滞留等等,大出血几率更高,出血来势凶险,产妇很快进入休克状态,甚至危及生命,医生根据孕妇已测知的血型快速配同型血液进行输血抢救,节省时间,及时补足血量,挽救准妈妈生命。

其次,孕期有一种疾病叫"母儿血型不合",可分为两大类:ABO血型不合和RH血型不合。胎儿血型是由父母双方遗传的,若准妈妈血型为O型,准爸爸血型为A、B、AB型,胎儿血型为A或B型,就有可能发生母儿血型不合。这种几率只占2%~5%。若准妈妈血型为RH阴性,准爸爸血型为阳性,胎儿血型为阳性,就有可能发生RH血型不合。我国绝大部分人群为RH阳性,所以RH血型不合的几率更低。一旦发生母儿血型不合,胎儿或新生儿会发生溶血,造成流产、死胎、新生儿中重度贫血等严重情况,为避免母儿血型不合造成严重的后果,需要前期知道准妈妈、准爸爸的血型,并预防溶血发生。

46. 为什么所有的孕妇都要在孕中期做糖尿病筛查

妊娠早期、中期,准妈妈血糖水平比非孕期要降低一些,但孕中晚期以后,血糖水平开始升高。随着妊娠进展,胎盘分泌的一些激素,如糖皮质激素、孕酮、胎盘泌乳素等开始干扰胰岛素的作用,使胰岛素的敏感性下降,胰岛素不能正常发挥作用。因此,自孕 24 周以后准妈妈血糖开始上升,32～34 周最为严重,妊娠期糖尿病也在这一阶段容易发生。在妊娠期糖尿病孕妇中,只有少数是孕前就患有糖尿病,而 80%～90% 的是在孕期发生的。妊娠期糖尿病对母儿均有很大的危害,所以孕中期以后,所有的准妈妈要进行糖尿病筛查。

由于大部分家庭对妊娠期糖尿病的认识不足,一味让准妈妈吃饱吃好,还有人认为多吃水果宝宝皮肤好,在水果丰收季节多多吃水果,再加上孕期运动量减少,体内胰岛素抵抗激素分泌过多,导致这些准妈妈的血糖升高,最后成为了"妊娠期糖尿病"。准妈妈们应尽早进行糖尿病筛查,必要时在医生的指导下采用胰岛素治疗。

常用方法为葡萄糖耐量试验,即分别抽取 3 个时间段的血液进行血糖化验:空腹、服糖后 1 小时、服糖后 2 小时。具体做法:空腹抽血后,服含有 75 克糖的糖水(300 毫升水),服糖水一小时、两小时分别抽血。注意做试验前 3 天保证规律饮食。正常值:空腹血糖<5.1 毫摩尔/升,1 小时血糖<10.0 毫摩尔/升,2 小时血糖<8.5 毫摩尔/升。若有一项异常就可诊断为妊娠期糖尿病。

47. 孕期如何预防阴道炎

正常女性的阴道是和外界相通的,有强大的防御功能,阴道前后壁紧贴,小阴唇合拢,每个月的月经排出,最主要的是阴道的偏酸性环境,这一系列防御功能保护女性不发生阴道的炎症。但妊娠期间,由于体内各种激素的作用,孕期机体抵抗力下降,阴道上皮细胞含糖量增加,容易产生阴道炎,尤其是念珠菌性阴道炎。

阴道炎对母儿的危害:①阴道炎会引起胎膜早破,使胎儿受到感染发生流产、早产;②引起新生儿肺炎、败血症等严重后果;③引起母体盆腔感染,造成产褥感染;④白带增多,外阴瘙痒,影响准妈妈正常的生活,对夫妻生活造成不良影响。

孕期预防阴道炎要做到以下几点：

(1)自己不乱用抗生素：抗生素在杀灭病菌的同时也抑制了阴道部分有益菌群，反而导致菌群失调引发阴道炎。

(2)内衣内裤柔软透气：建议选用宽松、透气的纯棉内衣内裤。化纤内衣内裤紧身，不透气，使阴道局部的温度及湿度增高，可滋生病菌的繁殖和生长。

(3)注意阴道局部的卫生：每天清洗外阴，切忌阴道灌洗，不自行在阴道内放置药物，非月经期不用护垫。

48. 孕期异常胎动怎样辨别

随着孕周的逐渐增长，胎儿活动量也增多，对子宫壁的撞击力度也增大，一般到16～20周准妈妈就能感觉到胎动了。正常的胎动是胎儿在宫腔内情况良好的表现，也有人形象的把胎动比作胎儿健康的晴雨表，因此，所有的准妈妈都必须学习如何数胎动，认清异常的胎动是怎样表现的，才能保证在胎儿发生意外的第一时间采取必要措施。

怎样数胎动呢？每天早晨、中午、晚上固定时间数3次，每次数胎动1小时。正常胎动次数3～5次/小时，将早、中、晚3次的胎动数相加再乘以4，即为12小时胎动数。正常胎动的范围在30～40次左右。一般准妈妈在孕32周以后开始数胎动，数胎动时不要做别的事情来分散注意力，每次胎儿活动后，停止5分钟以后再开始活动，算第二次胎动，连续胎动只能算一次胎动。如果准妈妈已经形成固定的时间来数胎动的话，准妈妈都会得出自己宝宝的胎动规律。

胎动异常的表现有：①胎动次数减少。如果12小时胎动少于20次，或每小时胎动少于3次，则表明胎儿宫内有缺氧；若胎儿胎动次数明显减少，甚至停止胎动，胎儿在宫腔内很危险，需要及时到医院就诊。②胎动强弱程度改变。如果出现强烈的、持续不停的推扭样的胎动，或踢腿、或微弱的胎动，表明胎儿在宫腔内有危险情况发生，如脐带缠绕较紧、胎盘功能减退、或准妈妈受到外界的强烈刺激等,更需要准妈妈尽快到医院就诊。

49. 孕妇适宜哪些体育锻炼

孕期运动是广义的胎教之一,适当的体育锻炼,可增加准妈妈心肺功能,保证供给胎儿更多的氧气,有利于胎儿发育;可增加准妈妈肌肉的力量,有利于自然分娩,还可增强骨骼力量;户外活动能呼吸新鲜空气,沐浴阳光,促进食物中的钙、磷矿物质的吸收,预防准妈妈骨质疏松,促进宝宝骨骼发育;可增加准妈妈抵抗力,减少疾病的发生;可增加胎盘供血,有利于胎儿大脑的发育,促进胎儿神经系统发育。

孕期最适宜的运动:①游泳。游泳能改善心肺功能,增加身体的柔韧性,增强体力。水的浮力可以帮助肌肉放松,减轻关节的负荷,促进血液流通,减轻准妈妈焦虑、担忧、恐惧等不良情绪。在运动中,适合小负荷的运动,避免跳水、蝶泳等较为剧烈的运动,时间不宜太长,以运动结束后不累为宜。在选择游泳池方面,要保证水质必须达标,否则可能会引起阴道炎症。②走路。走路是一种很好的安全的运动方式,能增加耐力,锻炼腰背部肌肉,有利于胎位纠正,促进自然分娩,同时沐浴阳光,增进钙质吸收,强筋健骨。每日走路的时间保证在半小时至1小时左右,选择空气新鲜、人员稀少、树木繁多的公园或小区花园进行,注意走路的速度不宜太快,也不宜太慢,走路半小时后感觉全身微微出汗就可以了。③孕期瑜伽。孕期瑜伽是一项有意义的有氧运动,对全身肌肉的锻炼、韧带的牵拉、身体的灵活、柔韧性等都起到积极作用,但是不能自行练习瑜伽,需要在瑜伽教练的带领下进行锻炼。④孕期健身球。健身球有助于准妈妈盆底肌肉和韧带的锻炼,利于自然分娩,一般也需要教练或医生的带教,按照要求进行锻炼。

50. 孕期可以打预防针吗

孕期是一个特殊的时期,预防保健最关键,一般不主张在孕期接种疫苗,某些紧急情况下,向医生咨询后可考虑进行应急预防接种。

准妈妈可以接受的疫苗：①狂犬疫苗。为预防狂犬病的发生，被狗或其他动物咬伤的人群都要接种狂犬疫苗，孕妇也不例外。按照狂犬疫苗接种程序按时接种，注射抗病毒血清和狂犬疫苗。②破伤风类毒素。根据病情需要，预防准妈妈破伤风的发生，或新生儿破伤风的发生，孕期可以接种破伤风类毒素。③乙型肝炎疫苗。适用于生活在乙型肝炎高发地区的孕妇，或准妈妈从事高度感染乙型肝炎的工作，发现怀孕后，也应及时接种乙肝疫苗。④流感疫苗。在流感流行季节或流感爆发时期，准妈妈可以接种流感疫苗来保护自己的身体和宝宝。

并非所有的疫苗都是孕妇可以接种的，活疫苗、减毒疫苗均不可以接种，如水痘疫苗、风疹疫苗、麻疹疫苗、腮腺炎疫苗等病毒性减毒疫苗，口服脊髓灰质炎疫苗、百日咳疫苗等均为禁用的疫苗。凡是有过流产，胎停育病史的准妈妈，为了安全，均不建议在孕期接种任何疫苗。

51. 孕晚期、分娩时要做胎心监护有什么意义

一般孕 35 周开始做胎心监护检查。胎心监护就是通过胎心电子监护仪对胎儿每一次的心跳和下一次心跳之间的电压变化，经过仪器的选择、放大、换能，转换为胎心率，描记在图纸或显示屏上成为连续的胎心率图形，便于长时间监护胎心率的变化，同时还显示宫缩、胎动、及其胎心率变化的关系，可推测出胎儿在宫内的安危。

胎心监护的意义：①可以协助判断胎儿能量储备能力和胎儿健康状况。胎心监护可以了解胎儿心脏功能，还可以了解胎儿中枢神经系统功能。当宫内环境恶化时，胎儿的中枢神经系统最早受到损害，胎心率相应的表现出异常。②胎心率的变化反映出是否宫内缺氧。胎心率大于 160 次/分，或小于 120 次/分，判定胎儿在宫内有缺氧情况，而胎心率不规律或胎儿躁动不安，是胎儿宫内缺氧的重要指征。只有连续不断地检测胎心率的变化，才能动态观察胎心的变化，尤其在分娩当中，胎心监护仪不受宫缩的影响，能够及时发现胎儿是否有缺氧情况。

52. 出现哪些症状表明快要临产了

在宝宝将要出生之前，会给准妈妈一些提示，这些提示称为产兆，表明快要临产了。产兆包括3方面：见红、不规律子宫收缩及胎儿下降感。

①见红：通常在分娩发动前24～48小时内，准妈妈发现阴道分泌物内混有少量鲜红色或暗红色的血液，这是因为不规律宫缩导致宫颈内口附着的胎膜和子宫壁分离，少量毛细血管破裂而引起的出血。②不规律宫缩：也叫假临产，由于子宫肌层的敏感性增强，出现不规律宫缩。宫缩不规律，收缩时持续的时间不恒定，间歇的时间也不恒定，收缩强度不够强，感觉腹部发紧发硬，疼痛不剧烈。③胎儿下降感：临产前胎儿的先露部下降进入骨盆，宫底也会随之下降，提示分娩即将来临。

另外，胎膜早破是分娩前的异常情况，准妈妈感觉到不能控制的羊水从阴道持续不断的流出，破水后，子宫腔与外界相通，增加了感染的机会，还会增加脐带脱垂的风险，因此，一旦发生胎膜早破，应立即到医院就诊。

第三节

婴幼儿体检

53. 为什么要定期对婴幼儿进行健康检查

婴幼儿定期体检的主要目的是:

(1)定期监测评估体格生长及发育状况,及早发现发育偏离,并给予科学性的指导意见。比如定期测量孩子的体重和身长,就能正确评估孩子当时的体格生长状况。评估结果偏离正常的,比如超重、肥胖、消瘦、身材矮小的,医生都会给予相应的指导,帮助孩子通过喂养及生活方式的改善及早回到正常指标范围。

(2)通过各项筛查,可以在婴幼儿未出现症状前或在早期及时发现某些疾病,早防早治,减少损害。比如通过体格检查发现暂无症状的先天性心脏病、发育性髋关节发育不良的患儿,通过化验检查发现贫血、微量元素缺乏患儿,通过智能发育筛查发现智能发育落后患儿等。这些患儿及早被发现,通过一定的治疗,大部分能得到很好的康复,各项生长发育指标又能回到正常轨道上来。如果没有及时发现,等到疾病越发严重后再就医,就很有可能造成不可弥补的损害。

(3)定期体检过程中家长能从专业人员处获取科学的育儿常识,包括婴幼儿喂养、护理、早期教育、疾病预防等方方面面,家长因此能更容易建立起正确的育儿理念,掌握科学育儿方法,有助于孩子获得更好的健康成长环境。

所以,通过定期体检,婴幼儿的正常生长发育得以保证,对其健康成长大有裨益。

54. 婴幼儿体检应该多长时间进行一次

婴幼儿时期需要定期体检,一般来说,1岁以内,每3个月进行一次;1～3岁期间,每半年进行一次。

55. 北京市为婴幼儿提供哪些免费健康检查项目

目前,北京市为0～1岁小儿提供一年4次的免费健康检查,分别在3、6、8和12月龄进行;为1～3岁小儿提供每年两次的免费健康检查,分别在1岁半、2岁、2岁半和3岁进行,每次间隔6个月。检查项目包括体格测量、体格检查、心理行为发育监测及其他辅助检查。

体格测量包括体重、身长(身高)及头围的测量。

体格检查包括婴幼儿精神状态、面容、步态等一般状态;皮肤有无黄染、苍白、皮疹、出血点、血管瘤等情况;全身浅表淋巴结的大小、质地、有无压痛;前囟大小及张力,有无方颅等情况;眼外观及分泌物;耳外观及分泌物;鼻外观及分泌物;口腔有无异常,扁桃体大小,出牙情况等;胸廓外观有无异常,心脏听诊及肺部呼吸音听诊情况;有无腹胀,肝脾是否肿大;外生殖器有无畸形等;四肢活动是否对称,活动度与肌张力是否正常。

心理行为发育监测主要是婴幼儿在每次体检时,按照儿童生长发育监测图的运动发育指标进行发育监测。

辅助检查包括血红蛋白或血常规的检查,要求6～9月龄小儿检查一次,1～3岁小儿每年检查一次。对有听力损失高危因素的小儿,在6、12、24、36月龄各进行一次听力筛查。

通过对婴幼儿进行定期的健康检查,对其生长发育进行监测与评价,可以早期发现异常与疾病,及时进行干预。

56. 提供婴幼儿健康检查的机构有哪些

一般来说,新生儿在助产机构出生24小时内,就会接受儿科医师的第一次全面体检。许多先天畸形，例如先天性心脏病、体表四肢的发育畸形、典型的遗传代谢性疾病等都可以在此时被首次发现。新生儿出生 42 天后，家长还可带孩子回到助产机构再次接受儿科医师的例行体检。

新生儿出院后，住所所在地的社区卫生服务中心的儿童保健医师会在宝宝出院 7 日内上门访视，并进行全面的体格检查。在宝宝满 1、3、5、8、12、18、24、30 和 36 月龄时，家长带孩子去所在社区卫生服务中心的儿童保健科，儿童保健医师还将对孩子进行这样的全面体检。

家长也可以根据自己的需求和孩子的身体状况，选择儿童医院或儿科专科每 3 个月或每半年进行例行体检。当发现孩子生病时，则需要随时就医。

57. 婴幼儿智能发育表现在哪些方面

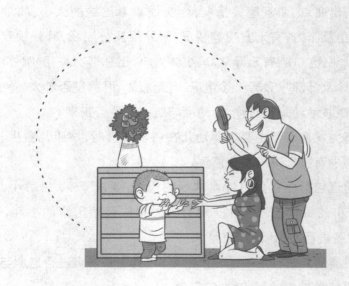

婴幼儿智能发育主要表现在以下几个方面：

(1) 大运动：指躯干四肢的坐、爬、站、走、跑、跳、上楼梯、独站等方面的发育。这些动作的正常出现体现了孩子神经系统发育的完整性。

(2)精细运动:主要指婴幼儿手的握物、拿捏小物品(如小豆豆)、握笔姿势、画画、折纸、使用工具(如剪刀、锤子)等行为。

(3)语言能力:包括语言的理解和表达及常识性知识的学习,体现了孩子的思维与记忆过程。

(4)适应性:体现了孩子组织、思维、模仿、记忆、注意力的发展,是智力的早期表现。如搭积木、画图、数数、玩玩具、知道大小和上下、进行简单的计算等。

(5)生活自理与个人社交方面:主要表现在自己吃饭、喝水,穿脱简单的衣服、裤子和鞋子,与小朋友共同玩游戏,帮助整理好玩具,爱问"为什么"或批评别人,跟着音乐跳舞等行为。

以上几个方面的发育状况均反映了孩子在神经心理发育的水平与状况,是孩子智能发育的早期表现。

58. 幼儿期运动能力应达到何种程度

运动能力通常既包括肢体的粗大运动能力,如抬头、翻身、坐、爬、站立、走、跑、跳等,又包括手部的小肌肉群完成的精细动作能力,如抓、捏等。大运动的发育主要依赖脑及感知的发育,精细动作的发育依赖于视感知的协调。

幼儿期的大运动发育让孩子从此站起来,迈出人生的第一步,从步履蹒跚到稳健前行,直至跑动、跳动。一般来说,1岁时能独自站立、扶走;15月能独自行走,能爬上高椅子;18月会倒退着走、能扶栏上楼、登椅子够东西、能站立踢球;2岁时跑得快、能双脚蹦、自如上下楼梯、举手过肩投掷;3岁能独脚站立几秒、立定跳远、骑脚踏车数米等。

精细动作发育在1岁时,可以熟练地捏起体积很小的小丸,15月时可以将数块积木竖直搭成塔形,18月能翻书、盖好瓶盖,2岁能用手指握笔乱画,3岁能将积木搭出形状、能将细绳穿入珠孔、能用剪子尝试剪纸。

59. 鞘膜积液是怎么回事

为保证睾丸的自由活动,在睾丸周围的鞘膜囊中有少量的黄色液体。当这种液体过多,摸阴囊有水波感时,我们称之为鞘膜积液。这就是有的小男孩阴囊较一般正常小男孩的阴囊大的原因。

按是否与腹腔相通,鞘膜积液分为两种,一种是鞘膜有一细管与腹腔相通,小儿平卧时间长后,积液可以进入腹腔,阴囊中的液体消失,但消失较慢,站立后又会出现,这种称之为交通性鞘膜积液。另一种则为非交通性鞘膜积液,即阴囊中的积液不论多少,其形态不会随着体位的变化而变化。

按积液位置的不同也分为两种,位于睾丸鞘膜的称为睾丸鞘膜积液,位于精索段的称为精索鞘膜积液。两者都主要表现为阴囊肿物,一般无触痛亦无自觉痛。

鞘膜积液还需要与腹股沟疝进行鉴别。用手电筒透照阴囊部位时,如果肿物是全部透光红亮的,我们称之为透照试验阳性,则为鞘膜积液;而腹股沟疝则为透照试验阴性。

婴儿与新生儿的鞘膜积液有自愈的可能,应随诊观察至 1 岁。如果 1 岁后仍不见缩小或肿得更为严重或伴有疝气,则需手术治疗。

60. 婴幼儿如何预防佝偻病

佝偻病是 2 岁以内的婴幼儿常见的一种由于缺少维生素 D 而引起的骨骼代谢性疾病。患有此病的婴幼儿,轻者可以表现为多汗、易激惹、夜惊、睡眠不安等症状,重者可出现方颅、手(足)镯、肋骨串珠、肋软骨沟、鸡胸、O 形腿、X 形腿等骨骼畸形,严重影响孩子的生长发育。维生素 D 缺乏性佝偻病对小儿的影响是多方面的,应该重视,预防疾病发生。

人体维生素 D 的来源有两种途径,第一种是从食物中摄取,第二种是皮肤经过日光照射而自体产生。婴幼儿食物中含有维生素 D 的很少,如果日光照射不足,就会发生维生素 D 缺乏性佝偻病。

预防维生素 D 缺乏性佝偻病的关键是保证婴幼儿每日摄入足量的维

生素 D。一般情况下,婴幼儿每日维生素 D 的需要量是 400 国际单位,因此只要满足此用量就很少发生佝偻病。日光中的紫外线照射皮肤可以产生维生素 D,因此,在天气晴好的季节,只要保证小儿每天到户外活动 1～2 小时,尽可能多地暴露皮肤,就可以满足需要量。没有户外活动的婴幼儿,可以选择采取口服的方法补充,小儿生后数天就应开始每天补充维生素 D 400 国际单位直至 2 岁。夏季日光充足,户外活动较多时可以暂停服用或者减量服用维生素 D。

61. 婴幼儿体检发现心脏杂音就是先天性心脏病吗

先天性心脏病是在人胚胎发育时期(怀孕初期 2～3 个月内),由于心脏及大血管的形成障碍而引起的局部解剖结构异常,或出生后应自动关闭的通道未能闭合(在胎儿属正常)的一类常见的先天性疾病。国内外报告的发病率多在 6‰～8‰。近年来,随着医疗条件的改善,出生后存活的先天性心脏病患儿逐年增多,其中大部分患儿如果能被早期发现,早期确诊并得到及时的治疗,不仅能显著提高患儿的存活率,同时还能显著提高患儿的生存质量,甚至帮助患儿完全康复,恢复正常的生长发育过程。

心脏杂音有生理性的,也有病理性的。生理性的杂音一般不影响心脏功能,病理性的则不然,通常提示某种心脏病变,比如间隔缺损、瓣膜病变等。值得一提的是,心脏杂音的强弱与心脏病变的严重程度并不完全平行,有时病变加重,杂音反而转弱或消失。目前,产科、新生儿科及社区卫生服务中心的儿童保健医师均能通过听诊发现小儿可能存在的心脏杂音。如果家长被告知孩子有心脏杂音,应该尽早带孩子去专科医院做进一步检查,并根据评估结果决定采取何种措施。

62. 什么是发育性髋关节发育不良

发育性髋关节发育不良是因股骨头在关节囊内丧失其与髋臼的正常关系,以致在出生前及出生后不能正常发育引起的一种先天性畸形。在我国,它是最常见的四肢畸形。高危因素包括家族史(外婆、母亲有髋关节发育不良)、臀位、初产、女童等。有上述这些危险因素的孩子更容易发病,需要特别关注。

发育性髋关节发育不良发现年龄越早治疗效果越好,早期发现的患儿有的经手法复位即能康复,发现稍晚则需手术矫治,更有甚者矫治无效导致终身残疾。目前北京市在新生儿期即在社区卫生服务中心通过专项体格检查开展了发育性髋关节发育不良的普遍筛查,可疑阳性的孩子立即转诊专科医院通过 B 超检查进一步确诊。确诊先天性髋关节发育不良者,再根据不同情况选择合适的治疗干预措施。

63. 如何预防小儿贫血

贫血是小儿常见的营养性疾病,有不同的类型,其中缺铁性贫血最为常见,是由于缺铁导致血红蛋白合成减少引起的贫血。造成贫血的原因包括胎儿期储铁不足,如早产、低体重、双胎、母亲妊娠期贫血等;摄入铁量不足,如小儿 4~6 月进行食物转换时喂养不当,有挑食偏食的不良饮食习惯等;丢失铁过多,如慢性腹泻、反复感染,患寄生虫病引起失血等。小儿贫血时可表现为面色苍黄,嘴唇、指甲床苍白、食欲减退、精神萎靡、厌食、异食癖、注意力不集中、多动、烦躁不安、反应迟钝、记忆力差、智力减退等表现。此外,可出现生长发育缓慢,易反复发生各种感染。化验检查血红蛋白小于110 克/升,表明可能贫血。

贫血会影响到小儿多个器官系统,因此家长应该积极针对贫血的病因进行预防。首先,妈妈怀孕期间应该摄入含铁丰富的食物,也可以口服补充铁剂,早产、低出生体重儿应从出生后 4 周开始补铁,直至 1 周岁。纯母乳喂养或以母乳喂养为主的足月儿从 4 月龄开始补铁,人工喂养婴儿应采用铁强化配方奶。幼儿期要多提供含铁丰富的食物,比如动物血、肝脏、瘦肉、鱼、木耳、海带等。同时要鼓励小儿进食蔬菜和水果,促进肠道铁吸收,培养良好的饮食习惯,预防寄生虫感染。

64. 婴儿吐奶是怎么回事

婴儿吐奶的原因分为生理性和病理性两种。

生理性吐奶亦称功能性溢乳，为婴儿期最常见的一种表现。通常表现为喂奶后不久(多为半小时内)发生吐奶，吐出物为奶块，无胆汁和肠内容物。吐奶前后孩子一般无哭闹或其他痛苦表现，食欲好。吐奶容易在给孩子换尿布或伸展孩子肢体等较大动作时发生，一般不会影响孩子的生长发育。其发生原因主要是由于这个时期，婴儿的胃呈水平位，贲门松弛而幽门容易发生痉挛，加之吃奶时常吞咽下空气，致使吃入的奶容易经松弛的贲门溢出。为了避免此类情况出现，最好的方法是喂奶前为婴儿换好尿布，喂奶后将孩子抱起，及时拍背，使胃内的空气排出。孩子躺下时，应侧卧位，以免溢出的奶呛入呼吸道。

还有一种原因是病理性的，如胃肠功能紊乱或器质性疾病引起的吐奶。如表现为吐奶伴有腹泻，常常提示有消化道炎症或功能紊乱。如表现为呕吐物中有胆汁或肠内容物，同时伴有腹胀常常提示有消化道畸形，需要及时去医院就诊，以免延误病情。

65. 幼儿缺锌有哪些表现

锌属于微量元素，在机体中发挥着重要的生理功能，影响着机体的生长发育及生殖器官、皮肤、胃肠系统和免疫等多方面的功能。幼儿体内缺锌的早期表现是食欲减退、味觉异常、偏食、厌食、异食癖甚至拒食，有的可反复发生口腔溃疡。如长期体内缺锌的小儿可表现为生长发育迟滞、身材矮小，部分幼儿还有智力发育落后、不规则脱发，口周、肢端及生殖器部位皮肤发炎并难以治愈，年龄较大儿童可有性发育延迟等。此外，由于锌的缺乏使机体的抵抗力降低，幼儿往往易患感染性疾病，如反复的呼吸道感染及消化道感染等。

婴幼儿正处于生长发育的旺盛时期，机体对锌的需求量也相对增多。但由于含锌高的食物多为海产品、硬壳类食物和瘦肉类食品中，使婴幼儿的获得受限；加上有些小儿饮食习惯不良，在婴幼儿期较易出现锌缺乏症。当小儿有可疑表现时,应到医院就诊,由医生根据小儿临床表现并参考检查结果做出诊断,并给予及时恰当的治疗和饮食指导。

66. 幼儿应如何预防传染病

婴幼儿抵抗力弱,对传染病的免疫功能不够健全,因此较成人易患传染病。对传染病的防治显得就尤为重要,应采取早预防、早发现、早隔离、早治疗的综合措施。

第一,控制传染源:很多传染病在发病初期传染性最强,而且病人是主要的传染源。因此早期发现病人,早期隔离。各种传染病的特点不同,其隔离期也不尽相同。此外,传染源除病人以外,也要注意病原携带者和被感染的动物。

第二,切断传播途径:日常生活接触传播和通过空气、飞沫传播是呼吸道疾病的主要传播途径。此外,还有些传染病可以经水和食物通过消化道传播。经蚊虫等叮咬,即虫媒传播,以及血液和体液等途径也是传染病的重要传播方式。因此,居室应经常通风换气,保持空气清新。传染病流行期间不带孩子去拥挤的公共场所。养成良好的卫生习惯,注意个人卫生与饮食卫生等,都是切断传播途径的重要手段。

第三,增强幼儿抗病能力:为幼儿提供平衡膳食,锻炼身体,增强体质,提高机体的抗病能力。做好传染病的预防免疫接种工作,保护易感儿童,是预防传染病最重要最有效的方法与手段。让幼儿按照北京市免疫预防接种程序要求,有计划地进行各种疫苗的免疫接种,使机体自身产生抗体,达到预防传染病的目的。

67. 怎样发现孩子视力异常

医院正规的视力检查多采用视力表方法,这就要求幼儿要有一定的智力水平,能够指出视力表中"E"字的开口方向,或辨认出作为视标使用的不同图形。因为这些都需要幼儿的配合,所以使视力检查受到一定的限制。但家长若能掌握一些幼儿视力异常的表现,就可以在日常生活中及时发现幼儿的视力异常。

（1）观察幼儿的视物姿势。如幼儿看书、看电视、玩玩具都靠得很近或歪着头看东西，常提示有视力异常。

（2）有些幼儿双眼视力相差较大，一眼接近正常，另一眼可能视力很低，但由于有一眼视物，所以不会影响日常生活，常不易被发现。而这种视力异常又是危害最大的，因为视力差的一眼由于受到好眼的抑制，失去了使用的机会，往往成为弱视眼。所以在检查幼儿的视力时要两眼分开检查。

如确定两眼视力均明显下降或两眼视力相差明显时，应及时到医院就诊，医生会给予相应的治疗。

68. 幼儿看电视应注意什么

对于婴幼儿来说，电视具有极强的吸引力。即使他们并不懂其中的内容，但是那变化的色彩，就足以使他们着迷。但是幼儿的视觉功能和屈光、眼位等调节系统尚未发育完善，如长时间看电视，对孩子的视力发育是不利的。因此幼儿看电视应该注意以下几方面：

（1）**电视与幼儿眼睛之间的距离应该达到电视机对角线的 5～7 倍**：在购买电视机时，不仅要考虑电视机的价格、性能，还要考虑您家里房间的大小，以达到不损害幼儿视力的目的。

（2）**幼儿每次看电视的时间不应超过 10～15 分钟**：大一点的孩子不宜超过 30 分钟。看完电视向远处看一看，以免眼睛长时间集中，过度调节，造成屈光不正或斜视。不提倡幼儿长时间玩手机或平板电脑。

（3）**幼儿所看电视节目应经过家长或老师的严格挑选**：不要观看暴力或黄色场面，以免影响幼儿的身心发育。

69. 发现小儿脐疝怎么办

有的小儿出生后肚脐处看到有球形肿物，安静平躺时可以消失，咳嗽、哭闹时增大，用手可以压回，我们称之为脐疝。它是由于小儿腹壁肌肉没有发育好，咳嗽、哭闹时腹内压增高，导致了脐疝的发生。脐疝患儿多没有不适的感觉。多数小儿随着年龄增长,腹壁肌肉发育,到 2 岁内可以自愈,不需要任何治疗。也可以采取使用腰带,束带胶布或硬币压紧疝环。如果 4 岁以上脐疝仍未闭合,或者脐环较大,直径超过 2～3 厘米以上,就应该考虑手术治疗。

70. 怎样评价婴儿的健康状况

一个婴儿的健康状况如何,应该怎样来评价呢? 从健康的正确定义来看,婴儿要达到健康的标准,应在体格发育、运动发育、语言和适应能力上都处于最完好的状态,才能算得上真正的健康。婴儿的健康与本身的体质及喂养有关,同时还与家庭对婴儿的教养,婴儿与社会环境的接触都密切相关。

在评价婴儿健康状况时,首先要从外貌上看。健康的婴儿应该是活泼、健壮的。婴儿的小脸、口唇应红润,面色比较好看,头发密黑有光泽,双眼有神,在和陌生人的接触中能很快地适应,不哭不闹。健康的婴儿每天吃得好,睡得香,玩得美,不磨人,不爱生病。当用手捏一捏,皮下脂肪丰满,称一称体重,量一量身长、胸围、头围,再摸一摸囟门,数一数乳牙,按其月龄,都符合正常生长的标准,说明婴儿长得好。再看看婴儿抬头、翻身、坐、爬、站、走的本领掌握得如何。按照标准,婴儿应该学会了许多动作,能够理解爸爸妈妈的要求,并学会表达自己的需求,语言发展得也很好。从整体上看,婴儿生长发育正常,这便是健康的。

由此可见,婴儿健康的表现不只是长得胖,不生病,而是要求婴儿不仅体格、运动发育要良好,语言发育要正常,而且要在日常生活里,在与人交往和各种环境中都能很快地适应,并表现得比较出色,这才是一个健康婴儿的理想标准。我们的社会和每一个家庭,都应努力创造条件,使婴儿能够健康地成长。

71. 婴儿为什么容易发生腹泻

婴儿经常发生腹泻,表现为每天排便次数增多,超过原有的习惯次数,大便呈稀便,水样便,黏液便或脓血便。婴儿容易患腹泻病是因为消化道系统还没有发育成熟,胃酸少,消化酶活性差,而此时快速生长发育需要的营养相对多,胃肠道负担重。同时婴儿免疫功能还不完善,肠道菌群没有建立,因此当有病原体进入儿童体内容易出现肠道感染。小儿腹泻容易发生脱水、电解质紊乱、伴发其他器官感染等,应及时治疗。

72. 婴幼儿生长发育的特点有哪些

生长发育是儿童不同于成人的重要特点,遵循一定的规律。不同年龄阶段的儿童生长速度不同,年龄越小生长速度越快。比如儿童的体重、身长在生后第一年增长最快,称作第一个生长高峰。生后前 3 个月每月增长 600～1000 克,3～6 个月每月平均增长 600～800 克,到 1 岁时体重增长为出生体重的 3 倍,身长增长为出生身长的 1.5 倍,达到 75 厘米。1 岁以后儿童的生长发育有所减慢,2 岁时为出生体重的 4 倍,身长达到 85 厘米。此外,头围的增长规律为,出生时头围平均 33～34 厘米,1 岁时 46 厘米,到 2 岁时头围达到 48 厘米,出生时头围比胸围大,随着年龄的增长,很多儿童 1 岁左右胸围赶上头围。

总之,婴幼儿期是儿童生长发育较快的时期,体格发育状况反映了儿童的营养状况,因此建议家长按时带儿童到医院进行体检,最好每月自己为孩子测量一次体重、身长,看看孩子的生长是否在正常范围内。

73. 为什么要在新生儿期开展听力筛查

据全国残疾人调查显示,我国听力语言残疾者达到 2780 万人,占全国残疾人总数的 34%。全国每年出生新生儿中,约有 3 万名听力残疾患儿。听力损失的儿童,由于不能接受正常的语言刺激,轻者会出现语言和言语发育障碍、社会适应能力差等发育行为问题,重者直接导致聋哑。但是,仅靠常规体检和父母的日常观察几乎不能在 1 岁内发现耳聋患儿。新生儿听力筛查是目前早期发现听力损失的有效方法,可以在第一时间发现可能存在的耳聋,并通过进一步的诊断检查加以确诊,进而及早采取治疗干预措施。

早期发现并得到早期治疗干预的听力损失患儿,听力康复的效果通常是令人满意的,即使是重度听力损失的患儿,将来也有望和正常听力儿童一样,投入正常的生活和学习环境,融入社会。因此,国家卫计委要求在全国开展新生儿普遍听力筛查,目前它已成为一项重要的社会优生工程。

74. 为什么在听力筛查同时还要进行耳聋基因的联合筛查

研究表明,约60％的耳聋是由遗传所致,另外40％与环境有关。部分耳聋患儿并不是一出生立刻就出现听力损失,而是在日后成长过程中逐渐表现出症状。因此,传统的新生儿听力筛查仅能对新生儿期听力状况作出评估,对可能出现的迟发性听力损失则无法检测,耳聋基因筛查的开展正好弥补了传统听力筛查的这一缺陷。通过耳聋基因筛查,可以筛查出药物性聋易患儿及部分暂时还未出现听力损失的迟发性聋患儿。这部分患儿通过耳聋基因筛查提前知晓后,有一部分是完全可以避免日后听力损失的出现的,例如药物性聋易感者;另一部分是不可提前避免的,但也可以在严密监测下及时发现随时出现的听力损失,尽早干预,争取得到最好的康复效果。因此,开展新生儿听力和耳聋基因联合筛查,对防聋治聋意义更加重大。

75. 新生儿听力筛查或耳聋基因筛查未通过应该怎么办

新生儿听力筛查通常分为"初筛"和"复筛"两步进行。"初筛"结果未通过,家长应该在出生后42天带孩子回到分娩医院进行"复筛"。如复筛结果仍未通过,虽然并不意味着孩子听力一定有问题,但家长应引起高度重视,在3月龄左右带孩子到具有诊断条件的听力诊治机构进行系统的听力诊断检查,根据结果评估孩子是否存在听力障碍。

新生儿耳聋基因筛查未通过,意味着某个耳聋基因筛查位点出现了突变。常见情况大致分为以下几类:杂合突变、纯合突变和复合杂合突变。一般来说存在"杂合突变",同时听力筛查通过,接受遗传学指导即可;存在"纯合突变"和"复合杂合突变",需要进行听力学诊断,有听力损失者要尽早治疗干预;如果是线粒体12SrRNA基因位点的纯合突变,则需要终身慎用氨基糖甙类药物。家长在接到筛查未通过通知后,需要及时致电耳聋基因筛查机构咨询,专业医师会结合孩子听力筛查结果给出遗传学指导或进一步就诊建议。

76 家长如何观察婴幼儿对声音的反应

婴幼儿由于无法主动表达,家长作为婴幼儿的监护人,应该密切观察孩子对声音的反应,一旦有可疑发现,应当立即就医,以免耽误孩子听力言语的正常发育。

新生儿在听到较大的刺激声时可以做出反应,他(她)会出现各种肢体动作或面部表情,例如伸展手脚、睁眼、皱眉等,甚至还有可能出现身体的惊跳反应,也可能在听到声音后突然停止原本正在进行的吸吮等动作。

4～6个月的婴儿听到声音后,会慢慢将头部转向声源方向,尤其是对妈妈的呼唤等熟悉的声音敏感。听到突然出现的大声,会吓哭。

7～9个月的婴儿能够追踪声音,对室外、户外的声音来源会寻找。会主动发"啊""哦"声。听到自己名字时会转头。

10～12月婴儿会模仿发"dada""mama"音,能模仿或表演简单的游戏或动作。听到音乐会舞动身体。

12～15月的婴儿能听懂家长简单的指令并完成。会按要求指出自己的五官部位。

如果您的孩子在相应的年龄段没有上述反应,应该引起高度重视,必要时及时就医。

77 婴幼儿应该怎样进行耳及听力保护

首先需要积极配合接受新生儿听力筛查,以及6月龄、12月龄和24月龄时在社区卫生服务中心进行的听力筛查。借助仪器筛查,能早期发现毫无表现但已客观存在的听力损失。

平时避免婴幼儿呛奶、呛水、耳道进水和异物进入。出现耵聍和异物时应去医院就诊,切忌暴力掏挖耳道。

　　观察婴幼儿外耳道有无异常分泌物,有无抓耳、拍耳现象或出现耳痛。一旦出现中耳炎表现需要及时就医。

　　平时避免进入噪声环境,减少大音量刺激。

　　避免头部外伤,受伤后需及时处理,并注意观察听力变化。

　　患腮腺炎、脑膜炎后需密切监测听力变化,一旦出现听力损失需要立即就医。

　　避免使用耳毒性药物。耳聋基因筛查结果为线粒体 12SrRNA 基因纯合突变的婴幼儿以及母系家族(母亲一方的血缘亲属)有确诊者一般来说终身禁用氨基糖苷类药物。

中小学生体检

78. 为什么要对中小学生开展健康体检

中小学生是祖国的未来,民族的希望。孩子的健康是家庭、学校社会的责任。之所以说中小学生健康体检很重要,是因为学生健康体检是获得学生健康数据的最重要渠道,是制定防病措施的基础,是评价干预措施的依据。通过健康体检,可以掌握学生群体生长发育规律,可以发现个体可能存在的健康隐患,以便及早采取相应的预防和治疗措施,防止疾病的进一步发展。对于初、高三毕业生的健康体检,既能了解学生的身体状况,又能客观反映学生的身体是否符合招生学校的要求。

79. 中小学生多长时间进行一次体检

2008 年,卫生部、教育部联合下发的《中小学生健康体检管理办法》中明确要求,学校每年要为学生组织一次免费健康体检,免费体检覆盖所有九年义务教育阶段的在校学生,体检内容包括生长发育、学生常见疾病、部分慢性病指标和部分传染病指标等。另外,初、高三毕业生在毕业前需要进行毕业生体检。

80. 中小学生体检收费吗

《中小学生健康体检管理办法》中规定,义务教育阶段学生健康体检的费用由学校公用经费开支,即中小学生健康体检均为免费,所产生的费用由政府承担。初、高三毕业生体检为收费项目,学生需要进行缴费,具体费用标准由财政、物价、教育、卫生等相关部门根据本管理办法确定,并根据当地教育、卫生状况和经济发展水平确定健康体检项目。

81. 如果孩子体检当天生病了未能参加体检,是否可以进行补检

中小学生健康体检是每一名中小学生所享受的权利,因此每一年中小学生健康体检的覆盖率应为 100%。如有学生因生病或其他原因在体检当天未能参加体检,或体检过程中有漏项的,均会另安排时间为其进行补检。

82. 谁负责为中小学生进行健康体检

《中小学生健康体检管理办法》规定,负责中小学生健康体检的单位应具备以下资质:①持有有效的《医疗机构执业许可证》、由政府举办的公立性医疗机构(包括教育行政部门所属的区域性中小学卫生保健机构),并须报经学校主管教育行政部门备案;②能独立开展学生健康检查工作;③能对学生健康检查状况进行个体和群体评价、分析、反馈,并提出健康指导建议;④有独立、固定的办公场所和足够的学生健康检查场所、工作条件和必备的合格的医疗检查设备与检验仪器;⑤有健全的规章制度、有国家制定或认可的医疗护理技术操作规程。

目前,北京市由各区县中小学卫生保健所负责开展学生健康体检工作,同时为了保证体检质量,由各区县疾控机构进行全程严格的质量控制。北京市高级中等学校招生体检由北京市教委、北京市卫生局领导,北京市体检中心负责组织实施,各区县中小学卫生保健所承担体检工作。其他未经指定的医疗机构,其体检结论不能作为中招录取的依据。

83. 中小学生健康体检包括哪些项目

《北京市中小学生健康体检管理办法》中规定,中小学生健康体检项目包括:
①病史询问;②形态功能:身高、体重、营养评价、肺活量;③内科:心、

肺、肝、脾、腹部、血压(初、高一新生);④外科:头部、颈部、脊柱、四肢关节、皮肤、淋巴结等;⑤五官科:视力、沙眼、色觉(初、高一新生);⑥口腔科:龋齿、牙龈炎(高一新生)、窝沟封闭(8岁、13岁);⑦化验:血红蛋白、肝功能(寄宿制学生)、蛔虫卵检查(两年进行一次)。

84. 测量身高、体重前应该做好哪些准备

测量身高时,学生应脱鞋,不能戴帽子,女生要摘掉发卡和辫绳,呈立正姿势站立在身高计底板上,足跟并拢,足尖分开60°,躯干自然挺直,头部正直,两眼平视前方,两耳屏上缘与眼眶下缘呈一水平线,足跟、骶骨以及两肩胛骨间三点与立柱相接触。

测量体重时,学生也要脱鞋,男生只穿短裤,女生穿背心、短裤,轻轻地站在体重计上,身体其他部位不能与体重计接触。

85. 如何保证身高、体重测量的准确

从人员上,中小学生体检测量人员都是经过岗位培训,考核合格后持证上岗的医务人员;从仪器上,体检仪器均符合技术规范要求,经过计量部门检测合格;从测量上,身高测量时,工作人员会注意受检者两耳屏上缘与眼眶下缘是否呈一水平线,足跟、骶骨以及两肩胛骨间三点是否与立柱相接触,测量员将水平板轻压至受试者头顶,两眼要与水平板呈水平位读数,读数精确到小数点后1位,如164.8厘米;测量体重时,测量人员在测量前会对体重计进行调零,并每测50名学生调一次零点,并使用标准砝码对体重计进行校准,测量人员移动标尺至杠杆居中并稳定后读数,读数精确到小数点后一位,如52.7公斤。体检过程中还有质量控制人员选取一定比例的学生进行身高、体重的复测,要求身高测量误差的允许范围是≤0.5厘米,体重测量误差的允许范围是≤0.1公斤。

86. 测量肺活量时有什么技巧吗

肺活量指一次尽力深吸气后能呼出的最大气量(毫升),反映肺容量及

呼吸肌力量。学生要仔细看测量人员的示范,掌握方法要领,尽最大力气深吸气并憋住,然后向肺活量计吹嘴中匀速呼气至不能再呼气为止,需要注意的是,允许弯腰呼气,但呼气后不得再次吸气,呼气时要紧贴吹嘴,不要漏气。每人允许测量至少两次,取最大值记录。

87. 肺活量是不是越大越好

肺活量反映的是肺容量和呼吸肌的力量,也就是人体呼吸机能的潜在能力。一般来说,健康状况越好的人,肺活量也越大,因此可以说肺活量越大越好,当然应建立在准确测量的基础上。然而,全国学生体质与健康调研报告显示,自 2000 年起,我国儿童青少年体能整体上呈停滞不前,甚至下降的趋势,其中肺活量明显呈下降趋势。原因主要有以下几点:学生锻炼时间严重不足,生活方式日益向"静态"发展;现代化生活方式的日益发展,导致身体活动机会减少,如出门乘车取代了步行、上楼坐电梯取代了爬楼等;家长缺乏体育锻炼意识,没有注意培养孩子锻炼的习惯;学校对体育设施投入不足,不能满足体育教学和课外锻炼需求。锻炼肺活量的方法有很多,比如经常做一些扩胸练习、跑步练习或游泳,不过都要持之以恒经常练习。

88. 怎么测试视力

检查学生视力时统一使用标准对数视力表。测量前,在距离视力表 5 米的地面上画一道横线,用以标注距离,并在距离视力表 1 米处也画一道横线。测量时,受检者需辨认"E"字视标的开口方向,应注意两眼垂直线应与 5 米标线平齐。测试者将指点棒点在视标的正下方 0.5 厘米处。受检者应检查裸眼视力(摘掉眼镜和隐形眼镜),先查右眼,后查左眼。一般先从 5.0 行视标认起,若看不清再逐行上移检查,以受检者能够辨认的最下一行作为受检者的视力。规定 4.0～4.5 各行视标每行不能认错一个,4.6～5.0 各行视标每行不能认错两个,5.1～5.3 各行视标每行不能认错 3 个,超过该规定就不再往下检查,而以本行上一行作为受检者的视力。若受检者于 5 米处不能辨认 4.0 一行(最上一行)视标,则受检者应走至距离视力表 1 米的位置进行辨认,记录其能够辨认的最下一行所对应的视力,将此数值减去0.7即为实际视力。例如某受试者在5米处不能辨认4.0一行视标,走近至1米处能够辨认4.5一行视标,则其实际视力为4.5-0.7=3.8。

89. 如何测出最准、最真实的视力

学生在检查视力时不能偷看,不能背表,不眯眼,不揉眼,周围的同学不围观提示,这样才能测出真实的视力。学生不要担心我的视力不好怎么办呀?只有知道自己真实的视力情况,才能采取合理的措施预防和纠正。这里要提醒同学们的是,如果刚刚结束上课或考试等紧张状态,或参加完剧烈运动后,不要马上检查,应先休息10～15分钟,从室外进入室内也应有一定的适应时间。在遮挡一侧眼睛时不应用力过大,只需遮挡住即可,否则会人为地导致眼睛模糊,影响视力的准确性。

90. 怎么样正确测量血压值

在中小学生体检时血压测量使用的是水银式血压计,而不应使用电子血压计。测量人员会检查水银柱是否处于零点的位置,同时观察水银柱有无气泡,如果有应将其排出。血压计应平放于桌面上,并根据受检者上臂长度选择不同型号的袖带,以保证袖带覆盖受检者上臂长的1/2～3/4。测量时,学生应该做到右臂自然前伸,平放于桌面,应使血压计零位、受试者右臂和心脏处于同一水平。将袖带绑在学生右上臂,应松紧适度,肘窝部应充分暴露。找到肱动脉搏动位置后,将听诊器放置在肱动脉搏动处。挤压气囊使袖带充气,使水银柱上升,直到听不到肱动脉搏动声时,再升高20～30毫米汞柱,之后缓慢放气,放气速度应保证水银柱下降速度为每次搏动2毫米汞柱。当第一次听到"嘭、嘭"的声音时水银柱的高度即为收缩压,继续放气,当声音由"嘭、嘭"突然变为"扑、扑"时,水银柱的高度为舒张压变音点,继续放气至搏动声消失时,水银柱的高度为舒张压消音点。原则上应以舒张压消音点作为舒张压数值,若无消音点则以变音点作为舒张压数值。记录方法为"收缩压/舒张压毫米汞柱",如120/80毫米汞柱。学生在测量血压前不应进行剧烈体育

运动,测量前应静坐休息 15 分钟,消除情绪紧张,保持稳定的情绪。

91. 学生体检数据是准确可信的吗

参加体检的工作人员均具备相关资质,工作经验丰富,在开展体检工作之前均进行了培训,需持合格证上岗。体检过程中使用的仪器如身高计、血压计等均经过计量认证部门检定合格。更重要的一点就是,整个体检过程中均派有专职的质量控制员在体检前对仪器进行校正,并在体检过程中对每项操作均进行严格的质量控制,以保证各项体检操作均准确无误。体检数据上传的过程中,也设有专人对数据进行核查,发现异常数据会及时更正。因此学生的体检数据是真实、可靠的,请各位学生和家长放心。

92. 家长如何获得学生体检结果

体检结束后,学校都会反馈体检结果,家长需注意查收并填写回执让孩子带回学校。家长也可登录 http://www.igrowing.cn 网站中点击"体检系统",通过学校下发给您的用户名和密码进行登录查询,也可下载《北京市学生健康体检结果反馈表》。该表为学生和家长提供了个体化的体检反馈信息,反馈表中第一列为体检项目,第二列为体检结果,第三列为结果评价,其中身高、体重、肺活量评价分为上、中、下等;发育及营养状况评价为良好、营养不良(轻、中、重度)、超重和肥胖;视力评价为正常、边缘视力、视力不良(轻、中、重度),其中 5.0 为边缘视力,5.0 以下为视力不良;其余项目评价结果多为"正常"或相应的异常情况。第四列为反馈建议,是针对体检结果提出的反馈意见,家长需根据反馈建议采取必要的措施,如心脏有杂音者需到医院进行进一步检查,超重者应注意均衡营养、减轻体重等。

93. 孩子超重、肥胖怎样判断

儿童青少年超重和肥胖的判定依据为《中国学龄儿童青少年 BMI 超重/肥胖筛查标准》。BMI 又称为"体重指数",计算方法为:BMI = 体重(公斤)/身高(米)^2。成人健康体重指数:$18.5 \leqslant BMI < 24$,超重:$24 \leqslant BMI < 28$,肥胖:$BMI \geqslant 28$。

儿童青少年根据年龄、性别的不同,BMI 的界值也不相同。可参考表 1。

表 1 中国学龄儿童青少年 **BMI** 超重/肥胖筛查标准

年龄 (岁)	男性		女性	
	超重	肥胖	超重	肥胖
7	17.4～19.1	≥19.2	17.2～18.8	≥18.9
8	18.1～20.2	≥20.3	18.1～19.8	≥19.9
9	18.9～21.3	≥21.4	19.0～20.9	≥21.0
10	19.6～22.4	≥22.5	20.0～22.0	≥22.1
11	20.3～23.5	≥23.6	21.1～23.2	≥23.3
12	21.0～24.6	≥24.7	21.9～24.4	≥24.5
13	21.9～25.6	≥25.7	22.6～25.5	≥25.6
14	22.6～26.3	≥26.4	23.0～26.3	≥26.3
15	23.1～26.8	≥26.9	23.4～26.8	≥26.9
16	23.5～27.3	≥27.4	23.7～27.3	≥27.4
17	23.8～27.7	≥27.8	23.8～27.6	≥27.7
18	24.0～27.9	≥28.0	24.0～27.9	≥28.0

94. 怎样避免孩子发生超重、肥胖

随着人们生活水平的不断提高,加之学生学习负担的加重,学生户外活动时间的减少,我国儿童青少年超重和肥胖流行趋势日益严重,已经成为影响儿童青少年身心健康的重要问题。儿童超重肥胖与许多成年期慢性病如高血压、高脂血症、糖尿病、动脉粥样硬化性心脑血管疾病有非常密切的关系,在儿童青少年时期进行超重和肥胖的预防,对预防成年期肥胖及其相关疾病具有重要意义。儿童肥胖多为单纯性肥胖,其发生有遗传因素,更与诸多环境因素的综合作用有关系。多数是由于不良饮食习惯以及缺乏运动造成的。其中,比较常见的不良行为包括爱吃甜食、经常吃高能食物如油炸食品、各种"洋快餐"等;喜欢喝各种甜饮料如可乐、汽水等;有挑食、偏食行为;暴饮暴食或经常吃零食;缺乏体育运动等。这种"吃动不平衡"是导致儿童

肥胖的重要原因。儿童肥胖防控必须采取综合措施,不能影响儿童正常生长发育。应以合理膳食和身体活动为基础,开展行为矫正。

首先,饮食方面,由于儿童青少年处在身体发育阶段,因此总的原则应限制能量摄入,同时要保证生长发育需要,合理膳食结构,改变不健康的饮食行为;其次就是养成坚持体育锻炼的习惯,家长、孩子共同参加,持之以恒;学校、家庭、社会要为孩子创造健康、轻松的环境,能够使孩子将健康行为保持终身。

95. 怎样判断孩子是不是近视了

双眼裸眼远视力均≥5.0为视力正常,正好处于5.0时为"边缘视力",此时应注意自己视力的变化。双眼中有一侧<5.0即为视力不良。视力不良包括近视、远视、散光和其他眼部疾病。若双眼远视力<5.0而近视力≥5.0(需要使用近视力表进行测量),则已经处于近视状态了。近视的形成主要由于视近物时间过长,晶状体调节能力下降,导致晶状体屈光能力过强,来自远处物体的影像将无法落在视网膜上,而是落在了视网膜前方,此时人体感觉视远物不清,也就是形成了近视。近视分为假性近视和真性近视。其中,假性近视又称为调节紧张性近视,可以通过改正不良的用眼习惯加以矫正,视力可以恢复到正常水平;真性近视又称为轴性近视,此时眼轴会变长,视力将无法恢复,那就要到医院进行验光配镜加以矫正了。

96. 怎样预防近视

戴眼镜的感觉怎样? 大家肯定会说:太不舒服了,太不方便了! 所以拥有正常的视力是多么重要啊! 预防近视,最重要的是要培养良好的用眼习惯。读写姿势应正确,做到"三个一",即眼睛与书距离为"一尺"(约30厘米),写字握笔时手与笔尖距离为"一寸"(约3厘米),胸前与桌面距离为"一拳"(约10厘米);读写1小时后应休息10分钟左右,平时可多进行远眺;不在光线过强、过弱的环境下读书写字;不躺在床上看书,不在开动的车上看书;认真做好眼保健操;平时应减少看电视、上网、玩游戏的时间,多进行体育锻炼;注意饮食营养,睡眠充足等。只要大家养成良好的用眼习惯,并能

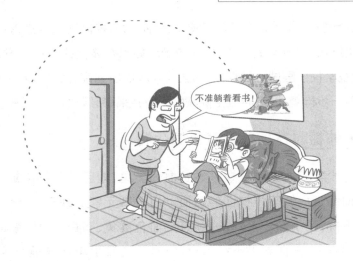

够长期坚持,我们就可以摆脱眼镜的困扰。但是,如果已经有视力不良的迹象时,要尽快去医院做眼科检查。

97. 孩子在体检时发现血压偏高,是得高血压病了吗

血压偏高是一种体征,而高血压是临床诊断的疾病名称,两者不能混为一谈。如果仅仅是通过健康体检发现的血压偏高并不能诊断为高血压,而是应定期进行血压复查,如果连续 3 次测量血压均偏高(不应在同一天测量),并能排除各种器质性疾病,可诊断为"原发性高血压",如果确定是因一些器质性疾病导致血压升高(如肾脏疾病、嗜铬细胞瘤等),应诊断为"继发性高血压"。

98. 儿童期的高血压如何预防

有些青少年在青春期由于血管的发育速度慢于心脏的发育速度,可能出现血压偏高的现象(即"青春期高血压"),到青春期结束后会由于心血管系统发育的日趋平衡而恢复正常。然而部分儿童青少年出现血压偏高是由于肥胖或者一些其他器质性疾病造成的,往往不能恢复正常,因其可能会发展为成人高血压,进而导致一系列的心脑血管疾病,对健康的危害非常大。因此,从儿童期开始进行高血压的预防不仅必要,而且可能。儿童要合理膳食、积极

运动、养成合理的生活作息制度和健康的生活行为,控制钠盐的摄入;肥胖儿童要调整膳食结构,进行有氧运动,科学减肥。如果在体检的过程中发现血压偏高,应定期找学校校医进行复查,如果连续 3 次血压偏高,家长应及时带孩子到医院进行下一步检查,以查明血压偏高的原因并采取必要的治疗手段。

99. 体检时发现孩子贫血怎么办

儿童青少年贫血主要以缺铁性贫血为多见,即因不同程度缺乏铁元素引起的以血红蛋白低下为特征的贫血。由于铁元素的缺乏,导致患儿血液携氧能力下降,会引起一系列的症状,如面色萎黄、苍白,身体消瘦,精神萎靡,肌肉无力等。贫血如果不经治疗,将对儿童青少年造成很大的危害,比如会阻碍儿童的生长发育,容易出现厌食、异食癖等,还会出现一些胃肠道症状,影响营养物质的吸收,进而影响生长发育。其次,导致体力活动能力下降,主要表现在肌肉耐力减退和爆发力下降。更严重的是,贫血会影响到儿童的认知和智力发展,导致行为异常,主要表现在注意力不集中,记忆力差,烦躁易怒,智力减退,由此将导致学习效率下降,学习潜力的发挥受到干扰。贫血还会影响儿童的抵抗力,导致抗感染能力减弱。儿童少年缺铁性贫血多发、易治疗,但又易复发。家长要注意改善膳食结构,增加各种肉类、猪肝等富含铁食物的摄入;纠正孩子偏食、挑食的不良饮食习惯;加强对孩子的护理,增强身体抵抗力。

100. 预防龋齿有好办法吗

龋齿是牙齿在身体内外因素(细菌、食物、宿主、时间)的作用下,硬组织脱矿,有机质溶解,导致牙组织进行性破坏和牙齿缺损,是儿童少年常见病。龋齿不经治疗是无法自愈的,患龋齿后可因牙痛而影响咀嚼功能,进而影响食物的消化吸收。此外,龋齿一旦发展,可导致牙髓炎、根周脓肿等严重口腔疾病;龋齿还可作为慢性感染灶,引起风湿性关节炎、感染性心内膜炎、肾炎等全身性疾病,严重危害健康。

预防龋齿,其中最为简便的方法就是正确刷牙,坚持至少早晚各刷一次

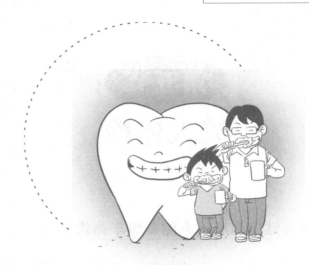

牙,尤其是晚上刷牙尤为重要。另外,氟化物防龋是全球公认的有效防龋方法,氟化物可以使牙齿咬颌面变得圆钝,窝沟裂隙减少变浅,从而不易堆积食物残渣;还可以使牙釉质表面变得光滑易清洁,使牙菌斑难以附着,并影响口腔细菌的生长。再有,窝沟封闭是世界卫生组织推荐的重要防龋措施,也是儿童防龋的最有效的方法之一。由于牙面的窝沟比较薄弱,容易遭受细菌侵害,因此采取窝沟封闭法,将磨牙的窝沟封闭住,可隔断口腔致病菌的侵害,而被封闭在里面的细菌也会因为没有食物来源而被"饿死",从而发挥屏障作用。窝沟封闭的最佳时间是,第一恒磨牙6～9岁,第二恒磨牙11～13岁。除了上述方法之外,平时应注意讲究饮食卫生,限制甜食的摄入,尤其是睡前一定不能吃甜食,不喝甜饮料;可适当增加矿物质如钙质的摄入,平时应多喝牛奶。最后,应定期进行口腔保健(半年一次),对于发现的龋齿应及早进行充填治疗。

第五节
成人体检

101. 身体健康的成年人需要每年体检吗

有些人认为,自己身体很好,什么病也没有,吃什么都香,去做体检是花冤枉钱。特别是如果需要自掏腰包就更没有必要了。健康体检的目的不仅是人们通常说的"找病",而是为了全面掌握个人的整体健康状况,动态观察身体各脏器的功能变化,及时调整以维护和促进健康。

成年人每年应至少做一次全面的健康体检,是自我保健的重要方式之一,有利于及时发现健康隐患,使产生疾病的危险因素被及时排除,因此是十分必要的。健康体检的时间和体检项目选择上宜相对固定,以便规律观察身体健康的变化情况。体检中一旦发现异常,应及时咨询医生,视情况做针对性的专项检查。

102. 体检项目中哪些是每年都要检查的

在国家卫计委制定的《健康体检项目目录》中,包括基本项目和备选项目两部分。其中基本项目是为达到健康体检目的所设定的项目,建议受检者需全面了解自身健康状况时使用。备选项目是在基本项目体检基础上,针对受检者个体健康状况、存在的某种疾病风险开展的体检项目及体能项目。

每年需要检查的项目应该以基本项目为主。主要包括问卷问诊:如生活方式(饮食习惯,烟酒嗜好,运动,体力活动,生活起居等);个人史(既往疾病或伤残史、手术史,用药、输血及过敏史,婚姻状况,妇女月经及婚育史等）；家族史（遗传病史，慢性病家族史等）；健康体检史（首次体检时间，主要阳性发现，跟踪治理处置情况等）。一般检查（血压、身高、体重、体重指数、腰臀围）；内科、外科、眼科、耳鼻咽喉科、口腔科、妇科（女）；血常规、尿常规、便常规、便潜血；血生化检查：肝功、肾功、血脂、血糖、尿酸等；常规心电图、胸片、腹部超声（肝，胆，胰，脾，肾）、妇科 B 超（女）、前列腺膀胱 B 超（男）、乳腺彩超等。

基本项目的检查建议大家一定要做，临床上有许多漏检的例子警示我们不可"挑肥拣瘦"。备选项目是依据个体健康状况、家族病史等需要做的个性化体检项目。如果患有某些疾病或存在潜在健康风险，备选项目中的一些检查也需要每年检查，甚至要一年多次复查。建议每年体检时，在专业医生指导下设定自己个性化的体检套餐。

103. 跟着感觉走选择体检项目对吗

健康体检过程中，经常遇到一些人总是凭个体自身感觉来选择体检项目。即使单位安排了全面的健康体检项目，本人还要凭感觉挑着检查。这样做是极不科学的。

不同个体对疾病的反应各不相同。有些人敏感，有些人不敏感。特别是老年人，随着年龄的增长，机体反应性逐渐下降。体检中我们经常遇到一些患高血压病的老年人，收缩压已高达 220 毫米汞柱，舒张压达到 120 毫米汞柱，本人却完全没有不适症状。其实，出现这种情况已经很危险了，随时可能发生严重的危及生命的并发症。

许多疾病的早期，包括恶性肿瘤，人们大多不会有不舒服的症状。如果不做相应的检查，很难及时发现。等到症状明显表现出来时，常常已错过最佳的治疗时间。所以健康体检千万不要跟着感觉走。

104. 成人健康体检项目越多越好吗

有些人进行健康检查时，从上到下每个部位都要查一遍，总认为查的越多越好，不仅耗费精力，经济上负担较重，有些检查如放射线，过多时还会对身体造成伤害。实际上，即使是成年人，也不是体检项目越多越好。什么叫最好？最适合为最好，关键是要做到符合个体健康需求。受性别、年龄、家族病史、嗜好等多种因素影响，人的身体状况各不相同，所以体检方案就不能千篇一律。

非专业人士选择体检项目时，正确的做法是由专业体检医师根据既往病史、家族病史、年龄、性别、体质、生活习惯、职业特点、环境等诸多因素进行综合分析，根据受检者的身体状况量体裁衣，制订符合受检者需求的个性化体检套餐。

还有个误区是为了省钱而专门选择基本体检项目中的几个项目进行检查，这样查出来的结果是不能反映整个身体状况的。按照国家卫计委出台的健康体检项目目录，一般分为基本项目和备选项目。前者多为每年必检项目，后者属个性化项目。在专业体检医师指导下科学合理地选择健康体检项目，可达到以最少投入达到最大健康效果的目的。

105. 不同年龄的成年人选择体检项目有区别吗

在生命的不同阶段，人体会发生不同的变化。因此，不同年龄的成年人在选择健康体检项目时也不尽相同。

一般来说，40 岁以内的成年人，如果健康状况良好，可以每年检查一次。体检项目一般为健康体检项目目录中的基本项目即可。

对于 40～60 岁的成年人，每年要进行一次健康体检。体检项目宜在上述健康体检基础项目的基础上，适当增加一些备选项目。如增加骨密度检测、肿瘤筛查项目、甲状腺和血管健康等方面的相关检查（如颈动脉血管彩超、肢体动脉检测、甲状腺彩超等）。还有与性别相关的一些检查，如女性应增加女性激素的检测，男性应增加前列腺相关检测项目。

对于 60 岁以上人群，因已步入老年，最好每年进行两次健康检查。一次体检项目应较为全面，在基础项目的基础上，增加更多的备选项目。特别是肿瘤筛查项目、血管健康方面的相关检查更为重要。另外可做一次个性化体检项目检查。所谓个性化，就是针对个体健康状况选择的体检项目，特别是要对一些异常指标进行复查。

106. 不同性别人群进行健康体检应注意哪些问题

不同性别人群进行健康体检时,在项目选择上要考虑与性别相关的健康状况测评、疾病及疾病风险方面的检查。

女性一定要进行乳腺、妇科以及宫颈液基薄层细胞检测及人乳头状病毒(HPV)检测等检查,绝经期女性还要考虑雌激素水平的变化,可检测雌二醇、雌三醇等女性激素。结合女性的生理退化规律,检测骨密度也十分必要。

健康体检时女性受检者请注意避开月经期,在月经期过后要预约补查,不能随意放弃;为便于体检,勿佩戴饰物,勿穿着连体类衣物及长筒靴。

男性要做前列腺检查。体检前一晚,尽量不要吃油腻的食物,尽量不饮酒。

107. 健康体检没有发现疾病是否就可以高枕无忧了

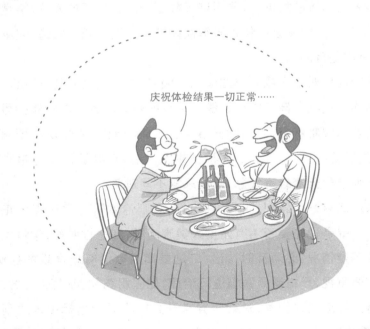

庆祝体检结果一切正常……

如果您认为健康体检没有发现疾病就可以高枕无忧了，那可是大错特错。健康体检时没有发现疾病，并不代表我们的身体没有危险隐患。有些人不能确诊为疾病，但是存在部分检查指标的轻度异常以及某些不健康的生活方式，这都会给健康造成不良影响，如果放任不管，久而久之极易患上一种或多种生活方式病。

我们进行健康体检的目的不仅仅是为了发现疾病，还要通过体检评估健康水平，分清哪些系统是健康的、哪些系统已有潜在的健康风险了，以便及早通过健康管理的手段维护好健康的脏器，控制并消除已有的健康风险，改善并促进健康，防止疾病的发生。

所以说体检没有发现疾病也不能掉以轻心，因为人体健康处在一个动态变化的过程中，要改正影响健康的不良生活习惯，通过科学合理的干预手段及时消除危险因素，才能使我们始终拥有健康。

108. 正确解读体检报告的原则是什么

许多人拿到体检报告后，看到诸多数据和向上向下的箭头，常常是一头雾水，看不明白。究竟该如何正确解读体检报告呢？我们知道，健康体检是手段，健康才是目的。

健康管理是对个人或人群健康危险因素，进行全面监测、分析、评估、预测和预防的全过程。健康体检是健康管理的基础。通过健康体检可以了解一个人的整体健康状况，为后续开展全面监测、分析、评估以及预测和预防工作，提供重要的依据。因此，体检结果出来后，正确解读体检报告十分重要。其原则是要分清轻重缓急，以便采取不同对策。

中医治病有一个原则，叫"急则治标，缓则治本"，可用来指导正确解读体检报告。就是说先要看清有无重大健康问题，如恶性肿瘤、慢性病的严重并发症及可疑情况，必须及时诊治；二是要搞清有没有新发现的疾病，对确诊的疾病要重视，严格遵照医嘱进行治疗，如服用药物、改善生活方式等；三是要看有无健康危险因素，对某些异常升高或降低的指标虽未达到疾病状态，也要查找原因，及时干预并定期复查。如对其中的指标不是很清楚，最好找有经验的专科医生咨询;四是看哪些脏器是健康的,对个人健康状况进行一下系统评估,深入了解自己的综合健康状况,做到心中有数,将有助于改善、维护和促进健康。

(109.) 体检中发现血压、血糖、血脂等指标高于正常参考值,怎么办

千万不要对这些指标置之不理,认为只要没达到诊断标准就没关系。这一情况我们称之为高危状态,也叫临界状态。此时虽然不能诊断为某一疾病,但已不是正常状态了,说明您已存在患病风险,成为高血压、糖尿病等疾病的后备军。俗话说:"小洞不补,大洞吃苦"。如果不引起重视,放任不管的话,很可能在一定时间内发展成为某一种甚至多种疾病。

当发现血压、血糖、血脂等指标高于正常参考值,可又未达到疾病诊断标准时,一般不建议立刻服药,但要进行健康风险评估,要加以重视。要及时找出个人不健康的生活习惯,在此基础上有的放矢地针对个体日常行为开展健康管理,科学膳食、合理运动、平衡心态,摒弃不良嗜好,积极建立健康的生活方式。只要持之以恒,这些异常指标就可以控制好,直至恢复正常。

(110.) 健康体检固定在一家机构好还是经常换好

健康体检最好固定在一家机构比较好。我们在体检过程中要建立个人健康档案,为了了解健康状况的动态变化,往往要做体检报告的逐年对比。通过对比,能够发现身体健康状况的变化趋势,确定有无疾病及存在的健康危险因素,以利早防早治。

固定健康体检机构,也便于医生全面、系统地掌握受检者的健康状况,并根据历年身体健康状况的变化制订合理的健康促进计划,对受检者进行系列健康指导,并持之以恒地实施,进而达到防治疾病的目的。

如果"打一枪换一个地方",不利于健康信息的采集和汇总,无法建立连续的健康档案,加之各医院健康体检项目的检测方法会有不同,许多标准难

以统一,势必影响综合健康评估的准确性。因此,健康体检宜相对固定在一家健康体检机构。在选择时,建议找社会公认的专业水平高、信誉好的健康管理或健康体检机构。

111. 什么叫肿瘤标志物

恶性肿瘤是体内正常细胞发生基因突变,变得不受控制的增殖生长所致。肿瘤标志物(Tumor Marker)是反映肿瘤存在的化学类物质。它们或不存在于正常成人组织而仅见于胚胎组织,或在肿瘤组织中的含量大大超过在正常组织里的含量,它们的存在或量变可以提示肿瘤的性质,借以了解肿瘤的组织发生、细胞分化、细胞功能,以帮助肿瘤的诊断、分类、预后判断以及治疗指导。

长期的医疗实践证明,早期诊断是治愈恶性肿瘤的关键。越是早期发现的肿瘤,治疗效果越好,治疗手段也越多。世界卫生组织指出,早期发现的恶性肿瘤80%是可以治愈的。但如果发现晚了,病人往往每况愈下,预后较差,故早期诊断、早期治疗尤为重要。肿瘤诊断中,目前病理诊断是肿瘤诊断的"金标准",但由于肿瘤标志物检测简便易行,对人体伤害小,仅需要血液或者体液就可以检测到早期癌症的踪迹,已成为防癌体检和肿瘤患者随访中最常采用的检查项目。

肿瘤标志物有很多种,代表的意义也各不相同。每种"肿瘤标志物"都有它的实用性和局限性。每种肿瘤标志物诊断的敏感性和特异性也不同,应在临床专业医师指导下进行有针对性的检测。必要时将几个指标联合检测,以提高诊断效率。

112. 体检中检查肿瘤标志物有何意义

体检中检查肿瘤标志物意义重大:

(1)有利于肿瘤早期筛查:通过对高危人群肿瘤标志物的检测,可以筛查并早期发现肿瘤患者。因肿瘤标志物特别敏感,这种提示往往早于临床症状出现前数个月。如甲胎蛋白(AFP)的检测,在诊断原发性肝癌方面具有特殊意义,已成为在乙型肝炎患者中筛查肝细胞性肝癌的重要手段。20世纪70年代以来,我国在江苏启东等地通过对大量高危人群的AFP普查,曾检出不少肝癌患者特别是小肝癌患者。

(2)有利于区分肿瘤的性质及生物特性:当体检中B超、胸片等影像学检查发现体内有肿块占位时,可通过检测血中的肿瘤标志物,来帮助鉴别是良性还是恶性肿瘤。如患者有乙肝病史,体检查出肿瘤标志物AFP(甲胎蛋白)升高,随访AFP如每月持续升高,可以高度怀疑为原发性肝癌。

113. 肿瘤标志物增高就是得癌了吗

随着癌症发病率的逐年增高,已经引起人们的广泛关注。体检中我们常常会遇见这样的情况,受检者一看到体检报告中某一项肿瘤标志物轻度升高就十分紧张,认为自己可能得癌了,导致寝食难安。那么,肿瘤标志物升高就一定是得癌了吗?

肿瘤标志物升高可见于恶性肿瘤,也可见于良性肿瘤或炎症,极少数人因个体差异也不排除个别高指标的正常人。

体检报告主要是将肿瘤标志物检测值和正常参考值做对比,如果有非常明显的增高,则癌症可疑度很大,应该做进一步的全面检查。即使是轻微超标,也不能置之不理,为了彻底排除早期癌的可能,需要隔一两个月就去医院进行复检,动态观察。如果进行性升高或持续升高,就要怀疑是癌变在发展,应及时到肿瘤专科或专科医院进行系统的检查。如果一直没有明显的升高,则不必惊慌,一般多为良性病变,可能是炎症所致,一些炎症可导致相应指标的瞬时升高。

另外,肿瘤标志物的升降与恶性肿瘤患者的治疗疗效和预后有良好相关性。治疗前肿瘤标志物升高,治疗后下降,说明治疗成功;治疗后下降,一段时间后又进行性或持续升高,往往提示肿瘤复发或转移。所以恶性肿瘤患者定期监测肿瘤标志物的变化,有利于观察疗效和判断预后。

（114）常用肿瘤标志物及主要临床意义有哪些

近年来,很多医院都开设了"肿瘤标志物"体检项目,然而很多人在拿到检查结果时,面对体检报告单上半懂不懂的字母和数字,往往无法作出合适的判断。肿瘤标志物有很多种,现重点介绍如下几种:

（1）甲胎蛋白（AFP）:肝细胞癌变后可产生高水平的 AFP,如果血清AFP>400μg/L 或 AFP 由低逐步升高致异常时可以高度怀疑为肝癌,其诊断的阳性率可达 70%～90%。另外,卵巢癌患者 AFP 也会升高,但在消化道癌和肺癌中少见;怀孕妇女可以一过性升高;慢性肝炎及肝硬化时可见中等程度升高。但转移性肝癌患者血中 AFP 一般不会升高。

（2）癌胚抗原（CEA）:为一种糖蛋白。CEA 升高主要见于结肠癌,也可见于胰腺癌、乳腺癌、肺癌等。因此,CEA 作为诊断意义并不大,但有助于分析疗效、判断预后、预测肿瘤的复发或转移,可作为定期随访的指标。另外,慢性胃肠炎症时,CEA 也会轻度升高。

（3）CA19-9:正常值＜37ku/L。是一种消化道肿瘤相关抗原,是胰腺癌诊断和鉴别常用指标,胰腺癌患者血清阳性率达 93%,另外肝癌、胃癌、壶腹癌、胆管癌等的患者亦可见增高。在急性胰腺炎,胆汁淤积性胆管炎胆道结石、肝脏疾病中也有升高,但很少超过 120ku/L。CA19-9测定还有助于判断预后,其复发和转移的预测往往先于放射线检查发现。

（4）CA12-5:是上皮性卵巢癌和子宫内膜癌的标志物。胰腺癌、肝癌、乳腺癌和子宫内膜炎、急性胰腺炎、腹膜炎、肝炎、肝硬化腹水也可使CA12-5 升高,CA12-5 升高还与肿瘤复发有关,有助于随访病情。

（5）CA15-3:在乳腺癌、肺癌、前列腺癌、卵巢癌和胃肠道癌中指标均有升高,但与乳腺癌的相关性较高,主要用于判断乳腺癌的进展和转移、监测治疗和复发。

（6）前列腺特异性抗原（PSA）:为一种糖蛋白,是前列腺癌的特异性标志物。正常男性 PSA＜2.5μg/L,前列腺癌时会明显升高。

值得注意的是,这些肿瘤标志物并非与肿瘤一一对应,一方面许多肿瘤患者指标全部正常,另一方面许多指标出现异常的咨询者并未患肿瘤。所以指标正常的人不应忽视疾病的症状宜及时就诊,而后者则应放松心情定期复查。

115. 防癌普查与常规健康体检有区别吗

随着人们生活水平和自我保健意识的不断增强,每年定期进行健康体检已成为人们的常规活动。然而,早期癌症的发现率仍然很低。据统计,在我国每年新发的癌症患者中,早期癌症不到20%。为什么参加定期健康体检的人多了,检出的早期癌症仍然很少呢?最主要的原因是很多人以为健康体检里包含了防癌检查项目,以为一次健康体检便可全年免检,因而放松了对早期癌症的警惕。

癌症在人体内的发生与发展有一个漫长的过程。简言之,各种常见的源自上皮的癌症,如乳腺癌、宫颈癌、结肠癌等,从正常细胞开始到出现非典型性增生,再发展到原位癌约需10年时间。而原位癌发展成既有浸润性又具有转移能力并对人体造成危害的癌症,此过程一般也需数年至10余年。这近20年的时间,就为人们征服癌症留下了足够的空间。这就是防癌普查的目的,其优点是显而易见的。因为对早期癌症可以施以破坏性较小的治疗,保存人体的原有功能,治疗早期癌症可以改变病人的预后,降低死亡率,保证生活质量。

普通的健康体检,主要是了解受检者的一般健康状况及各脏器的功能,在项目设定上非针对癌症的专项检查,故很难发现内脏器官的早期癌症。防癌普查则是针对某一种癌症的专业性较强的特殊检查,且这种检查必须定期重复进行,如间隔1~2年作一次普查并维持若干年,才会收到效果。因此,除了定期参加普通体检外,还应在专科医院或正规大医院坚持参加专业性的防癌普查。

116. 哪些人需要做防癌普查

所有的癌症高危人群都应该做防癌普查。如果您是45岁以上的成年人,有三大致癌因素之一,就应该每年做一次防癌普查了。那么,三大致癌因素是什么?

第一是癌症家族遗传因素:许多常见的恶性肿瘤,如乳腺癌、胃癌、肠癌、肝癌、食管癌和白血病,往往有家庭聚集现象,且发病年龄早。如家里母亲或姐妹得过乳腺癌,患乳腺癌的危险比没有家族史的人要高;有的家族有遗传性家族息肉病,此病容易发生恶变。当家里一人有此类状况时,其他人都应该做相关检查。

第二是病史因素:长期患有慢性胃炎,尤其是萎缩性胃炎;子宫颈炎、宫颈糜烂者;乙型、丙型肝炎者;慢性皮肤溃疡者,这些疾病后期可能会恶变。如80%的肝癌患者有乙肝病史;肥胖者比一般人更易患大肠癌、子宫颈癌和乳腺癌。

第三是职业因素:长期接触医用或工业用辐射线的人群,接受超剂量照射后,易患白血病。长期接触石棉、石材、橡胶、塑料、玻璃丝等人群易患间皮瘤。长期吸入工业废气,空气污染严重地区的人群,易患肺癌。此外,有不良嗜好的人群。如长期吸烟的人群,易患肺癌、胃癌;喜食过热饮料或过于刺激食物的,易患食管癌;常吃腌制食物的如咸肉、香肠、咸鱼、腌菜,易患胃癌;过量酗酒者,易患食管癌、肝癌。

有的人为自己属于癌症的低发人群而沾沾自喜。其实,只是高发人群发生癌症的概率较低发人群稍高而已,这仅是一个"量"的概念,而非"质"的改变。发生癌症概率的高低,只说明患癌机会的多少,并非与此截然无缘,故不能因自己属于癌症低发人群而忽略防癌普查。

117. 体检报告提示有胆囊息肉怎么办

胆囊息肉,对于我们很多人来说并不陌生,但因为不了解其危害而使一些人吃了大亏。其实这种疾病本身并不可怕,关键是大家要正确认识该病,以便针对不同情况选择正确的治疗方法。

胆囊息肉,是指胆囊壁向囊腔内呈息肉样隆起的一类病变,又称为胆囊息肉样病变。胆囊息肉样病变可分为良性或恶性病变,但以非肿瘤性病变为多,一般认为直径 15 毫米以上的胆囊息肉样病变几乎全是恶性肿瘤性病变,故胆囊息肉样病变近几年来愈加得到人们的重视。

体检中发现胆囊息肉后,一要认识到大多数胆囊息肉都是良性的,但有少部分会发生癌变,但往往发现癌变时大多数已经是中晚期了。因为在癌变的过程中或癌变后,许多胆囊息肉患者没有不适的感觉,病情在不知不觉中发展并癌变,这是胆囊息肉最可怕的特点。二是要了解如出现以下情况需要及时看医生,考虑采取手术治疗:①胆囊息肉直径大于 10 毫米者;②B 超动态观察时,发现胆囊息肉体积增长较迅速;③有胆囊息肉同时伴有结石的。手术治疗胆囊息肉的方式主要为胆囊切除术,如患者被怀疑有癌变的可能时不宜选择腹腔镜胆囊切除,而应当采取开腹手术。因为手术过程中可以扩大检查范围,一旦发现有其他病变,可扩大切除范围。

118. 体检时留大便标本很麻烦,大便潜血检查需要年年检吗

大便潜血(亦称便隐血)是指消化道少量出血,红细胞被消化破坏,粪便外观无异常改变,肉眼不能证实的出血。大便潜血试验又名隐血试验、匿血试验,是临床上常用的检查方法之一,常常能为临床诊断提供重要线索,此检查对慢性消化道出血的诊断及消化道恶性肿瘤的筛选均有重要价值,因此需要年年检。

可引起大便潜血试验阳性的情况有:

(1)消化道癌症早期,有 20% 的患者可出现潜血试验阳性,晚期病人的潜血阳性率可达到 90% 以上,并且可呈持续性阳性,应引起警惕。因此大便潜血检查可作为消化道肿瘤筛选的首选指标。

(2)消化道出血时(如溃疡病、恶性肿瘤、肠结核、伤寒、钩虫病等),大便潜血试验多为阳性,或呈现间断性阳性。

(3)痢疾、直肠息肉、痔疮出血等也会导致大便潜血试验阳性。

119 外科肛门指诊检查很有必要吗

肛门指诊查什么？人的手指灵活且敏感,在检查中能感觉到肛管的硬度、弹性、狭窄、细小肿粒、溃疡、疼痛,并能触清其范围位置。医生通过指诊触摸及观察指套有无黏液、脓血,对早期发现直肠癌有重要意义。

肛门指诊检查可发现哪些常见疾病？肛门直肠病变(肛门直肠癌、直肠息肉、肛乳头肥大、肛瘘管、痔疮、肛裂、肛周脓肿、直肠脱垂、直肠后壁肿瘤、溃疡性结肠炎);男性前列腺病变(前列腺肿大、前列腺炎、前列腺癌);女性疾病(卵巢黄体破裂、慢性附件炎、子宫内膜异位症)等。

直肠癌是非常容易转移的,但如果做到早期发现,就可以大大提高直肠癌的治愈率,而在疾病早期,通过外科体检中的肛门指诊检查方式就可以做到这一点。因为直肠癌大多在距离肛门 8 厘米以内的地方,手指从肛门探入时大多可以触及肿块,发现异常后经过进一步直肠镜观察,活体组织病理切片检查,即可明确诊断。目前直肠癌指诊的检出率已达 80% 以上。

很多人在体检时因为怕疼、怕麻烦或不好意思,常常选择放弃肛门指诊这个项目,这对早期发现低位直肠癌等于失去一次及早发现的良机,会延误病情。

120 女性宫颈防癌检查包括哪些项目

女性宫颈防癌检查包括两项:TCT(液基薄层宫颈癌检测)及人乳头瘤病毒(HPV)检查。肿瘤专家提示,宫颈癌筛查不可忽略 HPV 项目。近年来,我国宫颈癌发病率正以 3%～5% 的速度增长,每年有 8 万人死于宫颈癌,病死率是发达国家的 10 倍,原因是我国宫颈癌筛查率太低!然而宫颈癌的病因很确定,即绝大部分为 HPV 持续感染所致!

在 99.7% 的宫颈癌患者中,均能发现 HPV 感染存在。60%～70% 的女性一生中都有 HPV 感染史。男性也同样可以感染 HPV,但男性感染 HPV后患病几率较小,主要是由于器官构造不同,但其携带的病毒可以通过性途径传染给女性,致使女性患病。

由于 HPV 发展路程较缓慢,是一种相对温和的恶性肿瘤,如果通过宫颈癌筛查,早期发现宫前病变或早期癌,宫颈癌是可防可控并可以治愈的。

那么哪些人应该进行宫颈癌筛查呢? 任何有 3 年以上性行为史及 21 岁以上有性行为史的女性都应该定期做筛查。

121. 胸部 X 线片与胸部 CT 有何不同

胸部 X 线片是属于普通 X 线摄影,是现代医学影像检查的常规,应用较早、最普遍。主要用于初步检查,便于发现较明显病变的组织和结构。一旦发生任何异常密度的改变都可在平片上显示出来。

CT 的全名是计算机断层摄影,胸部 CT 是对胸部的断层进行扫描,原理较普通 X 线摄像复杂,其图像为重建图像。在临床应用中有很多的优势,如分辨率高、结构细节显示清楚等。

两者都会对人体产生辐射,胸部 CT 射线量更大一些,但观察病变更为清楚,微小病灶的发现也强于前者,对肺癌的早期筛查意义更大。胸部 X 线片的价格优势较为突出,可以用于体检的常规筛选,必要时再进一步行 CT 检查。

如果问两种检查哪个更好些? 其实没有哪个好哪个不好,要根据个人的健康信息(如年龄、吸烟史、肺部肿瘤家族史等)进行适宜的项目选择。

122. 超声检查有肝、肾囊肿,肝血管瘤,该如何对待

在腹部超声检查中,经常可见报告结果提示"肝囊肿"、"肾囊肿"、"肝血管瘤"。这是一种病吗? 甚至有人怀疑会是得癌了吗? 下面就对此一一做出解答:

(1)肝囊肿:这是一种较常见的肝脏良性疾病,可单发或多发,经过超声或者 CT 影像学检查均可诊断。囊肿体积较小时,没有明显症状,可先观察,初次发现时宜 3～6 个月复查一次,如无大的变化,可每年定期复查一次,主要是观察有无变化。

(2)肾囊肿:肾囊肿是肾脏内出现大小不等的与外界不相通的囊性肿块

的总称。小的肾囊肿,如无症状,无并发症,一般无需处理,半年或一年定期复查一次即可。当囊肿直径＞5厘米或伴患侧腰部胀痛不适、血尿或合并感染时,建议及时接受外科治疗。平时应注意自我保护,避免外力撞击或挤压病灶。

(3)**肝血管瘤**:肝血管瘤为肝脏良性肿瘤,以海绵状血管瘤为多见。通过肝脏影像学检查(超声、CT、核磁)可以明确诊断。无任何症状的小血管瘤(2～3厘米以内)一般无需治疗,每隔3～6个月定期复查即可。但须提示大家,如有以下两种情况应及时去医院进一步诊治:瘤体直径大于5厘米者;不论瘤体大小,通过追踪观察有明显增大趋势者。

123. 成年男性也需要作甲状腺检查吗

甲状腺疾病比较偏爱女性,尤其是年轻的女性。目前还不清楚为什么女性患甲状腺疾病的危险比男性高,但已明确女性一生当中有几个时期特别易患甲状腺疾病,生长发育期(青春期和月经初潮),怀孕期间,分娩后的6个月内,以及更年期(绝经期)。因此专家特别提醒女性,在体检时别忽视了对甲状腺的关注。

是不是说男性的甲状腺就不需要关注了? 不是。其实甲状腺疾病是没有性别之分的,只是女性较男性发病率更高。因此,男性也应该定期对甲状腺进行检查。

常见的检查方法有:外科医生触诊检查,通过用手触摸以判断有无甲状腺肿大、结节等;甲状腺B超检查,可发现能触及和不能触及的结节、恶性病变的复发或转移病灶;抽血查甲状腺功能检查;甲状腺同位素扫描;甲状腺CT检查;甲状腺穿刺细胞学检查等。一般健康体检多选择外科触诊、超声检查、甲状腺功能检查。如果检查结果发现异常,医生会根据具体情况指导您做进一步的相关检查。

第六节
职业人员体检

124. 什么是职业健康监护

《职业健康监护技术规范》(GBZ188-2007)中的定义是:以预防为目的,根据劳动者的职业接触史,通过定期和不定期的医学健康检查和健康相关资料的收集,连续性地监测劳动者的健康状况,分析劳动者健康变化与所接触的职业病危害因素的关系,并及时地将健康检查和资料分析的结果报告给用人单位和劳动者本人,以便及时采取干预措施,保护劳动者健康。职业健康监护分为上岗前检查、在岗期间定期检查、离岗时检查、离岗后医学随访和应急健康检查5类。

125. 什么是职业健康检查

职业健康检查是应用医学临床检查和相关的实验室检查对接触职业危害的群体进行筛检性的医学健康检查,其目的是早期发现个体与职业危害接触有关的健康损害、职业病或职业禁忌证,以便及时采取干预措施。职业健康检查是职业健康监护的主要方法,也是职业健康监护资料的主要来源。

职业健康检查是国家为保护劳动者健康权益规定的,具有一定的强制性。职业健康检查应当根据所接触的职业危害因素类别,按照《职业健康监护技术规范》的规定确定检查项目和检查周期,需复查时可根据复查要求相应增加检查项目。

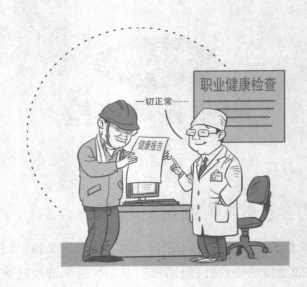

126. 职业健康监护有什么特点

(1)**有法律效力**:实施体检的单位必须是政府卫生行政部门审定批准的医疗机构,对其出具的体检结果承担相应的法律责任。

(2)**针对性强**:比如就业前的职业健康检查就是针对劳动者即将从事的有害工种的职业禁忌进行的。

(3)**特殊性强**:不同的职业危害因素造成的健康损害不同,各有其特点,比如粉尘作业,主要是呼吸系统的损伤,所以除了常规体检项目,还必须做X线胸部拍片和肺功能检查等。

(4)**政策性强**:《中华人民共和国职业病防治法》规定,对从事接触职业病危害的作业的劳动者,用人单位应当按照国务院安全生产监督管理部门、卫生行政部门的规定组织上岗前、在岗期间和离岗时的职业健康检查,并将检查结果书面告知劳动者。同时还要承担体检费用。其目的是为了掌握劳动者健康状况,分清健康损害的法律责任。

127. 职业健康监护的目的是什么

职业健康监护的目的,不仅仅是鉴定疾病和发现病人,更重要的目的是在于预防和防止疾病的发生。职业健康监护目的主要有:

(1)早期发现职业病、职业健康损害和职业禁忌证;

(2)跟踪观察职业病及职业健康损害的发生、发展规律及分布情况;

(3)评价职业健康损害与作业环境中职业病危害因素的关系及危害程度;

(4)识别新的职业病危害因素和高危人群;

(5)进行目标干预,包括改善作业环境条件,改革生产工艺,采用有效的防护设施和个人防护用品,对职业病患者及疑似职业病和有职业禁忌人员的处理与安置等;

(6)评价预防和干预措施的效果;

(7)为制定或修订卫生政策和职业病防治对策服务。

128. 职业健康监护的类型有哪些

职业健康监护分为上岗前检查、在岗期间定期检查、离岗时检查、离岗后医学随访和应急健康检查5类。

(1)**上岗前检查**:主要目的是发现有无职业禁忌证,建立接触职业病危害因素人员的基础健康档案。上岗前体检,不是入厂体检,而是要调至有害作业前,有针对性的体检。有职业禁忌者不得调至有害作业。上岗前健康检查均为强制性职业健康检查。

(2)**在岗期间定期健康检查**:长期从事规定的需要开展健康监护的职业病危害因素作业的劳动者,应进行在岗期间的定期健康检查。目的在于及时发现健康损害和健康影响,对劳动者进行动态健康观察。根据劳动者所在工种和工作岗位存在的职业病危害因素按照《职业健康监护技术规范》规定的内容和检查周期进行职业性健康检查,评价劳动者的健康上的某些变化是否与职业病危害因素有关,判断劳动者是否适合继续从事该工种作业。对在职业性健康检查中发现有与所从事的职业相关的健康损害的劳动者,应当调离原工作岗位,并妥善安置。

(3)离岗时健康检查:劳动者在准备调离或脱离所从事的职业病危害的作业或岗位前,应进行离岗时健康检查。主要目的是确定其在停止接触职业病危害因素时的健康状况。但有些病当时下不了结论,如尘肺有迟发性,可能调离或退休后还会发病。

(4)离岗后医学随访检查:对于劳动者所接触的职业病危害因素具有慢性健康影响,或发病有较长的潜伏期,在脱离接触后仍有可能发生职业病,需进行医学随访检查,如尘肺病患者在离岗后需进行医学随访检查。随访时间的长短应根据职业病危害因素致病的流行病学及临床特点、劳动者从事该作业的时间长短、工作场所有害因素的浓度等因素综合考虑确定。

(5)应急检查:当发生急性职业病危害事故时,对遭受或者可能遭受急性职业病危害的劳动者,应及时组织健康检查。依据检查结果和现场劳动卫生学调查,确定危害因素,为急救和治疗提供依据,控制职业病危害的继续蔓延和发展。应急健康检查应在事故发生后立即开始。对于从事可能产生职业性传染病作业的劳动者,在疫情流行期或近期密切接触传染源者,应及时开展应急健康检查,随时监测疫情动态。

129. 什么是职业病

《中华人民共和国职业病防治法》对职业病的定义为:企业、事业单位和个体经济组织等用人单位的劳动者在职业活动中,因接触粉尘、放射性物质和其他有毒、有害因素而引起的疾病。

我国规定的法定职业病共 10 大类 115 种。即尘肺(13 种)、职业性放射性疾病(11 种)、职业中毒(56 种)、物理因素所致职业病(5 种)、生物因素所致职业病(3 种)、职业性皮肤病(8 种)、职业性眼病(3 种)、职业性耳鼻喉口腔疾病(3 种)、职业性肿瘤(8 种)、其他职业病(5 种)。

130. 什么是职业禁忌证

职业禁忌证是指劳动者从事特定职业或者接触特定职业病危害因素

时,比一般职业人群更易于遭受职业病危害和罹患职业病或者可能导致原有自身疾病病情加重,或者在从事作业过程中诱发可能导致对他人生命健康构成危险的疾病的个人特殊生理或者病理状态。

《中华人民共和国职业病防治法》第三十六条规定:用人单位不得安排有职业禁忌证的劳动者从事其所禁忌的作业。因此,患有职业禁忌证的劳动者不能从事对其身体健康有影响的作业。譬如在上岗前体检中检出患有慢性肺疾病的劳动者,不适合于从事接触粉尘的作业,因为粉尘对人体的呼吸系统有损害作用。如苯对血液系统有损害,贫血是苯作业的禁忌证,工人患有贫血则不得调至苯作业岗位。

131. 哪些人应进行职业健康检查

以下人员应该进行职业健康检查:

(1)拟从事接触职业病危害因素作业的新录用人员,包括转岗到该种作业岗位的人员;拟从事有特殊健康要求作业的人员,如高处作业、电工作业、职业机动车驾驶作业等;上岗前应进行职业健康检查。

(2)从事接触职业病危害因素作业的劳动者应进行定期职业健康检查,发现有与所从事职业相关的健康损害的劳动者,应当及时调离原工作岗位,并妥善安置。

(3)从事接触职业病危害因素作业的劳动者离岗时应进行职业健康检查;对离岗时未进行职业健康检查的劳动者,用人单位不得解除或者终止与其订立的劳动合同。

(4)用人单位发生分立、合并、解散、破产等情形的,应当对从事使用有毒物品作业的劳动者进行健康检查,并按照国家有关规定妥善安置职业病病人。

(5)受到或者可能受到急性职业中毒危害的劳动者,用人单位应当及时组织进行健康检查和医学观察。对需要复查和医学观察的劳动者,应当按照体检机构的要求安排其复查和医学观察。

132. 应到哪些机构进行职业健康检查

《中华人民共和国职业病防治法》第三十六条规定,职业健康检查应当由省级以上人民政府卫生行政部门批准的医疗卫生机构承担。《职业健康监护监督管理办法》规定,只有具有职业健康检查资格的医疗机构作出的职业健康检查结果法律意义上才是有效的。所以要进行职业健康检查,一定要到具有相应资格的医疗机构去检查。

133. 多长时间进行一次职业健康检查

《职业健康监护技术规范》对职业健康监护周期做出了明确规定:

(1)上岗前检查为强制性职业健康检查:应在开始从事有害作业前完成。

(2)在岗期间定期健康检查:定期健康检查的周期原则上根据不同职业病危害因素的性质、工作场所有害因素的浓度或强度、目标疾病的潜伏期和防护措施等因素决定。《职业健康监护技术规范》对接触57类有害化学因素作业人员、5类粉尘作业人员、6类物理因素作业人员、2类有害生物因素作业人员以及9类特殊作业人员的职业健康检查周期均做出明确的规定。如:接触铅及其无机化合物的作业人员健康检查周期为1年。接触汞及其无机化合物的作业人员健康检查周期为:劳动者接触汞浓度超过国家卫生标准为1年1次;劳动者接触汞浓度符合国家卫生标准为2年1次。接触苯的氨基与硝基化合物的作业人员健康检查周期为2年。

(3)离岗时健康检查:劳动者在准备调离或脱离所从事的职业病危害的作业或岗位前,应进行离岗时健康检查;如最后一次在岗期间的健康检查是在离岗前的90日内,可视为离岗时检查。

(4)离岗后医学随访检查:如接触的职业病危害因素具有慢性健康影响,或发病有较长的潜伏期,在脱离接触后仍有可能发生职业病,需进行医学随访检查;尘肺病患者在离岗后需进行医学随访检查;随访时间的长短应根据有害因素致病的流行病学及临床特点、劳动者从事该作业的时间长短、工作场所有害因素的浓度等因素综合考虑确定。

(5)应急检查：应急健康检查应在事故发生后立即开始。

134. 影响职业健康的因素有哪些

劳动者到任何一个单位工作,都有权利了解您所身处的工作环境存在哪些影响身体健康的职业病危害因素,从而有针对性地做好预防工作,减少对身体的损害。

职业病危害,是指对从事职业活动的劳动者可能导致职业病的各种危害。职业病危害因素包括:职业活动中存在的各种有害的化学、物理、生物因素以及在作业过程中产生的其他职业有害因素。

职业病危害因素的分类

(1)卫生部文件《职业病危害因素分类目录》将职业病危害因素分为粉尘类、放射性物质类(电离辐射)、化学物质类、物理因素、生物因素、导致职业性皮肤病的危害因素、导致职业性眼病的危害因素、导致职业性耳鼻喉口腔疾病的危害因素、职业肿瘤的职业病危害因素、其他职业病危害因素等共10类。

(2)按照职业病危害因素性质分类

①化学因素:化学物质:如铅、汞、苯、氯、一氧化碳、三氯乙烯、正己烷等;生产性粉尘:如二氧化硅粉尘、硅酸盐粉尘、金属粉尘、炭系粉尘、有机粉尘、混合粉尘等。

②物理因素:如高温、高湿、低温、高气压、低气压、噪声、振动、电离辐射、非电离辐射等。

③生物因素:如引起职业性传染病的细菌、病毒等,引起谷痒症、稻田皮炎等的昆虫和尾蚴。

④职业损伤性因素:如精神紧张、劳动性疲劳、强迫性体位、不合理工具、个别器官或系统的过度紧张等。

⑤社会心理因素:如职业性精神紧张和心理压力因素等。

135. 劳动者在诊断与鉴定过程中享有什么样的权利

(1)劳动者有选择诊断机构就诊的权利:劳动者可以选择用人单位所在地、本人户籍所在地或者经常居住地的职业病诊断机构进行职业病诊断。劳动者依法要求进行职业病诊断的,职业病诊断机构应当接诊。

(2)劳动者有知情权:职业病诊断、鉴定机构应当告知劳动者职业病诊断、鉴定所需材料和程序,并及时告知劳动者诊断、鉴定结果。

(3)劳动者有申请劳动仲裁的权利:职业病诊断、鉴定过程中,在确认劳动者职业史、职业病危害接触史时,当事人对劳动关系、工种、工作岗位或者在岗时间有争议的,可以依法向用人单位所在地的劳动人事争议仲裁委员会申请仲裁。

(4)劳动者有异议申诉的权利:劳动者对用人单位提供的工作场所职业病危害因素检测结果等资料有异议的,职业病诊断机构应当提请用人单位所在地安全生产监督管理部门进行调查和判定。

(5)劳动者有选择鉴定专家权:劳动者可以自己或者委托职业病鉴定办事机构从专家库中按照专业类别随机抽取鉴定专家。

(6)劳动者有隐私受保护权:职业病诊断机构及其工作人员应当尊重、关心、爱护劳动者,保护劳动者的隐私。

136. 做职业病诊断时需要哪些资料

职业病诊断需要以下资料:①劳动者职业史和职业病危害接触史(包括在岗时间、工种、岗位、接触的职业病危害因素名称等);②劳动者职业健康检查结果;③工作场所职业病危害因素检测结果;④职业性放射性疾病诊断还需要个人剂量监测档案等资料;⑤与诊断有关的其他资料。

上述资料主要由用人单位和劳动者提供,也可由有关机构和职业卫生监管部门提供。劳动者进行职业病诊断时,当事人对劳动关系、工种、工作岗位或者在岗时间等职业史、职业病危害接触史有争议的,可向用人单位所在地劳动人事争议仲裁委员会申请仲裁。其他资料,如劳动者不掌握,由职业病诊断机构书面通知用人单位提供。用人单位未在规定时间内提供的，职业病诊断机构可以依法提请安全生产监督管理部门督促用人单位提供。劳动者对用人单位提供的工作场所职业病危害因素检测结果等资料有异议，或者因劳动者的用人单位解散、破产，无用人单位提供上述资料的，职业病诊断机构应当依法提请用人单位所在地安全生产监督管理部门进行调查。

137. 职业病鉴定时应该提供哪些资料

职业病鉴定需要以下资料：①职业病鉴定申请书；②职业病诊断证明书，申请省级鉴定的还应当提交市级职业病鉴定书；③卫生行政部门要求提供的其他有关资料。

申请职业病鉴定的当事人应该提供职业病鉴定申请书和职业病诊断证明书（已作首次鉴定的需要提供鉴定书）。职业病鉴定办事机构根据需要可以向原职业病诊断机构或者首次职业病鉴定的办事机构调阅有关的诊断、鉴定材料。也可以向有关单位调取与职业病诊断、鉴定有关的材料。

138. 劳动者对职业病诊断结果或者职业病鉴定结论有异议怎么办

劳动者如果对职业病诊断结果或是职业病鉴定结论有异议，可以在接到职业病诊断证明书之日起 30 日内，向职业病诊断机构所在地市级卫生行政部门申请鉴定。如果当事人对市级职业病鉴定结论不服的，可以在接到鉴定书之日起 15 日内，向原鉴定组织所在地省级卫生行政部门申请再鉴定。职业病鉴定实行两级鉴定制，省级职业病鉴定结论为最终鉴定。北京市职业病鉴定工作由北京市职业病鉴定工作办公室承担。

139. 为什么职业病诊断需要劳动者职业史和职业病危害接触史

职业病是从事特定职业、接触特定职业病危害因素而引起的疾病。因此,职业病诊断不同于一般医学诊断,是在医学诊断的基础上判断疾病的发生是否与劳动者从事的职业有关,是一种归因诊断。职业病诊断首先要了解、分析劳动者的职业史,将因非工作原因患病的病人排除在职业病病人范围外。职业病危害接触史是指劳动者接触职业病危害因素的种类及接触时间等。职业病危害因素是职业病发生的客观、必要条件,劳动者不接触职业病危害因素是不可能发生职业病的。因此,职业病诊断需要劳动者职业史和职业病危害接触史。

140. 确诊职业病后能享受哪些待遇

(1)根据《中华人民共和国职业病防治法》第57条规定,用人单位应当保障职业病病人依法享受国家规定的职业病待遇。用人单位应当按照国家有关规定,安排职业病病人进行治疗、康复和定期检查。用人单位对不适宜继续从事原工作的职业病病人,应当调离原岗位,并妥善安置。用人单位对从事接触职业病危害作业的劳动者,应当给予适当岗位津贴。

(2)根据《中华人民共和国职业病防治法》第58条规定,职业病病人的诊疗、康复费用,伤残以及丧失劳动能力的职业病病人的社会保障,按照国家有关工伤保险的规定执行。

(3)根据《中华人民共和国职业病防治法》第59条规定,职业病病人除依法享有工伤保险外,依照有关民事法律,尚有获得赔偿的权利的,有权向用人单位提出赔偿要求。

(4)根据《中华人民共和国职业病防治法》第60条规定,劳动者被诊断患有职业病,但用人单位没有依法参加工伤保险的,其医疗和生活保障由该用人单位承担。

141. 劳动者依法享有哪些职业卫生保护的权利

劳动者享有下列职业卫生保护权利:

(1)获得职业卫生教育、培训:用人单位应当对劳动者进行上岗前的职业卫生培训和在岗期间的定期职业卫生培训,普及职业卫生知识,督促劳动者遵守职业病防治法律、法规、规章和操作规程,指导劳动者正确使用职业病防护设备和个人使用的职业病防护用品。

(2)获得职业健康检查、职业病诊疗、康复等职业病防治服务:对从事接触职业病危害的作业的劳动者,用人单位应当按照国务院安全生产监督管理部门、卫生行政部门的规定组织上岗前、在岗期间和离岗时的职业健康检查,并将检查结果书面告知劳动者。职业健康检查费用由用人单位承担。

用人单位不得安排未经上岗前职业健康检查的劳动者从事接触职业病危害的作业;不得安排有职业禁忌的劳动者从事其所禁忌的作业;对在职业健康检查中发现有与所从事的职业相关的健康损害的劳动者,应当调离原工作岗位,并妥善安置;对未进行离岗前职业健康检查的劳动者不得解除或者终止与其订立的劳动合同。

(3)了解工作场所产生或者可能产生的职业病危害因素、危害后果和应当采取的职业病防护措施:用人单位与劳动者订立劳动合同时,应当将工作过程中可能产生的职业病危害及其后果、职业病防护措施和待遇等如实告知劳动者,并在劳动合同中写明,不得隐瞒或者欺骗。劳动者在已订立劳动合同期间因工作岗位或者工作内容变更,用人单位应当向劳动者如实告知变化情况,并协商变更原劳动合同相关条款;否则,劳动者有权拒绝从事存在职业病危害的作业,用人单位不得因此解除与劳动者所订立的劳动合同。

(4)要求用人单位提供符合防治职业病要求的职业病防护设施和个人使用的职业病防护用品,改善工作条件:用人单位必须采用有效的职业病防护设施,并为劳动者提供个人使用的职业病防护用品。用人单位为劳动者个人提供的职业病防护用品必须符合防治职业病的要求;不符合要求的,不得使用。

(5)对违反职业病防治法律、法规以及危及生命健康的行为提出批评、检举和控告;用人单位不得安排未成年工从事接触职业病危害的作业;不得安排孕期、哺乳期的女职工从事对本人和胎儿、婴儿有危害的作业。

(6)拒绝违章指挥和强令进行没有职业病防护措施的作业。

(7)参与用人单位职业卫生工作的民主管理,对职业病防治工作提出意见和建议。

142. 用人单位发生变化时,如何保护职业病病人的权利

(1)职业病病人变动工作单位,其依法享有的待遇不变。用人单位在发生分立、合并、解散、破产等情形时,应当对从事接触职业病危害的作业的劳动者进行健康检查,并按照国家有关规定妥善安置职业病病人。

(2)用人单位已经不存在或者无法确认劳动关系的职业病病人,可以向地方人民政府民政部门申请医疗救助和生活等方面的救助。地方各级人民政府应当根据本地区的实际情况,采取其他措施,使前款规定的职业病病人获得医疗救治。

(3)劳动者对用人单位提供的工作场所职业病危害因素检测结果等资料有异议,或者因劳动者的用人单位解散、破产,无用人单位提供上述资料的,诊断、鉴定机构应当提请安全生产监督管理部门进行调查,安全生产监督管理部门应当自接到申请之日起 30 日内对存在异议的资料或者工作场所职业病危害因素情况作出判定。

143. 什么样的工作场所是符合职业卫生要求的

工作场所的职业卫生要符合以下要求:

(1)工作场所职业危害的浓度或者强度符合国家职业卫生标准。提出这个要求是为了保证劳动者在有职业危害的工作场所长期工作时身体健康基本上没有影响。这一要求是最基本的职业卫生要求,任何用人单位都必须做到。

(2)工作场所有相适应的职业病危害防护设施。配备什么样的设施,要根据工作场所职业病危害的种类,存在形式以及浓度、强度等等来确定,目前常用的防护技术措施有自然通风、机械通风、除尘、排毒、防噪、减震、屏蔽、隔离等,如果这些措施不能使工作场所职业病危害浓度、强度符合卫生标准,可以认定为无效。

（3）工作场所生产布局要合理。这里的合理是指厂区总平面布置，车间内生产设备布局和生产流程要符合有害作业和无害作业分开原则，以确保从事无害作业的劳动者避免接触职业危害。如某箱包加工厂，将黏合工序和装配、包装等工序混放在一个车间，又未采取隔离措施，使黏合剂中的苯污染了整个车间，导致本来是无害作业的包装工也因吸入大量苯而引起苯中毒。

（4）要求有配套的更衣间、洗浴间和孕妇休息间等生活卫生设施。提出这一要求是为了避免劳动者在工作场所接触职业病危害因素，并防止对生活场所的影响。如某村办汽车修理厂，没有设更衣室、浴室，蓄电池修理工上、下班都穿工作服，以致把工作服上的铅带回家，造成劳动者及其家属都发生铅中毒。

（5）要求工作场所使用的设备、工具、用具要符合保护劳动者生理、心理健康要求。也就是说，劳动者能在较为舒适的体位、姿势下工作，减少局部和全身疲劳，避免肌肉、骨骼和器官损伤，创造身心健康的作业环境。

（6）法律、行政法规和国务院卫生行政部门、安全生产监督管理部门关于保护劳动者健康的其他要求。

144. 如何做好职业病的预防工作

职业病防治工作是一个国家经济发展和社会文明程度的反映，也是保持社会安定团结、构建和谐社会和国民经济持续、快速、健康发展的重要条件。

（1）**用人单位应加强自身管理**：根据国家法律法规、条例、规范、标准，结合本单位的具体情况，有领导、有计划、有重点地开展职业卫生工作，并将职业病防治工作纳入到议事日程，制定职业安全卫生管理制度、操作规程、有关职业卫生防护办法和应急救援方案。同时还要开展职业卫生的培训和宣传，加强职业卫生工作的检查，切实做到安全生产，文明生产。

（2）**认真做好"三同时"**：用人单位对可能产生职业病危害的新建、扩建、改建建设项目或技术改造、技术引进项目，应依法进行职业病危害预评价和控制效果评价,用职业卫生的防护设施来控制并消除生产性有害因素对健康的影响。

(3)开创新技术新工艺,改善劳动条件:优先采用有利于防治职业病和保护劳动者健康的新技术、新工艺、新材料。从工艺上改革、消除或控制生产劳动中的职业病危害因素是有效的预防措施。以无毒物质代替有毒物质、低毒物质代替高毒物质。采用机械化、自动化。做到远距离操作,目前不少企业做到了工人在操作室内用电脑控制生产,定期到现场巡回检查,减少了接触职业危害的机会。

(4)防止跑、冒、滴、漏:加强维修管理,尤其是易于被腐蚀的设备;化工企业更要加强。

(5)加强职业病危害因素的监测:企业应当实施专人负责职业病危害因素的日常监测,制定监测管理制度,按照国家规定定期对工作场所职业病危害因素进行检测、评价,了解工作场所职业病危害程度、防护设备的效果、是否符合国家职业卫生标准。对发现的问题、超过国家职业卫生标准的岗位及隐患应制定整改计划,按时完成整改。

(6)做好个人防护正确使用个人防护设备:这是预防职业病的有效措施之一。包括防毒面具、防毒口罩、防护眼镜、手套、围裙、胶鞋等。防护皮肤损伤用的皮肤防护膏;防辐射热的防热服;在有酸、碱等腐蚀性物质处应设置冲洗设备等。在易发生急性职业中毒事故的岗位应配备防护用具、医疗药械等。应根据工作环境和性质来确定作业类别选用个人防护用品。在使用个人防护用品中要注意防止失效,经常更换滤料;保持个人防护用品的清洁卫生等。

(7)卫生保健措施:开展职业健康监护,全面掌握职工健康状况,建立职业健康监护档案。按照国家规定进行职业健康体检,早期发现职工的健康改变和职业禁忌,对健康受损害的职工要早期治疗,对有职业禁忌的职工应调离原工作岗位、予以妥善安排。这是职业卫生和预防职业病的重要手段。

145. 如何做好个人卫生保健

(1)加强个人卫生:不要在车间抽烟、进食和饮水及存放食品、水杯;更不能在生产炉上热饭、烤食品,以免毒物污染进入消化道。要勤洗手,凡是脱离操作后,干其他事前要洗手,如抽烟、吃饭、喝水、去卫生间等,尘毒作业工人下班后要洗澡,换干净衣服回家,工作服勤换洗,不得穿回家等。

(2)**科学加强营养**:应在保证平衡膳食的基础上,根据接触毒物的性质和作用特点,适当选择某些特殊需要的营养成分加以补充,以增强全身抵抗力,并发挥某些成分的解毒作用。

①**高蛋白饮食**:蛋白质及其组成的氨基酸;如半胱氨酸、甲硫氨酸和甘氨酸;除参与机体的蛋白质合成外,还对某些毒物具有解毒的功能。氰化氢在硫氰酸酶的作用下,与胱氨酸、半胱氨酸、谷胱甘肽等巯基化合物结合,转化成无毒的硫氰酸盐;也可由其游离的巯基直接同毒物结合。蛋白质可提高机体对硒、有机砷、某些重金属、氯化烃、六六六、硝基苯和三硝基甲苯的耐受力;还可阻碍慢性卤代烃中毒时脂肪在肝中的堆积。

②**高维生素饮食**:维生素是许多重要酶的组成部分,参与机体一系列物质代谢过程。尤其是接触损害神经系统的毒物,应增加维生素 B_1、B_6、C 等;接触损害造血器官的毒物,应增加维生素 B 族的叶酸,B_6、B_{12},维生素 C 等促进骨髓的造血机能。

③**适当量的糖**:糖可提供葡萄糖醛酸可与毒物结合,排出体外,如苯约有 30% 在体内形成酚及对苯二酚与硫酸根及葡萄糖醛酸结合由尿排出。

④**补充微量元素**:接触损害造血器官的毒物,除增加蛋白质,维生素外,注意补充铁;接触锰时应补铁,如体内缺铁时,可提高锰的吸收和易感性;锌和硒可防止或抑制镉的某些毒性,接触镉应适量补充锌和硒;接触损害神经系统的毒物,还应补充钙和磷。

⑤**低脂肪饮食**:脂肪过多,对某些中毒有不良影响,可增加铅、烃类和卤代烃在肠道内吸收;还可增加脂溶性毒物的蓄积,如苯、汽油、二硫化碳等。

(3)**多喝水**:夏季的高温作业工人,补充含盐清凉饮料,不仅能补充因出汗丢失的水分和盐分,而且可调节体温;接触毒物的工人多喝水,可促进毒物的排泄,而且提倡喝茶水,可促使铅的排出,而且茶含有鞣酸,能促进唾液分泌,有解渴作用,又含咖啡因,兴奋中枢神经,解除疲劳。

(4)加强锻炼、促进代谢:全身适度的体力锻炼,因地制宜地开展体育锻炼,无论对脑力劳动或对任何轻、中度体力劳动者来说,都是极为有利的。锻炼首先必须坚持,而且要达到一定的强度和时间,以引起机体感到适度疲劳为度。然后给予充分的休息时间和营养,这样坚持下去,必然提高健康水平,增强体质和作业能力。锻炼可促进机体的循环和代谢,有利于毒物的排出。提高机体免疫力,做好季节性多发病的预防。

146. 劳动者应如何养成职业病防范的意识

劳动者应该具有自我保护意识和维权意识。对《中华人民共和国职业病防治法》等相关法律、法规、规定的主要精神,必须认真学习、充分理解、完全掌握。对所在企业是什么样的工作环境状况,什么样的环境状况才符合健康的标准,劳动环境应该具备哪些设备设施才算安全等等,劳动者都应该掌握清楚。要养成良好的工作生活习惯,千万不能做"节省一点劳保用品,损害一生身体健康"的蠢事。要对自己的身体健康负责,即使有的企业老板以种种借口没有履行"体检"等义务,自己掏钱也要进行定期的职业健康检查,不能让职业病蔓延发展,使小病拖成大病甚至是不治之症。总之,劳动者不能只埋头干活,必须多留个心眼,才能为实现自我保护、维护合法权益奠定坚实的基础,真正做到知法、守法、用法。

147. 劳动者如何选择政府部门主张权利

依据相关的法律、法规,各级卫生行政部门、安全生产监督管理部门、人力资源社会保障部门在各自的职责范围内,分别承担着维护劳动者权益的责任。目前,卫生行政部门负责监督管理职业病诊断与鉴定工作。安全生产监督管理部门负责用人单位职业卫生监督检查工作,依法监督用人单位贯彻执行国家有关职业病防治法律法规和标准情况;组织查处职业危害事故和违法违规行为;负责监督检查和督促用人单位依法建立职业危害因素检测、评价、劳动者职业健康监护、相关职业卫生检查等管理制度;监督检查和督促用人单位提供劳动者健康损害与职业史、职业危害接触关系等相关证明材料。人力资源社会保障部负责劳动合同实施情况监管工作,督促用人单位依法签订劳动合同;依据职业病诊断结果,做好职业病人的社会保障工作。劳动者可根据具体内容选择相应的行政部门主张权利。

各级工会组织有权对用人单位的职业病防治工作提出意见和建议,有权与用人单位就劳动者反映的有关职业病防治的问题进行协调解决,有权要求用人单位纠正违反职业病防治法律、法规,侵害劳动者合法权益的行为。

148. 影响职业病发病的因素有哪些

劳动者在生产劳动中是否会发生职业性损伤,取决于 3 个要素,即:人、职业病危害因素与作用条件。只有 3 个要素联系在一起,才能发生各种职业性损伤。

作用条件包括:

(1)**接触机会**:如果工作环境恶劣,职业危害严重,但工人不到此环境中工作,无接触机会,就不会产生职业性损伤。

(2)**接触强度**:主要取决于接触量,接触量又与作业环境中存在的有害物质的浓度(强度)和接触时间有关,浓度(强度)越高(强),接触时间越长,危害就大。

(3)**工作环境与劳动强度**:工作环境不符合国家卫生标准、管理不善、布局不合理、缺乏防护设施和个人防护等,均能增加劳动者职业病危害的暴露机会和接触水平;同时,劳动强度加大,呼吸量亦加大,有害物质的吸收也随之增加。特别是在高温环境下,有害物质可通过人的呼吸、血液循环、皮肤吸收等途径进入体内。

149. 个体差异对职业病发病的影响有哪些

大家同处于相同的工作环境,从事同一种生产劳动,一些人就可能受到职业性损伤,或者受损伤的程度不一样。为什么会出现这种情况呢?其原因主要与以下因素有关:①遗传因素。如患有某些遗传性疾病或过敏的人,容易受有毒物质的作用。②年龄和性别。青少年、老年和妇女对某些职业危害因素较为敏感，尤其是妇女怀孕时血液循环加大加快，加快对毒物的吸收，对胎儿、哺乳儿会有一定的影响。③营养缺乏。营养不良或缺乏某些营养，可降低机体的抵抗力和恢复能力。④其他疾病与精神因素的影响。如患有皮肤病可增加毒物的吸收；患有肝脏疾病可影响对毒物的解毒功能等。⑤文化水平、卫生习惯和生活方式。有一定的文化和科学知识者，可增强自我保护意识。生活上某种嗜好如饮酒、吸烟、药物可增加职业危害。

从业人员健康体检

150. 什么是从业人员

从业人员指在各级国家机关、政党机关、社会团体及企业、事业单位中工作,取得工资或其他形式的劳动报酬的全部人员。包括在岗职工、再就业的离退休人员、民办教师以及在各单位中工作的外方人员和港澳台方人员、兼职人员、借用的外单位人员和第二职业者。不包括离开本单位仍保留劳动关系的职工。

151. 从业人员为什么要定期进行健康体检

按照《中华人民共和国传染病防治法》、《中华人民共和国食品安全法》《公共场所卫生管理条例》等相关的法律、法规条例,从事公共卫生服务行业的人员每年必须接受预防性健康检查,筛查是否患有妨碍公众健康的传染性疾病。

对从业人员进行预防性健康检查,是早期发现、预防疾病的重要手段之一,是防止传染性疾病扩散与流行的有效筛选途径,对提高社会公众的整体健康水平具有重要的意义。

152. 从事哪些工作需要办理《北京市公共卫生从业人员健康检查证明》

准备在北京市行政区域内从事与公共卫生包括食品、化妆品、公共场所、生活饮用水、有害生物防制等相关的职业的从业人员,均需要办理《北京市公共卫生从业人员健康检查证明》。

153. 从业人员健康体检包括哪些项目

从业人员健康体检包括:1. 胸透:胸部 X 线检查;2. 查体:包括心、肺、肝、脾、眼结膜及全身皮肤检查;3. 便检:大便细菌(伤寒、痢疾)培养;4. 抽血:肝功能检测。(注:肝功能异常者,需要复查,进行甲肝、戊肝抗体检测,以排除甲型、戊型肝炎)

154. 从业人员应该多长时间进行一次健康检查

从业人员应该每年都接受预防性健康检查。

155. 如何办理《北京市公共卫生从业人员健康检查证明》

办理《北京市公共卫生从业人员健康检查证明》和《卫生法规知识培训合格证》的基本办证程序是:填写登记表 —划价—交费—照相—体检—领证(体检结果正常)。申办者凭领证凭证,在体检制证机构规定的时间内领证,体检结果异常者,领取检查结果后应按要求进行复查。

156. 患有哪些疾病不能领取健康检查证明

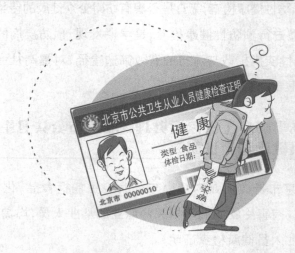

患有痢疾(阿米巴痢疾、细菌性痢疾)、伤寒、病毒性肝炎(甲型肝炎 戊型肝炎)等消化道传染病、活动性肺结核、化脓性皮肤病、渗出性皮肤病及接触性传染的皮肤病及其他有碍公共卫生的疾病的人不能领取健康检查证明。

157. 哪些因素可以引起肝功能异常

肝功能异常(谷丙转氨酶女性＞40 单位/升,男性＞50 单位/升)表明受检人肝脏细胞可能有损害或有急性活动性炎症。多种因素可引起谷丙转氨酶升高,如传染病、脂肪肝、胆囊炎、心脏疾患、感染性疾病(肺炎、伤寒等)、化学性损害(饮酒、服某些药等)、剧烈运动后等。

158. 肝功能异常能办理《北京市公共卫生从业人员健康检查证明》吗

对于肝功能异常者(谷丙转氨酶女性＞40 单位/升,男性＞50 单位/升),要进一步进行甲型和戊型病毒性肝炎的检测,排除甲肝、戊肝后,再发放《北京市公共卫生从业人员健康检查证明》。

159. 肺结核病人治愈后能办理《北京市公共卫生从业人员健康检查证明》吗

处于肺结核活动期及病程发展阶段的病人有很强的传染性,不宜从事服务性工作,经治疗后,需出具各区县结核病防治所、结核病专科医院、三级医院结核专科门诊的治愈诊断证明,并经体检办证单位复查正常者,可以领取《北京市公共卫生从业人员健康检查证明》。

160. 从业人员体检前应做哪些准备

从业人员体检前要做好个人卫生、休息好、少吃油腻食品;体检时请携带《居民身份证》或护照、户口本、军官证的原件,保持空腹;另外,体检时不要化妆,穿着的衣服要便于穿脱,孕妇请准备出示相应证明免透视。

161. 从业人员体检时应注意哪些

仔细阅读体检注意事项;采血后按压局部 5～10 分钟,血止后将棉签扔进医疗废物专用的污物桶内;有肛门疾患者请在检查前向医生说明。

162. 《北京市公共卫生从业人员健康检查证明》的有效期多长时间? 是否全市通用

《北京市公共卫生从业人员健康检查证明》自体检合格之日起,有效期为一年。再次体检换证须在领取本证满一年的前一个月办理。《北京市公共卫生从业人员健康检查证明》在全市范围内通用。

163. 从业人员健康体检的项目是否可以随意进行增减

从业人员健康体检的项目是依据《中华人民共和国传染病防治法》、《中华人民共和国食品安全法》、《公共场所卫生管理条例》、《预防性健康检查管理办法》等相关的法律、法规条例制定的,所以体检项目不能随意进行增减。

164. 女性生理期是否可以进行从业人员健康体检

女性生理期不影响从业人员健康体检的结果,可以进行体检。

165. 从业人员体检的时间地点

北京市疾病预防控制中心体检大厅的服务时间是每周一至周五(工作日)上午 8:00～11:00;取证时间:体检后第三个工作日下午,领取健康检查证明,时间为每周一至周五下午 1:00～3:00;复检取证时间:复检者必须携带本人身份证和原始体检单,每个工作日上午 8:00～11:00复检,复检后第三个工作日下午 1:00～3:00 取结果。地址:北京市东城区和平里中街 16 号,北京市疾病预防控制中心(北院)体检大厅。北京市各区县办证时间地点请咨询各区县卫生行政部门或北京市公共卫生服务热线12320。

166. 从业人员健康体检的费用是多少

目前,从业人员健康体检费用是63元,若肝功能异常者,抽血复检费用为44元。

心血管病危险人群体检

167. 哪些人更容易得冠心病

冠心病的危险因素包括：

(1)**年龄**：40岁以上者,冠心病的患病率在4%,年龄每增加10岁,患病率约递增1倍。

(2)**性别**：男性患病率高于女性,但女性在绝经期后冠心病患病率和男性相当。

(3)**血脂异常**：长期高脂饮食,会引起血液中的胆固醇和甘油三酯增高,导致动脉粥样硬化。

(4)**吸烟**：烟草中的上千种有害物质,会加速动脉粥样硬化,导致斑块不稳定,甚至出现急性心梗、猝死。

(5)**缺乏体力活动**：体力活动较少者,患病率高2.5～4倍,锻炼身体能消耗多余热量,防止其转化为脂肪。

(6)**高血压**：血压增高加重了对血管壁的压力,使胆固醇易于进入动脉壁,并促进血栓形成,导致血管内膜纤维增生及动脉粥样硬化。

(7)**肥胖**：肥胖和超重者易患高血压、胰岛素抵抗和糖尿病,其血脂谱也可出现明显异常,还会加重心脏负担。

(8)**糖尿病**：糖尿病本身可导致大血管和微血管的并发症,促进动脉粥样硬化,其10年内患心肌梗死的危险和冠心病患者相同。

(9)**家族史**：家族史阳性的患者其后代冠心病的患病率明显升高,且其风险性也明显增加。

(10)长期精神紧张及生活不规律:其精神紧张,交感神经系统长期处于兴奋状态,儿茶酚胺分泌增加,导致冠心病患病率高于体力劳动者 1 倍。

168. 心血管病的危险因素有哪些

心血管病是多个危险因素共同作用的结果,它们有许多共同的危险因素,已知的有近 300 种。目前认为除了年龄、家族史和性别等遗传因素不可改变外,其他危险因素(尤其是行为因素)都是可以改变的,因此是可以预防的。其中最重要的是高血压、血脂异常、糖代谢异常、吸烟、肥胖、缺少运动和心理压力。

按照前面提到的心血管危险因素,只要具备了 3 个以上就是心血管病高危人群了,而仅有糖尿病就已经是心血管病危险人群。

169 如何判定自己心血管风险高低

目前已经有多种评估量表可以对成年人进行未来 10 年心血管风险评估。所谓未来 10 年心血管风险是指某个个体未来 10 年发生心血管疾病的大致风险。以下是北京安贞医院和北京阜外医院研究的针对中国人群未来 10 年缺血性心血管风险评估模型(见表 2),比较适合中国人群,供大家参考。

表 2　国人缺血性心血管病(ICVD)10 年发病危险评估表

男性:

第一步:评分			
年龄(岁)	得分	收缩压 (mmHg)	得分
35～39	0	<120	-2
40～44	1	120～129	0
45～49	2	130～139	1
50～54	3	140～159	2
55～59	4	160～179	5

女性:

第一步:评分			
年龄(岁)	得分	收缩压 (mmHg)	得分
35～39	0	<120	-2
40～44	1	120～129	0
45～49	2	130～139	1
50～54	3	140～159	2
55～59	4	160～179	3

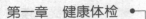

男性：

第一步：评分			
年龄（岁）	得分	收缩压（mmHg）	得分
≥60 岁、每增加 5 岁得分加 1 分		≥180	8
体质指数（kg/m²）	得分	总胆固醇（mg/dl）	得分
<24	0	<200	0
24～27.9	1	≥200	1
≥28	2		
吸烟	得分	糖尿病	得分
否	0	否	0
是	2	是	1
第二步：计算总得分（所有得分相加）			
第三步：查绝对危险			
总分	10 年 ICVD 绝对危险（%）	总分	10 年 ICVD 绝对危险（%）
≤-1	0.3	9	7.3
0	0.5	10	9.7
1	0.6	11	12.8
2	0.8	12	16.8
3	1.1	13	21.7
4	1.5	14	27.7
5	2.1	15	35.3
6	2.9	16	44.3
7	3.9	≥17	≥52.6
8	5.4		

女性：

第一步：评分			
年龄（岁）	得分	收缩压（mmHg）	得分
≥60 岁、每增加 5 岁得分加 1 分		≥180	4
体质指数（kg/m²）	得分	总胆固醇（mg/dl）	得分
<24	0	<200	0
24～27.9	1	≥200	1
≥28	2		
吸烟	得分	糖尿病	得分
否	0	否	0
是	1	是	2
第二步：计算总得分（所有得分相加）			
第三步：查绝对危险			
总分	10 年 ICVD 绝对危险（%）	总分	10 年 ICVD 绝对危险（%）
-2	0.1	6	2.9
1	0.2	7	3.9
0	0.2	8	5.4
1	0.2	9	7.3
2	0.3	10	9.7
3	0.5	11	12.8
4	1.5	12	16.8
5	2.1	≥13	21.7

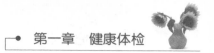

续表

第四步:与参考标准比较,求得相对危险			第四步:与参考标准比较,求得相对危险		
10 年 ICVD 绝对危险(%)参考标准			10 年 ICVD 绝对危险(%)参考标准		
年龄(岁)	平均危险	最低危险*	年龄(岁)	平均危险	最低危险*
35～39	1.0	0.3	35～39	0.3	0.1
40～44	1.4	0.4	40～44	0.4	0.1
45～49	1.9	0.5	45～49	0.6	0.2
50～54	2.6	0.7	50～54	0.9	0.3
55～59	3.6	1.0	55～59	1.4	0.5

注:最低危险是根据收缩压<120mmHg,体质指数<24kg/m²,总胆固醇<140mg/dl、不吸烟且无糖尿病的同龄人所求得的危险

170. 有心血管病危险因素的人群如何进行体检

有心血管病危险因素的人群应在医生的指导下进行体检,医生首先会对个人进行生活方式,既往病史,家族史及既往的基本检查,发现已经具备哪些危险因素,然后针对危险因素进行相应的检查建议,这种检查主要针对危险因素的评估和靶器官的受累情况进行检查,而不是查的越多越好。

171. 心脏相关的检查有哪些

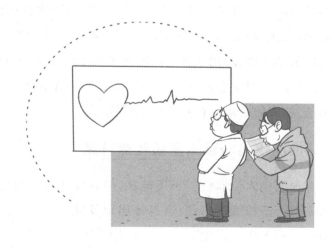

心脏相关检查主要包括：心电图、动态心电图、超声心动图、平板运动试验、冠脉 CT 等。这些检查的意义和目的各有不同，所以需要在医生指导下，根据不同情况选择不同的检查方法。

心电图是最基本、最简便的检查手段，广泛用于临床，可初步了解心脏的大小、节律是否正常、供血情况等。但它只能反映检查当时的情况，具有一定的局限性。

动态心电图在很大程度上弥补了心电图的不足，只需要佩戴一个很小的记录器，就能监测 24 至 48 小时日常活动状态下的心脏情况。

超声心动图是检查心脏和大血管形态及功能的技术，可以检查心脏的大小、瓣膜形态及功能、室壁运动情况等。

平板运动试验是通过运动给心脏以负荷，增加心肌耗氧量，观察运动状态下心肌是否缺血，辅助临床对心肌缺血作出诊断。

冠状动脉 CT 是一项用于了解冠状动脉有无畸形、狭窄或阻塞性病变的临床检查，对冠心病的诊断和治疗方案的选择具有重要意义。

172. 带"血压盒子"监测的是什么

通常老百姓说的血压盒子医学上叫动态血压监测，是由一个血压袖带绑在上臂，袖带和一个记录血压值的磁带连接，一般白天 15 分钟测量一次血压，晚上间隔时间为 30 分钟。动态血压可以作为诊断高血压的依据，可以反映不同时间(白天,晚上)血压的总体水平，判断血压波动的形态是否符合正常人的血压波动曲线；并用于评估降压药物的疗效，降压药物是否做到了 24 小时平稳降压；同时动态血压监测还可以诊断有无白大衣高血压，发现隐蔽性高血压，检查顽固难治性高血压的原因。

173. 高血压患者应该去医院检查什么

虽然许多高血压病人没有任何不适症状，但高血压对全身靶器官的损害是看不见摸不着逐渐持续进行的，当身体出现其他器官明显受损时往往高血压已经持续了很多年。因此医生开出的看似繁多的不相关的化验检查项目,其实目的是为做出全面评估及危险分层,准确地制定最优治疗计划进行的。基本项目:血生化(钾、空腹血糖、血清总胆固醇、甘油三酯、高密度脂蛋白胆固醇、低密度脂蛋白胆固醇和尿酸、肌酐);全血细胞计数、血红蛋白和血细胞比容;尿液分析(尿蛋白、糖和尿沉渣镜检);心电图。通过对患者的初步了解,接诊医生还有可能建议进行以下检查:24 小时动态血压监测(ABPM)、超声心动图、颈动脉超声、餐后血糖(当空腹血糖≥6.1毫摩尔/升时测定)、尿白蛋白定量(合并糖尿病患者必查项目)、尿蛋白定量(用于尿常规检查蛋白阳性者)、眼底检查、胸片、脉搏波传导速度(PWV)以及踝臂血压指数(ABI)等。对有合并症的高血压患者,进行相应的脑功能、心功能和肾功能检查。

174. 您会看血脂化验单吗

首先要讨论的是什么是血脂的正常值,我们每个人在化验后都会收到一张血脂化验单,多数化验单后会标有不同人群血脂的正常值范围,如何确定自己的正常值呢? 要根据每个人具备多少心血管危险因素(如心血管病家族史、肥胖、吸烟等危险因素,或合并了糖尿病、高血压或冠心病)来确定自己的控制范围,如冠心病患者应把低密度脂蛋白胆固醇控制在 2.6 毫摩尔/升以下,冠心病合并糖尿病的患者应控制在 2.0 毫摩尔/升以下。

175. 血脂"正常"就可以高枕无忧吗

各项化验结果(甘油三酯 TG,总胆固醇 TC,低密度脂蛋白 LDL-C,高密度脂蛋白 HDL-C)即便都在化验单后面标注的正常范围内,也并不意味着血脂水平就一定达标了,简单地说血脂异常防治目标水平因人而异,动脉粥样硬化疾病及冠心病危险因素越多,要求达标水平要降得越低。应由医生根据每个人的情况依据医学指南确定每个人相应的血脂达标水平。所以在就诊或自我监测血脂时不可见血脂"正常"便高枕无忧,需评估各种危险因素,问清医生究竟对您自体而言各指标多少算达标,然后再有针对性的监测调节,并根据自身情况的变化随时更新达标要求。

176. 饮酒对高脂血症有什么影响

有研究表明少量的酒精(尤其是红酒)可以调节血脂。然而大量饮酒可引起血脂增高。每次饮葡萄酒少于 100 毫升、啤酒少于 300 毫升或白酒少于 1 两是合理可行的。常喝含酒精浓度高的酒,对人体有百害而无一利,常引起血脂升高。酒精会使体内分解脂肪的酶活性下降,造成低密度脂蛋白浓度升高,还可使肝脏受损,影响其合成高密度脂蛋白的能力下降,这种好的胆固醇降低,会促进动脉粥样硬化的形成。长期大量饮酒可直接损害身体许多器官组织,可能出现严重的高脂血症,还可引发急性肝炎、酒精性肝硬化、消化道大出血等严重威胁生命的疾病,所以酒一定不能多喝。此外,若合并高血压病、肝病、肾病的病人则建议戒酒。

177. 体检查出了血脂增高,需要立即开始服药吗

如果是首次发现血脂增高,首先要排除一些影响血脂的混杂因素,如抽血前是否空腹 12 小时,抽血前有无吃夜宵,抽血前一周左右有无暴饮暴食等其他因素后,方能诊断高脂血症。如果排除了这些因素后,仅是血脂稍高但未到乳糜血的程度,而且未合并高血压糖尿病等心血管危险因素,建议先进行饮食控制,戒烟限酒,同时加强运动,1~2 个月后复查血脂后再决定是否开始药物治疗。若是乳糜血伴甘油三酯明显增高,而且排除了上述混杂因素,则应尽快降脂治疗;若是胆固醇水平增高,应该根据每个人心血管风险情况选择控制目标和他汀药物。

178. 绝经会导致血脂突然紊乱吗

女性在绝经期前由于有高水平的雌激素保护,高血脂的比例明显低于男性。但是随着女性绝经期的到来,雌激素水平明显下降,原来正常的血脂水平也出现了紊乱,表现为血胆固醇水平提高,高密度脂蛋白降低,这意味着心血管病的危险性提高。但目前一般不主张用雌激素替代治疗防治冠心病。对于绝经后新出现的血脂异常,按照正常的诊疗常规干预即可。

179. 预防冠心病应从何时开始

预防冠心病主要是控制危险因素、降低发病率。这种冠心病危险因素干预包括针对全人群和高危人群两种预防策略。全人群预防是通过改变与冠心病危险因素有关的生活方式、社会结构和经济因素等,以期降低人群中危险因素的平均值;高危人群预防是针对有1个或1个以上冠心病危险因素的特定人群,降低其危险因素水平,有效地控制冠心病的发生。冠心病的预防应从儿童开始:①积极预防儿童肥胖;②重视儿童饮食中钙的含量;③预防高血压;④控制儿童和青少年吸烟。

180. 什么是心电图

心电图是检查心血管疾病的方法,我们对它已经不陌生了,它是怎样工作的呢? 简单地说就是在人体不同位置安放电极,通过导线记录心脏各个周期的电活动,并描记在方格坐标纸上。它可以为发现和诊断心律失常、心肌缺血和心肌梗死,还可为房室肥大、低血钾、高血钾和心包炎等提供诊断线索,我们最常用的是体表心电图和动态心电图。

181. 为什么要做心电图检查,做心电图检查对身体有损伤吗

在绝大多数情况下,体表心电图对身体是没有损伤的,有非常少的患者因为服用抗血小板、抗凝药物(例如阿司匹林、波立维、华法林等)或由于个人体质问题,与导联连接的身体部位可出现少量皮下瘀血,这些瘀血会慢慢吸收,不需要特殊处理,不会对身体健康造成影响。

182. 心电图的 ST 段和 T 波有变化就一定是冠心病吗

有些患者的心电图常出现 ST 段和 T 波改变,就认为自己得了冠心病,非常紧张,反复的在心内科看病。心电图的这种变化就一定能诊断冠心病吗? 其实不然,除了冠心病,ST 段和 T 波改变还可以出现在心室肥厚、束支

传导阻滞、心包炎、室性早搏甚至正常人的心电图中。在自主神经紊乱或生活不规律人群中也经常见到心电图 ST 段和 T 波改变。

183. 心电图检查正常，还用做其他检查吗

经常遇到这样的情况，有些人心电图检查正常，就不做其他检查。其实，这种做法是不对的。因为，心电图检查正常不代表您没有疾病，例如，稳定型心绞痛患者静息时心电图 50% 以上是正常的，甚至少数急性心肌梗死的患者心电图也表现正常。不能因为心电图检查正常而排除其他心脏检查，应根据具体情况选择其他检查。

184. 什么时候需要检查 24 小时动态心电图

24 小时动态心电图就是我们常说的 Holter，通过在患者身上携带一个小仪器，连续（可达 48 小时）记录心电图，对于心律失常、心肌缺血以及药物疗效评价等方面有很大的作用。许多患者在没有发病时，普通心电图往往没有异常表现，特别是有些偶发的病症，普通心电图检查经常"无功而返"。这种情况下，医生会推荐您做 24 小时动态心电图检查，它能检查出您在 24 小时内各种状态下所出现的有或无症状的心肌缺血和心律失常，为心脏病的诊断提供精确可靠的数据。

185. 什么是超声心动图

超声心动图是常用的检查项目，我们通常可以通过超声心动来测量心腔大小、室壁厚度、瓣口大小、反流程度，估计心脏射血分数，判断心肌运动状态，区别失去收缩活动的心肌和正常心肌。对心力衰竭、心肌梗死、肥厚性心肌病、扩张型心肌病、先天性心脏病、风湿性心脏瓣膜病及心包积液等疾病的诊断和严重程度的评估尤为重要。

186. 冠心病患者为什么要做超声心动图检查

对于冠心病患者，超声心动图检查非常重要。超声心动图可以对左心

室整体和局部收缩功能障碍的程度和范围,具有较高的诊断特异性。慢性稳定型心绞痛无心肌梗死患者,静息超声心动多无异常,除非存在心肌缺血情况;陈旧性心肌梗死的患者可以出现左心室节段性室壁运动障碍,其分布与冠状动脉病变分布相关。

187. 超声心动图检查正常就可以排除冠心病吗

有些患者做完超声心动图检查,结果是正常的,就认为自己肯定没有冠心病了。其实,这是错误的想法。如果冠心病患者还没有发生心肌梗死,心肌没有坏死,超声心动图检查往往是正常的;有些心肌梗死的患者因为梗死面积小,或者治疗及时,也可以不出现例如节段性室壁运动异常、射血分数下降以及左心室增大等情况。

188. 什么是冠脉 CTA

冠脉 CTA 就是我们常说的冠状动脉 CT 造影,这种方法是先从手臂的静脉里输入造影剂,就像平时输液一样,然后通过 X 线显示人体的冠状动脉影像,达到诊断冠心病的目的。冠脉 CTA 需要以大剂量碘对比剂作血管显影,检查前常以小剂量碘对比剂作过敏试验,以免发生严重过敏反应。冠脉 CTA 是一项无创检查,可以清楚地显示冠状动脉的狭窄、血管壁的钙化以及动脉硬化斑块、冠脉起源和走行异常、桥血管的位置等,避免了对正常冠状动脉或不需行介入治疗的患者做有创的冠状动脉造影检查。

189. 心律失常为什么能影响冠脉 CTA 检查结果

冠脉 CTA 有很多优点,所以许多患者都想通过这项检查明确冠心病的诊断。但是,也有一些患者却因为心律失常导致检查失败。心律失常为什么能影响冠脉 CTA 检查结果呢? 冠脉 CTA 成像过程中,影响图像质量的因素很多,其中心律失常是一个重要的因素。在冠脉 CTA 检查过程中,多数患者能保持心率的稳定,但部分患者也会在扫描过程中出现心律不齐,影响数据的采集,使冠状动脉图像显示不清,影响冠状动脉管腔的评价。

第九节
健康管理

190. 什么叫健康管理

您听说企业管理、投资管理、资产管理等等,那么您听说过"健康管理"这个词吗? 一定很新鲜吧? 健康管理是指对个体或群体的健康进行全面监测、分析、评估,提供健康咨询和指导以及对健康危险因素进行干预的全过程。健康管理的宗旨是调动个体和群体及整个社会的积极性,有效地利用有限的资源,用尽可能小的投入达到最大的健康效果。就是说,我们要转变观念,从注重疾病诊治到对生命全过程的健康监测与健康危险因素的控制,达到预防疾病发生发展的目的。

通俗地讲,就是要把我们的健康管起来,让我们尽可能地保持健康,不生病、少生病、晚生病、生小病,有了病能够不得并发症。健康管理的具体做法就是为个体和群体提供有针对性的科学健康信息并创造条件采取行动来改善健康。

191. 健康也需要管理吗

许多人都拥有自己的爱车,大家一定知道车买回家后是要定期作保养的。只有按时保养,才能使我们的爱车开得安全、用得久远。按规定需要5000公里做一次保养,您一定不会等到6000公里才去做。那么,人的健康是不是也需要保养呢?

繁忙的工作、激烈的竞争经常让人们忙得焦头烂额、透不过气来,甚至长期加班加点的工作。俗话说："小洞不补,大洞吃苦"。事业做得是不错,钱有了、名有了、利有了,但透支了健康,导致许多人英年早逝。可见我们该为自己的健康做些投资、做些经常性的健康维护。

健康管理就如同我们定期保养车辆,该检查的检查,该维护的维护,将使我们始终处在健康状态;发现一些小的健康问题时,马上及时调整、及时干预,如同车的小零件坏了,马上更换就行了。但如果您不进行健康管理,由着性子透支健康,发生重大健康问题的危险性就会大大增加,所以说"健康是需要管理的"。健康管理可以为您的健康保驾护航。

192. 开展健康管理有什么好处

疾病特别是慢性非传染性疾病的发生、发展过程及其危险因素具有可干预性,每个人都会经历从健康到疾病的发展过程。一般来说,是从健康到低危险状态,再到高危险状态,然后发生早期病变,出现临床症状,最后形成疾病。这个过程可以很长,往往需要几年到十几年,甚至几十年的时间。而且与人们的遗传因素、社会和自然环境因素、医疗条件以及个人的生活方式等因素都有高度的相关性。其间变化的过程多也不易察觉。健康管理就是通过系统检测和评估可能发生疾病的危险因素,帮助人们在疾病形成之前进行有针对性的预防性干预,可以成功地阻断、延缓、甚至逆转疾病的发生和发展进程,实现维护健康的目的。

193. 您听说过"零级预防"吗

"零级预防"的概念来源于国外,是 1978 年由国外学者 Strasser 首先引入的。2010 年,美国心脏学会发布了促进心血管健康和减少疾病的"2020 战略目标",强调了心血管疾病的防控重在预防风险因素,而不是有了危险因素再预防心血管事件,这就是"零级预防"。

"零级预防"有别于通常讲的基于防控疾病的三级预防,是以健康为中心,通过制定实施科学的公共卫生政策和立法,限制危险因素的产生和发展,预防不良后果的发生,是贯穿生命全过程的健康维护与健康促进。在人群层面上,"零级预防"是防治社会危险因素流行的策略;就个人而言,相应的策略是在最初起始环节根本性预防危险因素,而不是等到危险因素发生了才干预。

194. 什么叫三级预防

三级预防与"零级预防"不同,其是针对疾病而设计的。慢性病的预防是根据目前对疾病病因的认识、机体的调节功能和代偿状况以及对疾病自然史的了解进行的。因此,慢性病预防可根据疾病自然史的不同阶段,采取不同的相应措施,来阻止疾病的发生、发展或恶化,即疾病的三级预防措施。

一级预防又称为病因预防:针对疾病发生的生物、物理、化学、心理、社会因素提出综合性预防措施,消除致病因素,防止各种致病因素对人体的危害是一级预防的主要任务。就是说对没有疾病的健康人,针对您的衣、食、住、行及家庭关系找出有可能发生的致病因素,进行指导、预防,避免这些疾病的发生。

二级预防又称临床前期预防:就是在疾病尚处于临床前期时作好早期发现、早期诊断和早期治疗的预防措施。二级预防措施包括普查(筛选)、定期体检、高危人群重点监护等。就是一旦发生了疾病,指导您该如何治疗和如何避免疾病向严重的方向发展。

三级预防又称为临床预防:目的是对患者及时有效地采取治疗措施,防止病情恶化,预防并发症和后遗症,对已丧失劳动能力或残疾者,通过康复医疗,尽量恢复或保留功能,即治病防残,延长生命,提高生活质量。

195. 健康体检与健康管理是一回事吗

中华人民共和国卫生部 2009 年 8 月 5 日颁布的卫医政发〔2009〕77 号文件《健康体检管理暂行规定》提出"健康体检是指通过医学手段和方法对受检者进行身体检查,了解受检者健康状况、早期发现疾病线索和健康隐患的诊疗行为。"可见健康体检是指在身体尚未出现明显疾病时,对身体进行的全面检查。即应用体检手段对健康人群的体格检查,或称之为"预防保健性体检"。

　　健康管理是以健康为中心,通过对个人或群体进行健康体检、健康评估、健康风险干预和健康促进等,实现主动预防疾病和病后科学管理目的的医学服务行为,是医学服务模式的创新,是不同于传统的以疾病为中心的现代医学模式。健康管理贯彻预防为主的思想,可针对健康人群、亚健康人群和各种慢性病早期及康复期人群开展侧重点不同的服务。

　　可见健康管理包括健康体检,健康体检是开展健康管理的前提和基本手段。由于健康管理在其发展过程中始于健康体检,当前众多的健康体检机构,只是单纯进行健康体检而并没有开展全程的健康管理服务,是形成"健康体检就是健康管理"误区的重要原因。

196. 健康可以自我管理吗

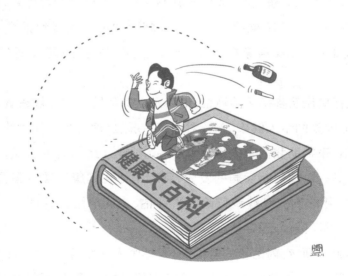

　　我们自己可以管理健康吗? 回答是肯定的。自己是最好的医生,是健康的主宰者。因为没有人比自己更了解自己的健康。很多重大疾病,像大地震一样都有前期征兆,只是我们没有掌握相应的健康知识去及时发现和感悟,没有引起足够的重视。

要想管理好自己的健康,就必须既掌握正确的健康知识、又掌握维护健康的技能,不能盲目管理。要持之以恒,才能从中获益。自我管理健康首先要学会如何准确地获取健康知识,提高个人的健康素养。继而根据这些知识改变、调整自己的日常行为习惯。对于好的、健康的行为习惯要发扬光大;不良的、不健康的行为习惯要坚决改正。还要在专业医生指导下学会一些日常保健、健身养生的技能。如能树立正确的健康理念,掌握健康知识,学会健康技能,建立健康生活方式,必能获得健康的体魄。

197. 健康管理的基本步骤是什么

健康管理主要有 3 个基本步骤,即了解个人健康状况、进行健康及疾病风险评估和健康干预。

(1)了解个人健康状况:这是健康管理的基础。我们每个人要让专业医师详细了解个人的健康信息,以便于其制定科学的健康管理计划,实施针对性强的有效的个人健康维护。个人健康状况的内容主要包括个人一般情况、目前健康状况、疾病家族史、职业特点、心理特征、习惯嗜好、健康体检等。

(2)进行健康及疾病风险评估:健康及疾病风险评估是健康管理的重要环节。根据收集的个人健康信息,对健康状况、疾病发生或死亡的危险性进行量化评估,来帮助我们个人综合认识健康风险,强化健康意识,纠正不健康的行为和习惯,为阻断疾病的发生、制定个体化健康管理方案提供依据。目前常用的评估方法有健康危险因素评估、患病危险性评估(又称疾病预测)、中医体质测评、心理评估、亚健康评估等。

(3)健康干预:在前两步的基础上,帮助个人采取行动、矫正不良生活方式,控制危险因素,实现个人健康管理计划的目标。健康管理过程中的健康干预是个体化的,即根据个人的健康危险因素,由医生进行个体指导,并动态追踪管理效果。如体重管理、糖尿病管理等。干预措施主要有:生活方式干预、营养膳食指导、运动指导、心理健康干预等。

健康管理是一个长期的、连续不断的、周而复始的过程。在实施健康干预措施的过程中，需要评价其效果、不断调整计划和改善措施。只有长期坚持，才能达到健康管理的预期效果。

198. 健康管理的服务流程是什么

健康管理常用的服务流程主要由以下 5 个部分组成：

（1）**健康体检**：以个体或群体的健康需求为基础，按照早发现、早预警、早诊断、早干预的原则选定个性化的健康体检项目，为后续的健康干预提供依据。

（2）**健康评估**：为服务对象提供系列的评估、预测和指导报告。

（3）**个人健康咨询**：为个体提供不同层次的健康咨询服务，内容包括：解释个人健康信息、评估健康体检结果、提供健康指导意见、制定个人健康管理计划及随访跟踪计划。

（4）**个人健康管理后续服务**：此服务是对个人健康管理计划实施监督、保证、完善的过程。

（5）**专项的健康及疾病管理服务**：其是针对特定个体或人群进行特定健康目标和疾病预测指向的非常规的健康管理服务。如糖尿病管理、心血管疾病及相关危险因素管理等。

199. 高血压、糖尿病等这些慢性病需要做健康管理吗

高血压、糖尿病引起的心脑血管病在我国的疾病负担和死因顺位中均占首位。其并发症脑卒中、冠心病、心力衰竭、肾衰竭等疾患导致的致死率和致残率高，严重危害人们健康。因此，高血压、糖尿病的防治是当前我国慢性病、尤其是心脑血管疾病综合防治的重要课题和中心环节。高血压、糖尿病等慢性病的高患病率，与生活方式密切相关。改变不健康生活方式对控制血压、血糖等异常指标确切有效，因此做好高血压、糖尿病等慢性病的健康管理，可带来巨大益处。

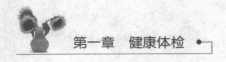

200. 患有高血压、糖尿病的人需要经常自我监测相关指标吗

高血压和糖尿病都属于慢性非传染性疾病,既需要长期坚持治疗,同时也需要病人在家对血压、血糖、体重等指标进行自我监测,通过动态监测,获得有效的监测数据。其益处有:

(1)有利于观察疗效并指导合理用药:通过自我监测,可帮助医生观察药物疗效,便于视情况及时、有针对性地调整治疗方案。

(2)有助于治疗达标:高血压和糖尿病都会导致动脉硬化,进而发生多种并发症,甚至危及生命。定期自我检测,有助于尽早达到治疗目标,获取最佳的治疗效果,以阻止或延缓心脑血管并发症的发生和发展。

适宜的自我监测频度因人而异。

(1)自我血压监测:原则上血压不稳定或控制差时宜监测频繁一些,可每日监测2～3次,记录后画成曲线,可为医生及时调整治疗方案提供依据;如血压稳定或控制良好,可每周监测1～2天,每天监测1～2次。

(2)自我血糖监测:对非注射胰岛素治疗的糖尿病患者,血糖不稳定或控制差时应在医生指导下每日监测4～7次,直到病情稳定,血糖得到控制;如病情稳定或血糖已控制达标者,可每周监测1～2天;对使用口服药和生活方式干预达标后的患者,建议每周监测2～4次。对使用胰岛素治疗者可依据胰岛素治疗方案进行相应的血糖监测。建议最好在医生指导下确定自我监测的频次。

201. 什么是健康风险评估

健康风险评估是用于分析测算某一个体或群体未来发生某种疾病或损伤以及因此造成的不良后果的可能性大小,是一种对个体未来健康趋势及疾病、伤残甚至死亡危险性的预测。健康风险评估以风险因子调查、检测、监测所获取的相关信息分析为基础,以循证医学为主要依据,结合评估者的直接观察和经验,对个体当前和未来疾病发生的风险做出客观量化的评估与分层,可为个体健康解决方案的制定和健康风险的控制管理提供帮助。

健康风险评估是一种方法或工具。健康风险评估的主要目的是将健康数据转变为健康信息,帮助个体综合认识健康危险因素,鼓励和帮助人们修正不健康的行为,从而制定个性化的健康干预措施,评价干预措施的有效性,并对健康管理人群进行分类。

健康风险评估的应用领域广泛,可应用于医院、体检中心、社区卫生服务中心等医疗卫生服务机构。也可应用于企业,通过健康风险评估,引入适合自身的健康管理项目,可降低员工的健康风险,节约医药费,收获员工健康。还可应用于健康保险行业,使其通过健康风险评估,确定更合理的保险费率。

202. 常用的健康风险评估方法有哪些

从不同角度出发,健康风险评估可进行多种分类。如按应用的领域区分,健康风险评估可分为:

(1)**临床评估**:包括体检、门诊、入院、治疗评估等。

(2)**健康过程及结果评估**:包括健康状态评估、患病危险性评估、疾病并发症评估及预后评估等。

(3)**生活方式及健康行为评估**:包括膳食、运动等习惯的评估。

(4)**公共卫生监测与人群健康评估**:从人群的角度进行环境、食品安全、职业卫生等方面的健康评估。

203. 您了解中医体检吗

中医体检是指在中医理论指导下,通过传统的望、闻、问、切四诊合参的方法,并借助相应的中医测评手段,确定被检者的中医体质类型及当前的综合健康状态。

您可能有过这种情形:一段时间里,经常感到头晕头痛、两眼干涩、疲倦乏力、食欲减退等身体不适,而到医院做西医相关检查时又查不出问题,没有发现异常指标,这时去做做中医体检也许可以帮助您解疑释惑。

目前开展比较多的有中医体质测评和中医经络测评。根据测评结果，中医医师可就个人的体质状况，给予饮食、运动、情志、起居等多方面针对性地指导。在此基础上，结合 24 节气养生，还可以配制方便、有效的中药药茶及中医养生、中医经络调理的保健操，适时适度地逐步调理，以达到改善或消除身体不适、养生益体的效果。中医体检能补充西医体检的不足，体现了中医"上医治未病"的思想。

204. 什么是中医体质测评

中医体质测评是指通过中医体质量表的填写，结合医生的四诊与分析，对个人体质类型做出判断，让您充分了解自己的体质类型，以及易患疾病的倾向，是有效制定个性化健康调养指导方案的基础。

常见的中医 9 种体质分别为：平和质、阴虚质、阳虚质、痰湿质、瘀血质、气虚质、气郁质、特禀质、湿热质。其中平和质属于正常体质，其他 8 种均属于偏颇体质。不同体质有不同的特征，如：

气虚质：特征为肌肉松软，声音低，易出汗，易累，易感冒；

阳虚质：特征为肌肉不健壮，常常感到手脚发凉，衣服比别人穿得多，夏天不喜欢吹空调，喜欢安静，性格多沉静、内向；

阴虚质：特征为体形多瘦长，不耐暑热，常感到眼睛干涩，口干咽燥，总想喝水，皮肤干燥，经常大便干结，容易失眠；

瘀血质：特征为皮肤较粗糙，眼睛里的红丝很多，牙龈易出血；

痰湿质：特征为体形肥胖，腹部肥满而松软，易出汗且多黏腻；

湿热质：特征为面部和鼻尖总是油光发亮，脸上易生粉刺，皮肤易瘙痒，常感到口苦、口臭，脾气较急躁；

气郁质：特征为体形偏瘦，常感到闷闷不乐、情绪低沉，常有胸闷，经常无缘无故地叹气，易失眠；

特禀质：特征为一类体质特殊的人群，会随季节变化出现过敏症状，易对药物、食物、气味、花粉等过敏。

205. 中医体质与慢性病的发生有关系吗

体质是指人体生命过程中,在一段时间内表现出来的,包含形态结构、生理功能和心理状态等方面综合的、相对稳定的个人情况。一个人的体质虽然是相对稳定的,但其可以随生活方式的改变而发生变化。

不同的中医体质对某种致病因素或疾病具有易感性,可影响疾病的证型,甚至决定疾病的转变与转归。现代研究显示痰湿体质为糖尿病、高血压、血脂异常的易发体质。对痰湿体质的人群可采取健脾祛湿的调理方案,如在饮食、运动、食疗、药茶等方面进行个体化调理,可有效预防多种慢性病的发生发展。

如某人为阳虚体质,其体质特征是肌肉不健壮,常常感到手脚发凉,衣服比别人穿得多,夏天不喜欢吹空调,喜欢安静,性格多沉静、内向。根据研究结果预测,此人未来患阳痿、水肿、甲状腺功能低下、肾上腺皮质功能减退症等的几率较高,故现阶段可给予以下个体化健康调护方案。

(1)**饮食调养**:平时多食牛肉、羊肉、韭菜、生姜、辣椒、花椒、胡椒等,少食生冷寒凉的食物,少饮绿茶。

(2)**生活起居**:平时注意足下、背部及下腹部的防寒保暖。

(3)**体育锻炼**:做一些舒缓柔和的运动,如慢跑、散步、太极拳、广播操等。经过系统的调理,其阳虚体质可以得到改善。

206. 自我健康管理该注意哪些问题

健康是可以自我管理的,但要想管理好健康,并不是件容易的事。首先要树立正确的健康理念,要提高自我维护健康的依从性,不能三天打鱼,两天晒网。同时要努力学习相关的健康保健知识,提高个人的健康素养。现在网络平台很发达,但要注意的是,网络平台信息很多,作为非医学专业的民众来讲对有效信息的筛选是比较困难的,要尽量选择正规、大型的健康网站,如正规医疗机构的官网去获取健康信息,以确保信息科学、准确。

在日常生活中,要有意识地从饮食、运动、生活节奏、预防保健、社会适应、心理调适等多方面着手,克服不良的行为习惯,积极建立健康的生活方式。还应掌握一些简便易学的自我保健技能,如健身操、保健穴位按摩等。当身体有明显不适症状时要随时就医以免延误病情。最好是在专业医师或健康管理师的指导下进行有针对性的自我健康管理,以达到更科学、有效的自我维护健康的目的。

207. 发现潜在健康风险时该如何自我管理

许多慢性病的发生发展都与我们日常的生活方式即行为习惯密切相关。通过健康风险评估,结合体检发现身体存在的潜在健康风险,应及时进行自我管理以预防疾病的发生。

首先要改变以往不良的生活方式,如不合理的膳食,包括多盐多脂、暴饮暴食等;缺乏充足而有效的运动;吸烟嗜酒等不健康的生活习惯。需要特别强调的是一定要调整好心态,尽量保持心理平衡。针对不同健康风险指数可在专业医生指导下采取不同的健康调理方案。

其次要注重相关健康风险指标的定期监测,进行动态观察,目的是了解相关干预措施是否有效,以便适时进行调整,真正达到降低或消除相关健康危险因素的目的。如果采用生活方式干预效果不理想时,建议及时找专科医生咨询指导。

208. 自我监测血压、血糖时需要注意哪些问题

(1)自我监测血压时一定要注意:

第一,连续性,每天尽可能在相同时间点测量同一侧手臂的血压。

第二,及时将监测数值记录下来,以便作对比,借此掌握自己血压波动的规律,以利更好地控制血压。

第三,自我监测使用的血压仪要固定,不宜经常更换,以保持标准一致。

(2)自我测试血糖时应注意以下几个问题:

第一,血糖仪必须配合同一品牌的试纸,不能混用。因为有的血糖试纸每批次都有区别,换用前需把新试纸的条形码数字输入仪器,否则会影响

结果。

第二,检测前手指要用酒精消毒,待酒精干透后再取血,以免酒精混入血液。

第三,采血量必须足以完全覆盖试纸测试区。取血时若发现血量少不能挤手指,否则会干扰血糖浓度。取血前将手在温水里泡一下,再下垂 30 秒。扎的时候可把针按一下再弹出,以免扎得太浅。

第四,试纸要放在干燥、避光的地方保存,最好选用单独包装的试纸。

第五,采血针一定要一次性使用,不能重复使用。

209. 饮食运动量化管理是怎么回事

大家都知道药物治疗一定有医生的处方,处方上除了有药名,肯定有剂量、使用方法等内容,谁都没有见过只有药名没有剂量和用法的处方。健康管理中的饮食运动管理作为一些慢性病的治疗方法,可以上升到饮食疗法和运动疗法的高度,同样也需要处方,也就是饮食处方和运动处方。既是处方,就应该有剂量和方法。所以,饮食疗法和运动疗法与普通饮食和运动最大的区别就在于前者是量化的、受控制的,而后者则是比较随意的。

饮食运动要达到治疗效果就必须满足一定的量化要求,不是随随便便吃一些、动一下就可以的。如对糖尿病病人的健康管理,我们强调的是"五驾马车",即药物治疗、合理膳食、适量运动、定期监测和健康教育,其中饮食运动就占了两条。可不要小看一个吃,一个动,科学的饮食运动量化管理对防控慢性病的发生发展可起到十分重要的作用。

210. 儿童和青少年需要健康管理吗

世界卫生组织曾发布公告:影响人健康长寿的因素,遗传占 15%,社会因素占 10%,医疗条件占 8%,气候条件占 7%,而 60% 取决于自己。也就是说,每个人都可以积极主动地掌控自己的健康。一个人的健康素养决定了其健康水平。

健康要从小抓起,儿童和青少年更需要健康管理,健康是从孕产期开始就要重视的事情,贯穿于生命的全过程。现代社会的生活环境复杂,尤其对儿童来说,如果能够从小就进行健康管理,尽早了解孩子在健康方面的隐患,及时规避、改善,就能达到避免或延缓疾病发生的目的,让孩子拥有更好的健康体魄,为美好的人生奠定坚实的基础。

儿童健康管理是围绕孩子的健康进行管理,包括健康档案的建立与管理;健康体检与评估;营养处方与运动处方;心理评估及健康心理处方等。通过健康管理来降低孩童们患各种身心疾病的风险。医生在孩子生长的不同阶段对孩子的健康进行全方位的监测,可以第一时间发现孩子健康上的偏差,为孩子制定对健康成长有利的干预方案,并及时解决,可在一定程度上减少孩子患大病的几率。其中贯穿始终的是健康教育。通过系列健康管理,可使孩子们更好地拥有健康、保持健康、促进健康。

211. 家庭也需要健康管理吗

家庭是社会的细胞,每个家庭成员的健康都与家庭的稳定、幸福指数密切相关。家庭的和谐又直接影响到社会的和谐。据专家介绍,实施以家庭为单元的健康管理比仅针对个体更能获得良好的效果。因为同一个家庭中的成员虽然有性别、年龄、身体状况、社会压力、生活习惯等不同,却有着近似或相同的生活环境、生活方式、饮食结构,再加上血缘关系的遗传,罹患同一种或同一类疾病的概率很高。尤其当家庭成员中已经发生某种与生活方式或遗传有关的疾病时,其他的家庭成员更需要得到特别的关注与预防。

家庭健康管理作为健康管理的重要形式,有着健康管理传统的基本流程和内容,家庭健康管理涉及每个人及家庭生活的方方面面。家庭健康管理正逐步被社会所接受和重视。

212. 家庭该如何开展健康管理

一是要家庭成员努力学习健康知识:获取健康信息,掌握一定的健康技能。有句话叫"无知者无畏"。许多人的健康问题出在缺少健康意识、缺乏健康知识上。据调查,我国民众健康知识的普及率远远低于欧美发达国家。

家庭成员中特别是家庭主妇的健康素养直接影响到一家人的健康水平。

二是可积极开展家庭防病活动:首先要帮助家庭建立良好的健康行为及生活方式。很多研究表明,现在高发的这些慢性非传染性疾病,其发生都与生活方式密切相关。而这些疾病的发生又往往存在一定的家庭聚集现象,这种现象的产生主要与家庭成员相同的生活方式,即其卫生、行为习惯有关。

三是开展家庭心理卫生活动:家庭心理卫生很重要,也很复杂。家庭同社会一样存在着多种关系,每一种关系都存在其特殊性。这些关系是客观存在的,每个人都不可能逃避,处理不好就会困扰人的心理,影响人的健康。可通过开展家庭成员的集体心理咨询和教育,来影响改变人的心理倾向,平衡心理状态,从而提高人们对心理健康的认识,纠正不健康的心理和行为。

四是要在家庭中积极提倡健康行为方式:养成良好的生活起居、健康饮食运动习惯。

213. 如何正确选择健康管理服务机构

随着经济条件的好转,个人健康意识的不断增强,越来越多的人开始关注自身健康,有意识地坚持一年一次的健康体检。但是选对机构和专家十分重要。选择健康管理机构时一定要全面权衡,选择那些资质全、实力雄厚、信誉好的健康管理机构才能保证自身的合法权益,并从中受益。具体应注意考察以下几点:

(1)健康管理机构应该具有卫生行政部门颁发的医疗机构执业许可证。

(2)健康体检场所要独立,不得与诊疗病人混杂,可减少交叉感染的危险。

(3)有足够的体检区域,有冷暖设施,通风良好,男、女分检。接待区、待检区、专业科室检查区、咨询区、就餐区等主要功能区齐备。

(4)健康体检设备优良,持有计量监督部门核发的合格证书,并定期检测,以保证设备始终处于功能完好状态。健康体检设备的性能至关重要,决定着能否在疾病早期、微小病变期或在病变前期做到早发现,尤其是对于一些严重健康问题如恶性肿瘤。

(5)应有专业体检医生,并具备相关的执业能力及执业资格、执业权限。

(6)有完善的质量控制管理制度。

(7)体检信息化程度高,有利于健康体检档案的储存、信息的汇总对比、检后跟踪随访与健康干预。

(8)完善的检后服务。系统、规范、正确的检后服务是提高健康体检性价比和改善、提高健康水平的重要且不可或缺的手段。

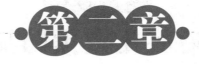

预防接种

　　免疫接种是预防传染病最有效的措施,为保护儿童青少年免受各种传染病的危害,我国施行学龄前儿童第一类疫苗免费接种政策。何谓第一类疫苗?还有第二类疫苗吗?孩子有必要接种第二类疫苗吗?成人为什么也需要接种疫苗?出国到不同的国家工作、旅游应该选择接种哪些疫苗?应该到哪里接种?本章围绕疫苗接种过程中大家常见的困惑,结合当前学龄前儿童预防接种、成人重点疫苗接种、狂犬病疫苗及出国疫苗接种等重点问题进行解读,实用、通俗、易懂、直接,为您和家人提供疫苗接种方面的服务与指导。

第一节
学龄前儿童预防接种

214. 预防接种门诊工作时间和预防接种证办理须知

预防接种门诊的工作时间是按照国家免疫规划和当地预防接种工作计划确定的,城镇接种单位是根据本责任区的人口密度、服务人群以及服务半径设立的,实行按日(周或旬)接种,农村地区有条件的在乡级卫生院设立预防接种门诊,以乡为单位实行周(旬或月)集中进行预防接种。因此不同地方的预防接种门诊时间就会有差异,要根据所在辖区预防接种门诊时间的安排和保健大夫的预约时间合理进行接种。

《中华人民共和国传染病防治法》和《疫苗流通和预防接种管理条例》都明确规定:国家实行有计划的预防接种制度。国家对儿童实行预防接种证制度。儿童出生后一个月内,其监护人应带齐相关手续到当地的接种单位办理预防接种证。未按时建立预防接种证或预防接种证遗失者应及时到接种单位补办。儿童离开原居住地期间,由现居住地卫生局认可的承担预防接种工作的接种单位负责对其实施接种。

215. 接种证有什么作用,预防接种证遗失如何补办

(1)预防接种证作为儿童预防接种的凭证、记录和证明,可以使接种医生掌握儿童的接种信息,按免疫程序预约或通知接种,以确保儿童得到及时的接种服务。

(2)接种证上刊登许多预防接种相关知识或接种注意事项等信息,便于

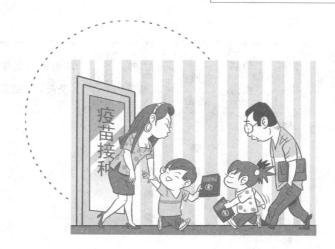

儿童家长了解接种疫苗的种类、时间、地点,及时带儿童去接种疫苗。

　　(3)国家规定,在儿童入托、入学时需要查验儿童接种证,可以作为入托、入学的预防接种的凭证。

　　(4)在办理出国手续时,许多国家规定必须提供有效的预防接种证明。

　　(5)儿童长期在外地时,可凭预防接种证,在临时居住地的接种单位为儿童及时接种疫苗。

　　接种门诊在为儿童办理预防接种证时都会同时建立预防接种档案,并将接种信息记录在接种档案中。因此,当预防接种证遗失时,应及时携带监护人有效身份证明,到原来提供接种服务的单位提出申请,由接种单位按照接种档案补办接种证。

216. 北京市免疫规划疫苗免疫程序是什么

表3　北京市免疫规划疫苗免疫程序

年龄	卡介苗	乙肝疫苗	甲肝疫苗	脊髓灰质炎疫苗	百白破疫苗	麻风二联疫苗	麻风腮疫苗	乙脑疫苗	流脑疫苗
出生	●	●							

年龄	卡介苗	乙肝疫苗	甲肝疫苗	脊髓灰质炎疫苗	百白破疫苗	麻风二联疫苗	麻风腮疫苗	乙脑疫苗	流脑疫苗
1 月龄		●							
2 月龄				●					
3 月龄				●	●				
4 月龄				●	●				
5 月龄					●				
6 月龄	●								●
8 月龄						●			
9 月龄									●
1 岁								●	
1.5 岁			●		●		●		
2 岁			●					●	
3 岁									●A＋C
4 岁				●					
6 岁					●(白破)		●		
小学四年级									●A＋C
初中一年级		●							
初中三年级					●(白破)				
大一进京新生					●(白破)				

217. 什么是第一类疫苗，包括哪些疫苗

第一类疫苗是指政府免费向公民提供，且公民应当依照政府的规定接

种的疫苗。

目前对适龄儿童接种的第一类疫苗有 11 种,包括乙肝疫苗、卡介苗、脊髓灰质炎疫苗、百白破疫苗、麻腮风疫苗(麻疹疫苗、麻腮疫苗、麻风疫苗)、白破疫苗、甲肝疫苗、流脑疫苗(A 群和 A＋C 群多糖疫苗)、乙脑疫苗。并且用无细胞百白破疫苗替代全细胞百白破疫苗。

另外,有 3 种是对重点地区和重点人群接种的疫苗,包括在重点地区对重点人群接种的出血热疫苗,在发生疫情或洪涝灾害时,对重点人群接种的炭疽疫苗和钩端螺旋体疫苗。

218. 什么是第二类疫苗,有必要接种第二类疫苗吗

第二类疫苗是指由公民自费并且自愿受种的其他疫苗。

第二类疫苗与第一类疫苗是相对的,不会绝对不变。由于受国家的经济承受能力、疫苗的供应等多种原因影响,第二类疫苗暂时实行自费接种,随着条件的成熟,许多第二类疫苗也将纳入国家免疫规划。

第二类疫苗对第一类疫苗是重要补充,并不是第二类疫苗就不需要接种,实际上有些第二类疫苗针对的传染病对人们威胁很大,如流感、水痘、肺炎等,患病后不仅对个人的健康造成很大危害,也增加了经济负担。公众可以根据经济状况、个体的身体素质,为儿童、老人和自己选择接种第二类疫苗。

第二类疫苗与第一类疫苗一样,在研发阶段经过大量实验,证明对人体安全有效,才投入生产;在生产过程中,每道工序都有严格的质控措施;成品经过严格的检验,并经国家检定部门检定合格后,才上市销售,因此是非常安全的。

219. 儿童常见疫苗接种可预防哪些疾病

表 4 儿童常见疫苗

疫苗名称	可预防疾病
卡介苗	结核病
脊灰疫苗	脊髓灰质炎

续表

疫苗名称	可预防疾病
无细胞百白破疫苗	百日咳、白喉、破伤风
麻风疫苗	麻疹、风疹
麻腮风疫苗	麻疹、风疹、流行性腮腺炎
乙肝疫苗	乙型肝炎
乙脑减毒活疫苗	流行性乙型脑炎
A 流脑疫苗	A 群流行性脑脊髓膜炎
A＋C 群流脑疫苗	A、C 群流行性脑脊髓膜炎
甲肝灭活疫苗	甲型病毒性肝炎
肺炎疫苗	本疫苗包含的 23 种血清型引起的系统性肺炎球菌感染
水痘疫苗	水痘
B 型流感嗜血杆菌结合疫苗	小儿脑膜炎、肺炎
流感疫苗	流行性病毒性感冒
出血热疫苗	流行性出血热
口服轮状病毒疫苗	小儿秋季腹泻

220. 预防接种前父母需要做哪些准备

儿童出生后,家长/监护人就要按照疫苗的免疫程序按时带孩子去预防接种单位接种疫苗。接种疫苗前家长应该做好充分的准备工作,具体包括:

(1)注意孩子近几天有无发热、腹泻、咳嗽、惊厥等症状,如果有以上症状或者有心脏、肝脏、肾脏等疾病,一定要告诉医生,让医生决定是否能接种疫苗。

(2)如果孩子在以前接种疫苗后出现了高热、抽搐、荨麻疹等反应,要告诉医生。

(3)了解本次需要接种的疫苗及针对的疾病,认真阅读《预防接种告知单》。

(4)保持接种部位皮肤清洁。冬天接种前最好先洗澡,换上柔软、宽松的衣服。

(5)让孩子吃好、休息好,因为饥饿和过度疲劳时接种疫苗容易发生晕针。

带孩子去接种门诊接种,首先要携带好孩子的预防接种证,不要折叠、损坏,以便接种门诊打印或登记接种信息。如果孩子之前有过过敏史(包括药物、食物、接触过敏)、患病史,接种后有过异常反应,则还要携带相应的医学诊断资料给接种医生做参考。还要带好宝宝的食物、奶瓶、水瓶、尿不湿和纸巾等必备物品。

221. 预防接种后有哪些注意事项

宝宝接种后不要急着回家,要在接种场所休息 30 分钟左右,如果宝宝出现高热和其他不良反应,可以及时请医生诊治。保证接种部位的清洁,防止局部感染。回家后也要细心观察宝宝的反应,不要让宝宝做剧烈运动,一般的不良反应如轻微发热、食欲减退等也是正常现象,只要注意休息,多喝开水,避免着凉,1~2 天后反应会自动消失。如果反应强烈且持续时间很长,就应立刻带宝宝去医院找医生诊治。严格按照规定的免疫程序和时间进行接种,不在规定的时间接种疫苗,一定要向医生说明情况,另外约定疫苗接种时间。

孩子接种以后避免剧烈运动,不要吃酸辣等刺激性强的食物,对孩子要细心照料,注意观察,有时小孩会发生常见的不良反应,如轻微发热,精神不振,不想吃东西,哭闹等,一般都不严重,只要好好照料,多喂开水,很快会恢复,如果体温过高,可服些退烧药。接种后 24~48 小时内,注射部位可发生红、肿、热、痛等局部反应。有时注射部位附近的淋巴结也可能肿大。如局部反应重时,可用干净毛巾热敷,如反应加重,应及时请医生诊治。

222. 宝宝接种疫苗为什么要到指定地点接种,异地接种可以吗

疫苗是一种特殊的药物,在储存上有严格的要求,只有在定点的卫生院门诊或疾病预防控制中心才能保证疫苗的质量。另外,万一因为接种出现

严重过敏反应如晕厥、休克等,指定地点有相应的应急措施,能更好地保证孩子的人身安全。

我国对流动儿童的预防接种实行属地化(即现居住地)管理,流动儿童与本地儿童享受同样的预防接种服务。接种之前,要先到原接种单位为孩子办理转卡手续,搬到新住址后,最好在第一时间向新居住地的预防接种单位出示孩子的预防接种卡、证,以保证孩子预防接种的连续和完整。如之前未办理预防接种证或预防接种证遗失,应该及时补办预防接种证。

223. 宝宝生病了,错过疫苗接种怎么办

婴儿出生时,按照免疫程序应该尽早接种卡介苗和乙肝疫苗,但有些孩子出生后由于体重不足或有黄疸、产伤等等原因没有接种,目前实施的儿童免疫程序是针对足月儿制定的,对于早产儿,体重不足 2.5 千克的,不要接种卡介苗;而乙肝疫苗若在出生时未接种,则应在满月后按照免疫程序正常接种,其他疫苗都可以按照足月儿的程序正常接种。如果是因病未种的情况,要等到孩子康复后再接种。每种疫苗都有各自的接种程序,所以接种时间也是安排好的,但遇到宝宝生病就要特殊对待。一般在病好后 2 周内带着宝宝去补打疫苗就可以了。稍微推迟几天接种对宝宝没有不良影响,疫苗依然是有效的。如果病情长时间未好转,要咨询接种医生,看何时接种更合适。

224. 宝宝接种时间可以随意提前或者推后吗

随意提前或推后都是不可取的。预防接种程序是国家经过严密的科学试验制定的,与孩子的身体抗体水平和注射疫苗后抗体的产生数量,以及抗体的持续时间有着一定的关系。有些心急的父母,早早带孩子到医院接种疫苗,以为越早接种,获得免疫力的时间也越早,其实这种想法是错误的。过早接种,孩子出生时从妈妈体内获得的抗体还没有消失,可能对疫苗产生"攻击",使疫苗失效;或者孩子的免疫系统还不完善,不能产生相应的抵抗力。而有些家长因为工作繁忙,或是疏忽错过了接种时间,宝宝不能及时获

得保护,如果这期间一旦接触致病菌,很有可能就得病了。所以,对待接种疫苗不能操之过急,也不要推后太久,尽量按时接种,保证宝宝获得最好的保护。

225. 为什么有些人接种疫苗后仍有可能发病

疫苗接种后产生免疫力的时间取决于疫苗的种类、接种次数、接种途径以及身体的健康状况等。一般来说,初次接种需要3～4周才能产生有效的免疫,其免疫力相对来说较弱,维持时间短。而再次接种时只要1周左右就能产生有效的免疫,其免疫力强,维持时间也长。所以,在预防某些有明显季节性的传染病时,最晚也要在该病的流行季节前1个多月完成预防接种,才能有效防止发病。

疫苗均具有一定的保护率,但由于受种者个体的差异,少数人接种后不产生保护作用,仍有可能会发病。另外,如果接种疫苗时受种者恰好已处在该疫苗所针对疾病的潜伏期,接种后疫苗还未产生保护作用,所以接种疫苗后仍会发病,这属于偶合发病。

226. 打完疫苗一定要观察半小时再走吗

是的,一定要在接种门诊观察至少半小时,孩子没有出现异常反应后方可离开。因为虽然接种预防针是安全可靠的,但所有的疫苗在使用后都有一定几率会出现急性过敏,休克等不良反应,如果抢救不及时,很可能造成严重的不良后果。为了防止此类情况发生,接种后留观半小时,以便出现不良反应时可以得到及时救治。

227. 如果宝宝发生严重过敏反应,以后能不能再接种该疫苗

接种某种疫苗后曾发生严重过敏反应者,以后不能再接种该疫苗。因为他可能对疫苗中某种成分过敏。在疫苗生产时,往往会在疫苗中加一些附加物,如细胞生长因子(小牛血清、鸡胚细胞疫苗)、细胞残留碎片(原代细

129

胞、传代细胞)、培养基异种蛋白、吸附剂、疫苗稳定剂(明矾、明胶),此外还有抗生素、石炭酸、硫柳汞和氢氧化铝等,这些成分都有可能引起过敏。

228. 宝宝接种疫苗后出现了一些不良反应,需要送医院看病吗

接种疫苗后,有时候会出现一些不良反应。一般反应是在预防接种后发生的,由疫苗本身所固有的特性引起的,对机体只会造成一过性生理功能障碍的反应,不会有后遗症。局部反应主要为接种部位的疼痛、红肿、硬结等,全身反应主要为发热、全身不适、倦怠、乏力等。此类反应的特点为:①由疫苗固有性质引起;②发生频率相对较高;③反应程度较轻,一般不需临床处置;④反应呈一过性,不留永久性损害。以上这些情况一般无需就医,只要加强护理,对症治疗,可自行消失。但是,如果出现较重反应如高热、过敏反应等,一定要及时就医,并向接种医生说明,以便医生来决定以后的接种。

229. 儿童接种卡介苗后出现小脓包应如何护理

接种卡介苗后,一个月左右在接种部位会出现一个小硬块或小脓疱,再过一个时期上面结痂,不久结痂会自行脱落,这是卡介苗接种后的正常过程。这时不必擦药或包扎,要保持局部的清洁干燥,衣物不要太紧,避免接触水或用手搔抓。如有脓液流出,可用无菌棉签或纱布拭净,不要挤压,一般2~3个月会自然愈合结痂,痂皮要等其自然脱落,不要提早抠掉。特别需要注意的是千万不要用毛巾等热敷。家长应注意观察反应的变化,接种后出现淋巴结稍微肿大者,应及时医院诊治,一般通过热敷即可使之吸收,如已化脓,可在无菌操作下抽取脓液;已破溃者可用异烟肼或对氨柳酸软膏外敷,并根据情况更换敷料。

230. 为什么要对新生儿接种乙肝疫苗

病毒性肝炎是一种以肝脏损害为主的全身性急性传染病。由于病原的

不同,目前可分为甲、乙、丙、丁、戊等几型。乙型肝炎是对人体健康危害最为严重的。根据目前的研究,感染乙肝病毒(HBV)后,有20%的感染者会成为长期带毒者或发生慢性肝炎,并可引起肝硬化,在原发性肝癌中有80%的病例是由乙肝病毒感染引起的。

对新生儿进行乙肝疫苗的接种能有效地阻止乙肝病毒的传播,其原因是:

(1)母婴围产期传播在我国是乙肝病毒最主要的传播途径之一。

(2)感染乙肝病毒后形成慢性携带状态的几率与受感染时的年龄关系密切,1岁以内婴儿感染乙肝病毒后约有70%～90%发展成乙肝病毒慢性携带者,2～3岁幼儿为40%,7岁儿童为6%～10%,青少年和成年人感染后成为慢性携带者的仅占5%左右。

(3)仅对乙肝抗原阳性母亲的新生儿进行免疫不能预防幼儿时期的水平传播,对所有新生儿普种乙肝疫苗,既可以阻断母婴围产期传播,减少儿童中新传染源的产生,也可以阻断儿童时期的相互传播。

231. 哪些孩子不能注射乙肝疫苗

正在发病的乙肝患者或隐性感染者、慢性乙肝病毒携带者和乙肝病毒既往感染者,都没有必要注射乙肝疫苗。也就是说经化验,如果乙肝表面抗体(抗-HBs)阳性,表示体内已感染过乙肝病毒并产生了抵抗该病毒的抗体,无必要再注射乙肝疫苗;如果乙肝核心抗体(抗-HBc)存在,表明体内仍有乙肝病毒存在,也不需要注射乙肝疫苗。

另外有发热、患有急性或慢性严重疾病者(如心、肾脏病等)、既往有过敏史者、早产儿及严重脏器畸形,严重的皮肤湿疹等患者,也不能注射乙肝疫苗。

232. 为什么有的疫苗要接种多次

免疫接种的疫苗种类不同,接种的剂量、次数、间隔时间也有不同。其中有些疫苗(主要是灭活疫苗,如百白破疫苗)接种时需要接种2～3次。第

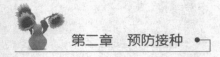

一次注射灭活疫苗后，人体产生的免疫反应是初次免疫反应，此过程产生的抗体量较少，而且抗体在体内保留的时间不长，免疫效果不强。在第 2 次接种后，人体产生的免疫反应是 2 次免疫反应，这次产生的抗体量是初次反应的好多倍，且在体内可以长期存在，免疫效果好，有的疫苗还需要接种 3 次。经过 2～3 次接种后叫做全程免疫，得到的免疫效果可靠。

233. 需要多次接种的疫苗在既往接种疫苗后有不良反应者还能继续接种吗

按免疫程序要求需要连续接种多剂次的疫苗，如乙肝疫苗、脊灰疫苗、百白破疫苗等，如果第一次接种只出现单纯的局部反应或低热，则不必改变免疫程序，可继续接种；如果出现严重反应，如严重过敏反应、休克、脑炎、非热性惊厥的儿童，以后不能再接种同种疫苗；接种百白破后出现虚脱、休克、持续性尖叫、高热、惊厥、严重意识障碍、血小板减少或溶血性贫血等情况之一者，应停止以后剂次的接种，应当考虑接种破伤风疫苗(TT)或白喉破伤风疫苗(DT)来完成免疫程序。服用口服脊灰减毒活疫苗除出现严重腹泻者需补服外，一般不影响接种。

第二节
成人疫苗接种

234. 成年人还需要接种疫苗吗

自从实施儿童计划免疫以来,许多传染病发病率显著下降。然而,一些传染病目前有明显年龄高移现象。这是因为近年来,随着城市化进程的不断加快,越来越多的外来人口涌入城市,再加上这些外来人口大多来自农村、边远山区等经济条件较差的地区,这些地区疫苗接种率较低,并且这部分人群又没有隐性感染,因此他们多数缺乏免疫力,一旦接触病原体,极易引起传染病的流行和暴发。

有鉴于此,凡未经过白喉、破伤风、麻疹、流行性腮腺炎、脊髓灰质炎、乙脑、流脑、乙型肝炎等自然感染而获得免疫或未接种疫苗的成年人,均可能罹患这些传染病。目前,疫苗可预防的传染病在少数成年人中仍保持一定的发病率。因此,对疫苗可预防的疾病,每个成年人也应得到适当保护,予以相应的免疫接种。

235. 成人可以接种的常见疫苗有哪些

(1) **白喉、破伤风类毒素疫苗**:我国白喉发病率年龄高移,成人对白喉免疫水平下降,锡克氏反应阳性率较高。目前,我国已有统一配方的低单位成人用白、破二联类疫苗,可供成人加强免疫。

(2) **麻疹疫苗、风疹疫苗、腮腺炎疫苗**:据报道,近年来我国麻疹发病年龄高移,少年和成人发病率占相当大的比例。我国一些省市已把麻疹疫苗纳入大、中专入学新生和新兵入伍的接种常规。育龄妇女在孕前应作风疹疫苗注射,有预防风疹病毒感染、防止胎儿畸形的作用。

(3)乙肝疫苗、甲肝疫苗:我国是甲型和乙型病毒性肝炎的高发区域,人群乙肝病毒的感染率高,成人特别是那些经常接触血液和分泌物的人员更需接种乙肝疫苗。接触甲肝病人较多的行业人员(学生、军营人员、医务人员、餐饮人员以及集体生活人员)可酌情接种。

(4)流脑疫苗、乙脑疫苗:乙脑的高发年龄虽然是 15 岁以下的少年儿童,但成人的发病率仍占相当的比例。在流动人口集中的地方,流脑暴发流行仍有发生。因此,在这类地域及大型建筑工地周围的人群、开放城市人群等均应接种流脑疫苗。

(5)狂犬疫苗:被狗、猫、猪等家畜咬伤和从事兽医、驯兽、动物饲养工作的人员应注射狂犬病疫苗。

(6)其他疫苗接种:从事环卫和污物处理的工人,应作白喉、破伤风二联疫苗接种,酌情还可作伤寒疫苗、霍乱疫苗、脊灰疫苗等接种;从事医学微生物实验的人员,直接接触如鼠疫杆菌、炭疽杆菌等检验工作,亦应作相应的疫苗接种。

236. 成人接种疫苗要到哪个机构

北京市预防接种门诊除了为适龄儿童提供免疫预防服务以外,大部分地方还会设有成人接种门诊,请需要接种疫苗的成人在指定的成人接种日,就近到居住地所属的社区卫生服务中心预防保健科,也可以去任何一家设有预防接种门诊的医疗机构接种疫苗。

此外,为保证被犬或猫等动物致伤的伤者得到规范化伤口处理、疫苗接种和抗狂犬病血清注射"三位一体"的服务模式,北京市卫生局指定医院设立"狂犬病免疫预防门诊",悬挂统一的"狂犬病免疫预防门诊"标志,并实行24 小时接诊。如有需要接种狂犬病疫苗的伤者可到特定地点接种,门诊地址和相关各类疑问可以拨打公共卫生热线 12320 进行电话咨询。

237. 成人接种疫苗需要收费吗

疫苗分为两类。第一类疫苗,是指政府免费向公民提供,公民应当依照政府的规定受种的疫苗,包括国家免疫规划确定的疫苗,省、自治区、直辖市人民政府在执行国家免疫规划时增加的疫苗,以及县级以上人民政府或者其卫生主管部门组织的应急接种或者群体性预防接种所使用的疫苗;第二类疫苗,是指由公民自费并且自愿受种的其他疫苗。

目前第一类疫苗以儿童常规免疫疫苗为主,此外还包括对重点人群接种的特定疫苗(如大一进京新生接种麻疹、白破疫苗,外来务工人群接种麻疹、流脑疫苗,60 岁以上老年人接种流感疫苗等)和特定疫苗的应急接种。除此以外的疫苗均需要公民自费接种。

238. 为什么老年人更需要接种流感疫苗

流感流行具有一定的季节性,我国北方地区的流行一般都发生在冬季,北京市流感流行特点是每年 10 月至次年 3 月为流行季节,高峰在 12 月中旬至次年 1 月下旬。在我国,大多数老年人都患有不同程度的心脑血管疾病、高血压、肺气肿、慢性支气管炎、哮喘、糖尿病、肝病、肾病或肿瘤等疾病,流感容易诱发和加重他们的慢性病症状,并易导致肺炎、心肌炎、支气管哮喘等并发症,甚至造成死亡。

一般,接种流感疫苗后能迅速在人体内产生保护性抗体,通常 2 周之内就有保护效果。保护性抗体在人体内能够持续 1 年,在接种后的 1 年之内都能有效抵御流感病毒的侵袭。在流感高峰到来之前接种流感疫苗,是目前世界上公认的预防流感最为有效的措施。好处主要有两点,一是可以抵御流感病毒的侵袭,避免因患流感而引起的各种并发症。二是降低医疗费用,减少抗生素使用,降低老年人因流感而住院甚至死亡的危险。

239. 老年人在哪里接种流感疫苗

自 2007 年以来,我市已经连续 6 年免费为符合条件的市民接种流感疫苗。每年北京市流感疫苗接种工作从 10 月开始,到 11 月结束。截至 2012 年,北京市各区县开设了 448 家流感疫苗接种门诊,凡本市户籍 60 周岁以上的老年人,持有效居民身份证可以到就近的医疗接种点统一接种。

240. 为什么每年都需要接种流感疫苗

因为流感病毒变异很快,几乎每年都要发生改变,且不同变异株所诱导的抗体对不同毒株无交叉保护作用或交叉保护作用弱。世界卫生组织(WHO)紧密追踪流感病毒变异的情况,每年定期公布用于疫苗制造的毒株。流感疫苗含有 3 种毒株,每年流感病毒流行株发生变异了,对应的流感疫苗的毒株配方也随之变化,所以每年都需要接种最新的流感疫苗才能达到预防的效果。

241. 老人接种流感疫苗时要不要接种肺炎疫苗

冬春季是呼吸道传染病(肺炎、流感等)的高发季节,老年人是流感、肺炎的高发人群。罹患流感后易继发细菌性肺炎,成为损害老年人健康的重要因素。流感和肺炎球菌感染有着密切的关联。肺炎球菌是寄生于口腔或鼻咽部的一种正常菌群,当机体抵抗力下降时,这些平常表现正常的菌群就会大量繁殖,从而使人患病。要想消除流感和肺炎球菌对人体健康造成的危害,只有通过接种疫苗、增强免疫力才能实现。因此,世界卫生组织推荐高危人群要接种流感疫苗和 23 价肺炎疫苗,23 价肺炎疫苗能提供至少 5 年的保护期。

242. 什么样的成年人需要接种乙肝疫苗

接种对象包括所有未接种或者未全程接种乙肝疫苗或接种史不详的 18 岁以上成人,及所有自愿接种乙肝疫苗的 18 岁以上成人。尤其是存在以下风险的人群:

(1)存在性暴露感染风险的人群:包括男男性接触者、多性伴者、性伴为乙肝抗原阳性者及性传播疾病患者。

（2）存在职业暴露风险的人群：如医学院校学生、接触血液的医务工作者、救援（公安、司法、消防、应急救灾等）人员及福利院、残障机构和托幼机构等工作人员。

（3）存在经皮肤和黏膜暴露血液风险的人群：包括静脉吸毒人群、乙肝病毒携带者或乙肝患者的家庭成员、易发生外伤者、血液透析者及器官移植者。

（4）其他人群：如其他慢性肝病患者、HBV 高发区的居住者及旅行者、免疫缺陷或免疫低下者、HIV 阳性者、高校大学生及其他自愿接受乙肝疫苗接种者。

243. 家里有人得了乙肝，其他人怎么接种乙肝疫苗

慢性 HBV 感染者可通过家庭内成员间的密切接触，增加 HBV 感染的风险。感染风险最高的是慢性感染者的性伴，家庭内 HBsAg 携带者可通过性接触而传染配偶。此外，日常生活中还可通过共用牙刷、洗澡刷、剃须刀传染给他人。因此，在 HBV 高发区，慢性 HBV 感染者多呈家庭内聚集状态。

结合世界卫生组织（WHO）、美国疾病预防控制中心及中国《慢性乙型肝炎防治指南（2010 年版）》的提议，成年人特别是家里有乙肝病人的成年人，建议在自愿的前提下，接种乙肝疫苗。具体建议是：对于成人从未接种者/未全程接种或接种史不详者，建议接种 20 微克乙肝疫苗，并遵循"0-1-6 个月"的接种程序。对于血液透析和器官移植者，可按照"0-1-2-6 个月"程序，接种 60 微克的乙肝疫苗。对免疫功能低下或无应答的人群，建议增加接种剂量和接种次数：即对 3 针免疫程序无应答者可再接种 3 针，并于第 2 次接种 3 针乙肝疫苗后 1～2 个月检测血清中抗-HBs，如仍无应答，可接种 1 针 60 国际单位重组酵母乙肝疫苗。

244. 哪些成年人需要接种甲肝疫苗

甲型病毒性肝炎（甲肝）是由甲型肝炎病毒所引起的，以肝实质细胞炎性损伤为主的肠道传染病。甲肝病毒通过粪-口途径传播。我国西南地区

较常见水和食物传播引起不同程度的暴发流行,东部和沿海地区出现过食用不洁贝类水生动物而造成的暴发流行。人群对甲型肝炎病毒普遍易感。

所有想获得对于甲肝的免疫力的人,以及高危人群如慢性肝病患者、同性恋者、血凝因子紊乱的患者、前往甲肝流行区的人等都可以接种甲肝疫苗;感染病人密切接触者、饮食从业人员、实验室工作者、托儿所工作人员、医务人员等也可酌情接种甲肝疫苗。此外,如发生甲肝暴发,为控制疫情的进一步蔓延,保护易感人群,确定接种范围和对象后,应按照《疫苗流通和预防接种管理条例》,坚持"知情同意、自愿接种"的原则开展甲肝疫苗等应急接种。

接种甲肝灭活疫苗共需要 2 剂次,两剂间隔 6 个月。

245. 育龄期妇女为什么要接种风疹疫苗

风疹是一种常见的病毒传染病,成人患风疹时症状较轻,有时可无自觉症状,但孕妇若感染了风疹病毒,不论症状轻重,都可能引起流产或胎儿畸形。因此,育龄妇女在孕前应作风疹疫苗注射,有预防风疹病毒感染、防止胎儿畸形的作用。接种 3 个月内避免妊娠,接种之前无需检查身体。

246. 孕妇可以接种疫苗吗

孕妇接种疫苗是不是安全与接种的疫苗类型有关。疫苗分活疫苗和死疫苗两种。活疫苗是病毒经过处理后发生了变异的活病毒。一般医生建议,准妈妈们不要在怀孕期间接种经过减毒处理的活疫苗,比如麻风腮三联疫苗。因为理论上被减弱的病毒仍然可能在您体内发生感染,并可能把这种感染传给您的宝宝。但是灭活疫苗是经过处理的死菌或死病毒,进入人体不会在体内生长繁殖,但可引起人体的免疫反应,故对人体没有妨碍。在一般情况下,孕妇是不接种疫苗的。但在长达 10 个月的妊娠过程中,有时免不了会遇到需要接种疫苗的情况。如被狂犬或可疑狂犬咬伤,就需注射狂犬疫苗;密切接触乙肝病人,或被含有乙肝病毒的血液污染的针头刺伤,便需注射乙肝疫苗。但为了避免偶合症的发生,建议怀孕后 3 个月内和分娩前 1 个月内尽量不要接种,具体事宜请咨询当地疾病预防控制中心或预防接种单位。

247. 参加外来务工人员接种需要具备哪些条件

近年来,流脑和麻疹病例在外来人员中高发,特别是春节之后外来务工人员及其子女来京工作、生活和学习,其中不少人未接种过疫苗,是免疫空白人群。为此,北京市已连续多年在这类人群及大型建筑工地周围的人群、开放城市人群等接种流脑和麻疹疫苗。符合3年内未接种过流脑疫苗或5年内未接种过麻疹疫苗、无流脑或麻疹患病史且年龄在40岁及以下的外来务工人员均需要参与接种。届时可按照有关通知到接种单位或临时接种场所,根据自身情况选择接种麻疹减毒活疫苗和(或)A+C群脑膜炎球菌多糖疫苗,并领取预防接种证明。

248. 外地进京新大学生应该接种哪些疫苗

疫苗接种是预防传染病最经济、最有效的手段,为有效防止传染病在学校暴发流行,北京市大专院校医院门诊均为学生提供特定疫苗的预防接种服务。主要包括对外地进京新生统一组织接种麻类疫苗、白破疫苗,西部三个省份(西藏自治区、新疆维吾尔自治区、青海省)进行乙脑疫苗的组织接种,此外还会组织新生进行自愿自费的乙肝疫苗、甲肝疫苗和流感疫苗接种。校医院还供给学生其他传染病的疫苗,如水痘疫苗等。

249. 成人也需要接种麻疹疫苗吗

麻疹是由麻疹病毒引起的急性呼吸道传染病,多发生于冬春两季。临床表现以发热、流涕、打喷嚏、咳嗽、眼结膜炎、口腔黏膜出斑及全身皮肤斑丘疹等为主。

凡未患过麻疹又未接种过麻疹疫苗的人,在接触麻疹病人后,均易被感染而发病。麻疹病人恢复后可获得持久的免疫力,极少会发生二次感染。目前,北京市麻疹发病以成人多见,但小月龄婴儿因为母亲传给的抗体不高,也出现患病的情况。

预防麻疹最好的方法是注射疫苗。与麻疹病人密切接触者,应该进行疫苗的应急接种,预防麻疹。为有效防止麻疹在人群聚集地暴发流行,北京市每年还针对大一进京新生与外来务工人员开展免费的麻疹疫苗接种。

250. 什么是带状疱疹疫苗

带状疱疹俗称"缠腰龙",是潜伏在感觉神经节的水痘-带状疱疹病毒经再激活引起的皮肤感染。最常见症状为胸腹或腰部带状疱疹,约占整个病变的70%;其次为"三叉神经"带状疱疹,约占20%,同时伴有严重的神经痛。带状疱疹在急性期带来的疼痛对患者生活质量有明显影响。随着年龄的增高,发病率也随之上升。

美国疾病预防控制中心(CDC)目前建议所有年龄≥60岁的适宜人群都注射单剂带状疱疹疫苗,患有慢性疾病的患者也可以接种该疫苗,除非其所患疾病属接种禁忌证。我国目前还处于相关研究阶段,疫苗尚未进入国内市场。

251. 什么情况下不能接种疫苗

如果出现下述情况,则建议不接种或暂时推迟接种:

(1)已知对特定疫苗的任何成分,包括辅料、甲醛等过敏者不宜接种。

(2)患急性疾病、严重慢性疾病、慢性疾病的急性发作期和发热者不宜接种疫苗,待身体完全康复或处在慢性病较长的稳定期时,可根据情况考虑接种。

(3)妊娠期、哺乳期及月经期应推迟接种某些疫苗。

(4)对未控制的癫痫和其他进行性神经系统疾病者不宜接种。

(5)免疫缺陷、免疫功能低下或正在接受免疫抑制治疗者不宜接种某些疫苗。

(6)患肾脏病、心脏病及活动性结核病患者不宜接种某些疫苗。

具体事宜请咨询当地疾病预防控制中心或预防接种单位。

第三节
狂犬病疫苗接种

252. 什么是狂犬病

　　狂犬病是由狂犬病毒引起的一种急性传染病，又称恐水病、疯狗病等。狂犬病毒主要在动物间传播。人如果被带有狂犬病毒的动物咬伤、抓伤就会感染狂犬病毒，就有可能患狂犬病。人患了狂犬病会出现一系列精神症状，表现为高度恐惧、狂躁不安、恐水、怕风、怕光、怕声响等，并逐渐出现咽喉肌肉痉挛、流口水、瘫痪，呼吸和循环麻痹等症状，病死率为百分之百。

253. 人狂犬病是如何感染上的

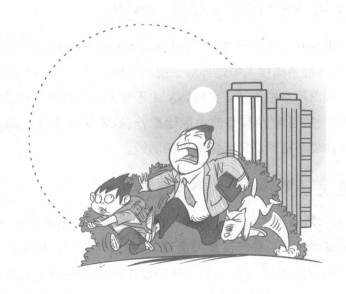

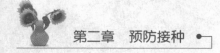

狂犬病是由于人被患狂犬病的狗、猫等动物或带有狂犬病毒的动物咬伤，狂犬病毒经破损的皮肤进入人体，从而致病。有报道狂犬病毒可通过呼吸道传播，群居洞穴的蝙蝠经空气由呼吸道传染，在岩洞与实验室工作的人员中有发生气雾感染狂犬病的可能；角膜移植也是传播途径之一，国外报告过经角膜移植而感染狂犬病的病例。

254. 狂犬病的潜伏期有多长

狂犬病的潜伏期是指被动物咬伤至发病的这段时期。经常会有人说狂犬病的潜伏期很长，甚至达到二三十年。狂犬病毒潜伏期多在 1～3 个月，绝大多数病例都是咬伤 1 年内发病。至于十几年前甚至几十年前被犬咬伤发病的情况，多数回忆不准确。一些轻微的伤口不被重视，甚至直接忽略，因此在发病后的调查中，只能记起严重的咬伤，而其不一定是真正的狂犬病毒暴露。目前，被认可的最长潜伏期是 6 年。世界卫生组织的狂犬病专家报告，美国有一名患者在被狗咬伤后 6 年才发病。这是一名菲律宾移民，6 年前曾在菲律宾被狗咬伤，来美国后不曾回菲律宾，但病毒研究结果与菲律宾流行的狂犬病类型一致。国际学术界都承认这是潜伏期最长的病例。

255. 狂犬病可以提前检查、治疗吗

狂犬病毒具有强嗜神经性，病毒感染人体不进入血液，而是在神经组织中复制，并延神经逆向侵入中枢神经系统而发病。目前，在发病之前还没有有效手段检查出是否感染了狂犬病毒。由于狂犬病毒具有嗜神经性和造成神经损伤的特性，目前没有有效手段治愈，一旦发病几乎在一周内全部死亡。因此接种疫苗是预防狂犬病最后的防线。

256. 被犬咬伤后应如何处理伤口

如果被犬咬伤、抓伤或舔舐原有伤口，对于伤口较小的伤者，建议先自行用肥皂和清水对伤口进行反复彻底清洗，这样可将侵入的病毒大部分冲洗掉，然后尽快到卫生局指定的狂犬病免疫预防门诊接受正规的暴露后处

置。对于严重咬伤或伤口比较大的伤者，不建议自行清洗伤口，应立即到狂犬病免疫预防门诊处理伤口，注射被动免疫制剂和狂犬疫苗。由于犬咬伤伤口处置要求的特殊性，不建议伤者到非狂犬病免疫预防门诊处置伤口。正规的医院在没有接受过培训和卫生局审核时，也不具有处置犬咬伤伤口的资质和能力。

对于伤人犬，不要随意处死，尽量将其捕获，观察 10～15 天，是否有行为的改变。再请教兽医或其他有关部门专家，决定如何处理动物。

257. 被动物咬后皮肤未伤，只有牙印是否需要注射狂犬疫苗

被动物如狗、猫、狼等咬或抓后，只要皮肤确实未被咬破，狂犬病毒是很难通过完好无损的皮肤侵入机体，但在皮肤上留有牙印痕迹，就不能麻痹大意。

有时虽然看不到有皮肤损伤，实际上牙印就意味着肉眼难以觉察的皮肤损伤。在这种情况下，狂犬病毒就有可能顺着牙印侵入人体。因此，应立即对被咬部位进行消毒处理用肥皂水彻底清洗有牙印的部位，并涂擦碘酒，然后全程注射狂犬疫苗。

258. 被疯动物咬伤后不注射狂犬疫苗会发生狂犬病吗

被疯动物咬伤后，未注射狂犬疫苗，也不一定都会发生狂犬病。是否发生狂犬病，与咬人动物的种类，所含病毒株的毒力强弱，进入人体内的病毒量，受伤者的年龄，身体状况，咬伤部位，伤势轻重，咬伤后伤口局部处理情况等因素有直接关系。

259. 狂犬病疫苗需要打几针

接种狂犬病疫苗有两种情况，一是被犬咬伤、抓伤后的接种，这种叫暴露后免疫，意思就是可能暴露于狂犬病毒后的免疫接种。对于暴露后免疫我国目前有两种免疫程序，一是接种 5 针，即 0 天（接种当天）、3 天、7 天、14

天、28 天,各接种 1 剂疫苗,还有一种是接种 4 针,即 0 天接种 2 剂,7 天和 21 天各接种 1 剂疫苗。北京市目前推荐的是 5 针免疫程序,这也是世界卫生组织认可的最经典的接种程序。接种狂犬病疫苗还有一种情况,就是没有被犬咬伤前的预防接种,叫暴露前免疫。暴露前免疫需要接种 3 针,即 0 天、7 天、21 天各接种 1 剂疫苗。

260. 什么情况下需要接种抗狂犬病血清

我国根据世界卫生组织的建议,按照接触方式和暴露程度将狂犬病暴露分为三级。依次是:

(1)接触或者喂养动物,或者完好的皮肤被舔为Ⅰ级。

(2)裸露的皮肤被轻咬,或者无出血的轻微抓伤、擦伤为Ⅱ级。

(3)单处或者多处贯穿性皮肤咬伤或者抓伤,或者破损皮肤被舔,或者开放性伤口、黏膜被污染为Ⅲ级。

判定为Ⅲ级暴露者,应当立即处理伤口并注射狂犬病被动免疫制剂,随后接种狂犬病疫苗。确认为Ⅱ级暴露者且免疫功能低下的,或者Ⅱ级暴露位于头面部且致伤动物不能确定健康时,按照Ⅲ级暴露处置,也需接种免疫被动制剂。狂犬病被动免疫制剂分为两大类,一类为抗狂犬病血清,另一类为狂犬病人免疫球蛋白。前者为马血浆制备,后者为人血浆制备。两者均需通过体重计算使用量,通过注射在伤口局部中和狂犬病毒起作用。

261. 接种狂犬病疫苗有禁忌证吗

由于狂犬病是致死性疾病,对暴露后(即被动物咬伤、抓伤或舔触伤口后)接种狂犬病疫苗无任何禁忌证。但对暴露前免疫时,遇发热、急性疾病、严重慢性疾病、使用类固醇和免疫抑制剂者、哺乳期、妊娠期妇女可酌情推迟接种;已知对疫苗所含成分过敏者禁用。

262. 接种狂犬病疫苗后有什么注意事项

接种狂犬病疫苗后的注意事项往往被扩大,有人会认为接种狂犬病疫苗期间,不能喝酒,不能喝咖啡、浓茶,不能吃辛辣刺激的食物,如辣椒、大蒜、生姜、葱、香菜等。目前所有国产狂犬病疫苗说明书中都写有"忌饮酒、浓茶等刺激性食物及剧烈运动等",但是进口狂犬病疫苗中无这些禁忌。其实狂犬病疫苗和其他疫苗一样,对饮食、运动等没有特殊的要求,不需要因为接种狂犬病疫苗而改变日常起居饮食习惯,但是为了避免接种部位感染,建议接种疫苗 24 小时内不要洗澡。

263. 接种狂犬疫苗,如果时间错过了怎么办

狂犬疫苗全程一共要接种 5 针,有人接种了 3 针、4 针就嫌麻烦而中断接种,这样就不能保证免疫的保护效果,是很危险的。也常常有人忘记了规定时间,中途错过了原定的接种日期,如果出现了这种情况应该怎么办呢?首先要说的是,狂犬病疫苗是避免发生狂犬病,挽救生命的最后一道防线,说得再清楚一点,这是攸关性命的疫苗,如果认为自己有患狂犬病的风险,那接种疫苗就应该严格按照时间。狂犬疫苗的免疫程序是结合了大量的临床观察、实验确定的,能保证疫苗接种过后在短时间尽快产生高滴度的抗体,因此接种时间也不能随意更改。如果真的遇到特殊原因,必须要更改接种时间,以后的针次也应相应顺延。

264. 狂犬病疫苗接种后出现不良反应怎么办

接种疫苗后少数人在获得免疫保护的同时,会发生一些接种反应,一般可分为局部反应和全身反应两种。局部反应表现为在接种疫苗后 12～24 小时,注射部位出现红晕,并有肿胀和疼痛。全身反应表现为接种疫苗后有发热、乏力、周身不适,偶有皮疹。无论是局部反应和全身反应,一般都无需特殊处理,注意适当休息,多饮开水,反应症状会自行消失。对较重的局部反应可用清洁毛巾热敷,以减少疼痛。对较重的全身反应可采取对症治疗,如有高热、头痛,适当给予解热镇痛药。若有速发型过敏反应、神经性水肿、荨麻疹等较严重的反应,则应到医疗单位诊治。

265. 狂犬病疫苗接种期间是否可以接种其他疫苗

目前研究尚未发现人用狂犬病疫苗和其他疫苗联用(包括儿童免疫规划疫苗)会产生相互影响,接种人用狂犬病疫苗期间也可按照正常免疫程序接种其他疫苗,但接种人应优先用狂犬病疫苗。同样在接种狂犬病疫苗期间,抗生素等很多药物也是可以同时使用的。但狂犬病疫苗不应和免疫抑制剂、皮质激素同时使用,这样会影响抗体产生。

266. 以前接种过狂犬病疫苗现在又受伤了是否需要接种

一般情况下,全程接种狂犬病疫苗后体内抗体水平可维持至少 1 年。如再次暴露发生在免疫接种过程中,则继续按照原有程序完成全程接种,不需加大剂量;全程免疫后半年内再次暴露者一般不需要再次免疫;全程免疫后半年到 1 年内再次暴露者,应当于 0 和 3 天各接种 1 剂疫苗;在 1～3 年内再次暴露者,应于 0、3、7 天各接种 1 剂疫苗;超过 3 年者应当全程接种疫苗。按暴露前(后)程序完成了全程接种狂犬病疫苗(细胞培养疫苗)者,不再需要使用被动免疫制剂。

267. 咬伤后超过 24 小时怎么办

很多人传言,狂犬疫苗必须在咬伤 24 小时之内注射,否则无效。这是一个严重的误区,接种狂犬病疫苗没有时间限制。咬伤后,越早处理伤口接种疫苗越好,这不是说越早接种疫苗效果越好,疫苗的效果和咬伤时间没有关系,没有被犬咬伤的人,接种疫苗一样可以产生抗体。越早接种产生抗体的时间越早,能尽早地中和体内的病毒,保护机体不发病。目前人们对狂犬病毒在体内潜伏、发病机制不是完全清楚,因此只要在没出现狂犬病症状之前,都可以接种疫苗。对暴露已数日、数月,而因种种原因一直未接种狂犬疫苗的人,只要能得到疫苗,也应与刚遭暴露者一样尽快给予补注射,争取抢在发病之前让疫苗起作用。

268. 吃狗肉会得狂犬病吗

狂犬病病毒主要存在于病畜的脑组织及脊髓中。病犬的唾液腺和唾液中也有大量病毒,并随唾液向体外排出,也可使人感染发病。据世界卫生组织网站介绍,狂犬病可通过感染性物质(通常为唾液)直接接触人体黏膜或新近皮肤破损处传染,但摄入带有狂犬病病毒的生肉或其他组织不是人类狂犬病的一个感染途径。也就是说,吃感染了狂犬病的狗肉,因直接接触人体黏膜(如口腔黏膜),在理论上有受感染的可能,但吃狗肉后实际感染的可能性极小。而且狂犬病病毒易于被热灭活,100℃加热2分钟后病毒就会死亡,因此食用烹调过的犬肉本身不太可能导致病毒感染。但人在宰杀和剥犬皮的过程中,伤口或黏膜可能被犬的体液污染而感染狂犬病。国内外均有报道有人曾因宰杀和剥皮感染狂犬病而死亡。所以如果宰杀了不明原因死亡的狗建议及时接种狂犬病疫苗。

269. 可疑狂犬病死亡的动物怎么处置

确诊为狂犬病的动物的肉不能吃,而应当焚烧或深埋,因为该动物的体内已经广泛存在有狂犬病毒。虽然经过烹煮加工的肉即使有狂犬病病毒的话也已经被杀灭了,但是这种肉在宰杀、分割、切碎的过程中,存在于血肉中的狂犬病毒就有可能经过操作人员手上微小的伤口感染人。所以疯动物的肉是不能吃的。被疯动物咬伤的家畜肉,在短时间内剔除伤口处的肉,而且范围尽可能要大些,其余的肉还是可以食用的。要注意屠宰工或厨师的防护,手上有伤口的人不要操刀。剔下的肉要烧毁废弃。切勿将剔下的生肉直接用来喂犬、猫等食肉动物,否则有可能把狂犬病传染给其他动物。

270. 家里准备养狗,家人需要提前接种狂犬病疫苗吗

WHO(世界卫生组织)在2010年发布的《狂犬病疫苗:WHO立场文件》中明确指出,暴露前预防接种的对象是因居住地或职业而持续、频繁暴露于狂犬病病毒的高危人群(例如从事狂犬病病毒或其他狂犬病样病毒研究的

实验室工作人员、兽医、动物工作者)。那些在狂犬病高危地区从事野外活动的旅行者,由于很难及时获得适当的医疗护理,所以无论停留时间长短,都应当预先接种疫苗。对于普通养犬家庭,不建议提前给人接种狂犬病疫苗,而应该每年定期给犬接种狂犬病疫苗,这样不仅能保证犬的健康,也能有效避免家人感染狂犬病毒。

271. 北京市对养犬有何规定

为加强养犬管理,保障公民健康和人身安全,维护市容环境和社会公共秩序,根据国家有关法律、法规,结合北京市实际情况,2003 年 9 月 5 日北京市第十二届人民代表大会常务委员会第六次会议通过北京市养犬管理规定,沿用至今。该规定指出养犬需去公安机关登记,而后给犬接种疫苗,办理动物健康免疫证。养犬登记证每年年检一次,养犬人在年检时应当出示有效的养犬登记证和动物健康免疫证。北京城六区为重点管理地区,禁止饲养大型犬。养犬人应对犬进行必要的约束,不得干扰他人正常生活,定期为犬注射预防狂犬病疫苗,同时不得虐待、遗弃所养犬,做到文明养犬。

272. 健康的狗咬人会得狂犬病吗

有关"健康犬带狂犬病毒"的舆论,曾经一度造成恐慌。甚至还有一种说法,就是健康狗中 10%～30% 带毒,被狗咬了很可能感染狂犬病。但很多专家已经否定了这种说法。中国疾控中心在狂犬病疫区的一项调查证明,这种误解可能是实验室检测中的假阳性造成的。被真正健康的犬咬伤、抓伤是不会得狂犬病的。但有的犬在发病早期,从外表看貌似健康,而实际上唾液中已经带有狂犬病毒了,被这样的狗咬伤、抓伤,就有得狂犬病的危险。因此,一旦被狗动物咬伤、抓伤,都必须及时接种狂犬病疫苗以预防狂犬病。同时尽量将伤人犬捕获,观察 10 天,以判断是否为狂犬。

273. 在哪里可以咨询狂犬病知识

北京市卫生局指定了一百余家门诊,开展狂犬病疫苗接种的工作,门口挂有"狂犬病免疫预防门诊"的标牌。如果有问题可以咨询门诊的医务人员。为了方便民众,2005 年 12 月 9 日卫生部启用 12320 公共卫生服务热线,民众也可以拨打 12320 咨询有关狂犬病的问题。通过拨打 12320 电话,也可以咨询到北京市所有"狂犬病免疫预防门诊"的地址和电话。

274. 北京市狂犬病免疫预防门诊有哪些

表 5　北京市狂犬病免疫门诊(2011 年 6 月更新)

区县	所在单位	地址	联系电话
东城区	北京市隆福医院	东城区美术馆东街 18 号	64045195
	北京市第六医院	东城区交道口北二条 36 号	64035566-3219
	北京市和平里医院	东城区和平里北街 18 号	58043127
	崇文区第一人民医院	东城区永定门外大街 130 号	67221756
西城区	北京大学人民医院	西城区西直门南大街 11 号	88325108
	北京市回民医院	西城区右安门内大街 11 号	83912522
朝阳区	朝阳区疾病预防控制中心	朝阳区潘家园华威里 25 号	67773512
	中日友好医院	朝阳区樱花园东街 2 号	64222950
	朝阳区将台社区卫生服务中心	朝阳区酒仙桥路 49 号	64320941-8228
			84574324(夜)
	朝阳区三间房第二社区卫生服务中心	朝阳区三间房西村甲 479 号管庄医院急诊	65768486-8031
	朝阳区东坝医院	朝阳区东坝乡东风大队 2 条	84311144
	朝阳区孙河社区卫生服务中心	朝阳区西甸中街	84595672-8120
	朝阳区双桥医院	朝阳区双桥东路	85392623-6116

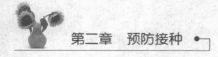
区县	所在单位	地址	联系电话
朝阳区	朝阳区亚运村社区卫生服务中心	朝阳区安慧里一区 17 号楼	64933226-206 64933226-226 64933226-215
	朝阳区王四营社区卫生服务中心	朝阳区王四营乡乡政府东侧	67381141 67379393
	朝阳区八里庄社区卫生服务中心	朝阳区延静西里 11 号	13910012362
	朝阳区小红门社区卫生服务中心	朝阳区小红门中街 1 号	87604635 87602034-801(夜)
	朝阳区常营社区卫生服务中心	朝阳区常营乡政府西侧	65435904
	朝阳区中医医院	朝阳区工体南路 6 号	65531155-2101
	朝阳区太阳宫社区卫生服务中心	朝阳区光熙门北里 34 号楼—1	64288498-8036 64294323
	北京首都国际机场医院	首都机场宿舍区南路东里 17 号	64561919(24 小时)
	朝阳区大屯医院	朝阳区慧忠里小区 301 楼	64951760-611 64951738(院办)
	北京和睦家妇婴医疗保健中心	朝阳区将台路 2 号	59277120 59277000
	朝阳区来广营社区卫生服务中心	朝来家园赢秋园小区北侧综合楼	84950728 84953056-8005
	朝阳区管庄第二社区卫生服务中心	管庄地区瑞祥里小区 15 号楼	85708181-8101 85708181-8102
	朝阳区高碑店社区卫生服务中心	朝阳区高碑店乡高碑店村 250 号	85757762-8026
	朝阳区第二医院	朝阳区金台路 13 号内 2 号	85993431-3975

续表

区县	所在单位	地址	联系电话
海淀区	海淀医院	海淀区海淀路 151 号	82619999-0138
	中西医结合医院	海淀区永定路东街 3 号	88223579
	北京市社会福利医院	海淀区清河三街 52 号	82712214
	海军总医院	海淀区阜成路 6 号	66958323
	北京老年医院	海淀区温泉镇 118 号	62402943
	解放军总医院第一附属医院(304 医院)	海淀区阜成路 51 号	66817386
	航空医学研究所附属医院(466 医院)	海淀区昌运宫 15 号	68412225-6306
	四季青医院	海淀区远大路 32 号	88446071-8025
	苏家坨医院	海淀区苏家坨乡镇政府路东	62454642-8005
丰台区	丰台医院(北院)	丰台区丰台镇西安街头条 1 号	63811115-2462
	丰台医院(南院)	丰台区丰台南路 99 号	63811115-2461
	长辛店医院	丰台区长辛店东三坡三里甲 60 号	83876501
	铁营医院	丰台区永外东铁营街七条 1 号	67631919-8202
	右外医院	丰台区右外东二条 5 号	63538453
	南苑医院	丰台区南苑街道公所胡同 3 号	67991313-8038
	731 医院	丰台区云岗街道镇岗南里 3 号院	88536578
	花乡医院	丰台区花乡四合庄 192 号	63726782
石景山区	石景山区疾病预防控制中心	石景山区体育场南路 6 号	88605007

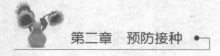
续表

区县	所在单位	地址	联系电话
门头沟区	门头沟区中医院	门头沟区新桥南大街5号	69867341-8055
	斋堂医院	门头沟区斋堂镇斋堂大街33号	69816644
	京煤集团总医院大台医院	门头沟区大台北大地	61870323-34720 61870324-34720 61870325-34720
房山区	房山区中医医院	房山区城关保健路4号	89322267
	房山区良乡医院	房山区良乡拱辰大街45号	81356154 81356389
	房山区长阳镇卫生院	房山区长阳镇长阳镇政府西侧	80351615
	房山区青龙湖镇中心卫生院	房山区青龙湖镇豆各庄村	60321345
	房山区张坊中心卫生院	房山区张坊镇张坊村	61338477
	房山区十渡中心卫生院	房山区十渡镇八渡村	61340834
	房山区河北中心卫生院	房山区河北镇河南村	60377213-8014 60377217
	房山区周口店中心卫生院	房山区周口店大街28号	69301276-8006
	房山区长沟中心卫生院	房山区长沟镇太和庄村	61339961-8020 61338477
	房山区琉璃河中心卫生院	房山区琉璃河镇刘李店村中原大街25号	61393537-8106 61393537-8107
	房山区窦店中心卫生院	房山区窦店镇窦店村	69396889

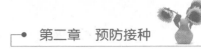

续表

区县	所在单位	地址	联系电话
房山区	房山区燕化凤凰医院	燕山迎风街15号	69342520 80345566-2101
	房山区疾控中心保健路综合门诊部	房山区良乡月华北大街10号	61355936
通州区	潞河医院	通州区新华南街82号	69543901-3257
	通州区第二医院	通州区马驹桥镇	60509269
	通州区永乐店卫生院	通州区永乐店镇	69568653-8016
	通州区老年病院(原次渠卫生院)	通州区台湖镇次渠村	69502154
	通州区西集卫生院	通州区西集镇	61576285
	通州区张家湾卫生院	通州区张家湾镇张湾村	69572762
	通州区宋庄卫生院	通州区宋庄镇	69594606-817 69594606-803 69595708
	通州区梨园卫生院	通州区葛布店南里11号	81511566
顺义区	顺义区结核病防治中心	顺义区府前东街大东路2号 (自来水公司东侧肿瘤医院内)	69443478 69433226 转823
	顺义区空港医院	顺义区后沙峪镇双峪街49号	80496772 转844
	顺义区第二医院	顺义区杨镇环镇东路2号 (顺平路杨镇小学路口北200米)	61459913
	顺义区第三医院	顺义区牛山镇府前街13号	52135118 转8125
	顺义区马坡卫生院	顺义区马坡镇马坡花园二区东侧	15311086583 69404194-8018

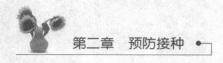

续表

区县	所在单位	地址	联系电话
大兴区	大兴区医院	黄村西大街44号	60283125
	北京仁和医院	黄村镇兴丰大街1号	69242469-2222
	大兴区红星医院	瀛海镇中兴路3号	61278132
	大兴区亦庄医院	亦庄镇广德北巷6号	67870490-8025
	大兴区西红门医院	西红门镇欣荣北大街28号	60244220
	大兴区礼贤镇中心卫生院	礼贤镇大辛庄中心村	89271505
	大兴区庞各庄镇中心卫生院	庞各庄镇繁荣村	89289448-8030
	大兴区长子营镇卫生院	长子营镇下长子村	80265046
	大兴区青云店镇中心卫生院	青云店镇五村	80211067
	大兴区黄村医院	黄村镇狼垡	61239456
	大兴区魏善庄镇中心卫生院	魏善庄镇半壁店	89231341-802
	大兴区黄村镇孙村卫生院	黄村镇孙村	61268040
	大兴区北臧村镇卫生院	北臧村镇北兴路9号	60276179
	大兴区榆垡镇中心卫生院	榆垡镇政府路	89214111-8020
	大兴区采育镇中心卫生院	采育镇东二营村	80273323
	大兴区安定镇中心卫生院	安定镇善台子村	80232120-8012
	大兴区瀛海镇中心卫生院	瀛海镇政府对面	69271800-606

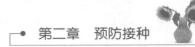

区县	所在单位	地址	联系电话
昌平区	昌平区医院	昌平区鼓楼北街 9 号	69742328-2305
	昌平区中医医院	昌平区城北街道东环路	69715599
	昌平区南口医院	昌平区南口镇南辛路 2 号	69771229
	昌平区沙河医院	昌平区沙河镇扶京门路 22 号	80728200
	昌平区华一医院	昌平区东小口镇霍营村	69796042
	回龙观社区卫生服务中心	昌平区回龙观镇镇政府东 200 米	82951320-8002
	小汤山社区卫生服务中心	昌平区小汤山镇小汤山村南	61781542
	东小口社区卫生服务中心	昌平区东小口镇陈营村	84812601
	北七家社区卫生服务中心	昌平区北七家镇北七家村	69756429-8111
平谷区	平谷区医院	平谷区新平北路 59 号	89992561
	平谷区金海湖卫生院	平谷区韩庄华子前街 1 号	69991449
	平谷区华山卫生院	平谷区华山镇华子前街 257 号	61947273
	平谷区中医院	平谷区平谷镇平祥路 6 号	69970916
	平谷区峪口卫生院	平谷区峪口镇峪新大街 1 号	61901790
	平谷区马坊卫生院	平谷区马坊西大街 32 号	60996805-8004
怀柔区	怀柔区第一医院	怀柔区青春路 1 号	69683120
	怀柔区第二医院	怀柔区汤河口镇汤河口大街 5 号	89671926
密云县	密云县医院	密云县鼓楼北大街 39 号	69055425
	密云县中医医院	密云县新中街 39 号	89039161-8676
	密云县太师屯社区卫生服务中心	密云县太师屯镇永安街 76 号	69032622
	密云县妇幼保健院	密云县新南路 56 号	69043316-8054
延庆县	延庆县中医医院	延庆县延庆镇新城街 11 号	69149194 转 8850

第四节
出国人员疫苗接种

275. 出国人员在哪里接种疫苗

北京市出国人员可在北京国际旅行卫生保健中心接种疫苗。地点：海淀区马甸东路17号金澳国际大厦（中冶置业集团）23层、25层。对外办公时间：周一～周五上午8：00～11：20（体检、预防接种）；下午13：00～15：50（预防接种、取证）。咨询电话：010-58648800/64274239（咨询出国体检、预防接种事宜）；010-58648801/64274240-607/64296161（咨询赴美移民业务疫苗接种事宜）。

276. 出国人员预防接种有哪些要求

出国人员为保障自己的身体健康和出行方便，最好到北京国际旅行卫生保健中心进行国际旅行卫生保健咨询（也可电话咨询），以了解我国和前往国（或地区）预防接种方面的相关要求，特别是前往国（或地区）的疾病流行状况和应采取的相关保健措施。对于法定预防接种对象，必须办理并领取《国际预防接种证书》，方能出境。

根据世界各国（或地区）有关部门要求，在办理儿童入托、入学和买保险等项手续时，都应提供预防接种记录。北京国际旅行卫生保健中心将根据各国要求，给予办理补充预防接种和预防接种记录翻译等手续。对持外国预防接种表格人员，保健中心将根据前往国要求提供预防接种，签发各国预防接种表格。

277. 出国人员疫苗接种后如何对待不良反应

由于疫苗是将病毒、细菌等病原体经过灭活或减毒等方法制备而成。任何人在接种疫苗后有可能出现接种反应。但发生反应的比例是很小的，特别是一些严重的异常反应是非常罕见的。在及时进行医学治疗后均可康复，大多数不会对机体造成永久的损害。

为避免或减少预防接种反应的发生，每种疫苗均规定了哪种人不能接种(疫苗的禁忌证)。在接种前接种医生有责任向您告知疫苗的禁忌证，可能出现的反应以及注意事项等。

即便是健康人(无疫苗规定的禁忌证)，在接种疫苗后也可能发生预防接种反应，因此请在接种疫苗后留观 15～30 分钟，以便接种医生观察受种者的健康状况。

278. 赴美移民预防接种应注意哪些问题

美国政府要求任何移民签证申请人(简称申请人)签证前必须在指定机构完成符合美方规定的预防接种。

北京国际旅行卫生保健中心是美领馆指定的申请人预防接种定点单位。按美方规定对不同年龄的申请人需接种不同支数或(和)不同种类的疫苗，严格按照美方规定的预防接种方案分别按不同年龄段为申请人提供不同种类的接种服务。

申请人如有以往接种的原始记录应带来并即时提交给接种医生审核验证，并需按美方规定补漏接种相应疫苗；申请人若无以往接种的原始记录或经审核无法认定为原始接种记录者，须按美方规定进行接种。

根据美国免疫咨询专家委员会的建议，同一天可在身体不同部位接种不同疫苗。如因申请人身体原因需要推迟接种时间时，申请人可提出延期接种要求，但按美方要求，延期后仍应配合完成。凡不符合美方要求而又拒绝接种者，美方会拒绝签证。

K 类签证和部分 V 签证的申请人不需先接种，直接完成体检即可。获得签证后,可到北京国际旅行卫生保健中心进行下一步申请移民前的接种;或可选择赴美后,在申请移民前再进行接种。

279. 出国接种麻风腮疫苗(MMR)的有关问题

麻风腮(MMR)是减毒活疫苗,所以有免疫缺陷者包括正接受免疫抑制剂治疗的人禁种;孕妇接种 MMR 从理论上说会危及胎儿,因此孕妇禁种 MMR 疫苗,3 个月内有可能受孕的妇女也不能接种 MMR。有 MMR 过敏史、对鸡蛋过敏、对新霉素过敏者均属接种 MMR 禁忌之列。这 3 种疾病的三联活疫苗适用于 12～15 个月大或更大一些的婴儿。现在世界各地都实施了各自的免疫战略,年幼的孩子要到属于麻疹地方性流行区的国家去旅行或要去感染麻疹的危险性很高的发展中国家去旅行前,应进行免疫保护接种。这类孩子只要大于 6 个月就都应接种一次麻疹疫苗,然后到 12～15 个月大时复种 MMR 三联疫苗一次。另外,所有孩子都应在 5～15 岁之间再接种一次 MMR 疫苗或单价麻疹疫苗以确保具有预防麻疹的可靠免疫性。

280. 哪些出国人员需要接种 b 型流感嗜血杆菌疫苗(HIB)和肺炎双球菌疫苗

b 型流感嗜血杆菌是导致世界上儿童患细菌性脑膜炎和其他细菌性疾病的最重要原因。15 个月龄以下的儿童如果以往没有免疫,最好在旅行前至少接受 2 个剂量疫苗,接种间隔至少 1 个月。15 个月龄和 5 岁之间的健康儿童需要再给予一个剂量疫苗。肺炎双球菌所致的疾病包括脓毒病、肺炎和脑膜炎。肺炎双球菌疫苗目前的接种指征是大于 65 岁的健康成人,可能患有导致呼吸系统感染发病率增加的心血管或肺部等慢性疾病的成年人。这种疫苗在有疫苗接种指征的免疫活性的人中有预防肺炎双球菌感染的功效。旅行者前来了解旅行预防接种事宜,可以使那些有接种指征的人得到免疫,医生也会考虑对到出现明显抗药性地区旅行的人给予免疫接种。

281. 哪些出国人员需要接种乙肝疫苗

全世界约有 2 亿乙肝病毒携带者,每年乙肝的患病人数约 300 万,每年死于急性慢性肝炎、肝硬化、肝细胞癌的人数至少有 100 万。在非洲的亚撒哈拉地区和非洲东南部,人群的乙肝病毒携带率为 5%～20%,拉丁美洲的携带率为 2%～7%,南欧和东欧的病毒携带率为 1%～4%。

短期出国的旅行者感染乙肝病毒的可能性不大,但是,长期旅居国外、特别是与当地人群密切接触者,感染乙肝病毒的危险性就大些。旅行者感染乙肝病毒的危险途径包括:性接触、静脉吸毒、在无理想灭菌消毒设备的情况下接受医疗静脉用药。特别是遇交通事故后接受输血。

282. 哪些出国人员需要接种破伤风-白喉疫苗(Td)

Td 的初种包括 3 次注射:前两次注射间隔 4～8 周,第三次注射在完成第二次注射 6～12 个月后进行,头两次注射的间隔时间可以延长到 5 年。如果规定至少进行 2 次基础免疫,那么第三次接种的间隔时间没有太严格的要求。完成了 3 剂初种后血清内破伤风的血清阳转率可达 100%,白喉的血清阳转率也超过 98%,初种 10 年后应进行加强剂量的注射(复种)。

Td 引起的不良反应大多轻微,诸如注射局部疼痛和肿胀等。过去接种时曾出现过严重不良反应(剧烈的局部反应、高热、神经系统症状或严重的过敏表现)者禁忌再次接种。

在美国只有来自热带国家的输入性散发白喉病例,但欧洲报道的白喉病例数却有增加的趋势;白喉在东欧的流行水平也有所提高(主要是俄罗斯、乌克兰和其他前苏联地区)并向其邻近国家传播。要到上述地区去的成年旅行者应进行免疫预防接种。

283. 如何办理接种卡的翻译转录

北京国际旅行卫生保健中心可受理接种卡的翻译转录业务,即将国家计划免疫的原始接种记录转抄到《国际预防接种证书》上（此证书为国际标准格式并已在世界卫生组织备案）。申请人提供的接种记录须为原始接种记录（包括在幼儿园、学校时所用的接种记录），如果记录是转抄的或记录项目不全、格式不规范，则不予办理。

此项业务的收费标准是每翻译转录一种疫苗的接种记录收费10元。

办理对象为：

(1)未完成国内计划免疫程序的儿童、青少年。

(2)出国留学人员；赴美国、加拿大的移民。

(3)特殊需求者。

284. 哪些人不宜接种黄热病疫苗

黄热病是由感染黄热病病毒的蚊子叮咬易感人群传播的一种出血性疾病。大多数感染者症状较轻（轻型），约15%的感染者症状较重（重型）。如您前往疫区因不接种黄热病疫苗而受到感染，将会面临生命危险。

重型分三期。急性期：突然发病伴发热、头痛、肌痛、恶心呕吐，大约3天。缓解期：退热及症状减轻，约持续24小时。中毒期：发烧及症状再现，伴黄疸、呕血、黑便、昏迷甚至死亡。从发病到死亡约两周，死亡率高达20%～50%。

凡对鸡蛋过敏者、有细胞免疫缺陷者、有症状的HIV感染者、孕妇、9个月以下的幼儿和以前曾有黄热病疫苗接种过敏史者，均不能接种黄热病疫苗。对于老年人应权衡接种疫苗的利弊，征得被接种人同意再实施接种。同时，被接种者还应如实向接种医生申报自己的健康状况，以免带来不必要的危险。

285. 出国接种疫苗有什么好处

主要有两方面的好处。一是疫苗可预防相应的疾病，对身体有较好的保护作用；二是可为您出行带来方便。应保存好接种证书，到国外旅行、入学、就业、买保险等时都需提供相关的证明。

接种疫苗能够防患于未然。经过实践表明：疫苗可预防相应的疾病，对身体有较好保护，可减少患病的痛苦并大大减低医疗的经济负担。如因不接种疫苗而感染相应疾病，不仅身心受到伤害，而且疾病的治疗费用将是接种费用的几倍，甚至数十倍。

286. 出国同时接种几种疫苗，可以吗

经有关研究和大量的临床实践，同时接种多种疫苗是安全有效的，不会影响疫苗效果和增加不良反应的发生率。月经期女性可以注射疫苗，注射后注意尽量减少大运动量活动，注意保暖，多饮温开水。

287. 接种疫苗后多长时间可以怀孕

接种流感疫苗，麻风腮(MMR)疫苗的女性在接种后 3 个月内避免怀孕，接种其他疫苗的女性在接种后 1 个月内避免怀孕。如在孕妇及哺乳期禁止接种疫苗。

288. 为什么外出旅行应先接种疫苗

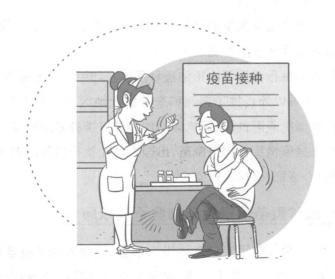

微生物在自然界分布极为广泛，空气、水、土壤及生物体内都有分布。

人和有些微生物,如细菌、病毒等,在一定条件下,已能互相适应,和平共处。但对某些微生物则不能适应,例如,人对霍乱弧菌、麻疹病毒等不能适应。这类微生物容易流行,一旦在人群中传播,发病率极高。

有些传染病对人类、社会、家庭和个人的危害是灾难性的;有些传染病虽然在短期内对生命安全威胁不大,但对人类的身心健康所造成的危害显而易见。例如病毒性肝炎,在发展中国家的感染率为10%以上。据调查,我国乙型肝炎病毒表面抗原携带者约有1亿人。

旅行者途经或到达一个陌生的环境,那里可能是在某种或某些传染病的高发区或流行区。由于旅行者对环境不适应,缺乏抵抗这些传染病病原的抗体,极易被致病微生物感染而患病。而接种疫苗是预防某些传染病最有效的措施。

289 出国人员预防接种可以分为几类

出国人员预防接种可分为以下四类:

第一类:为国际卫生条例和我国国境卫生检疫法规定要求的预防接种。目前只有黄热病疫苗一种。

第二类:为有些国家要求必须接种的疫苗。如沙特阿拉伯要求接种脑膜炎菌苗,有些国家要求接种霍乱菌苗等。

第三类:为向旅行者推荐的预防接种疫苗。如甲肝疫苗适宜到非洲、亚洲(除日本、新加坡以外)、拉丁美洲和东欧偏远地区的出国人员,无乙肝病毒感染史者、表面抗原阴性、表面抗体阴性者最好接种乙肝疫苗。

第四类:根据疫情接种相关疫苗,出国人员在旅行前最好向当地国际旅行卫生保健中心咨询,确保旅行安全。

290 接种疫苗后常见有哪些不良反应

一般来说,接种疫苗不会给身体带来损害,少数人接种疫苗后1~2天内可能会出现一过性的轻微不适感,甚至发热,局部可能有轻微的红肿、疼痛,请多喝水,注意休息,症状自然会缓解。如有不适,请向医生咨询。

291. 为什么留学生要进行疫苗接种

国外大多数学校把身体健康和预防接种的相关项目作为接受留学生的基本条件。如一些南美、东欧国家对自费留学生都有这种要求,加拿大、新西兰、澳大利亚则不管是公派还是自费都要提供相关证明。一些国家虽不要求提供相关证明,但在签证申请表格中都设有相关栏目,要申请者自己申报,申请者要向签证官员保证,做出实事求是的答复。由于不同国家和学校对体检和疫苗接种的要求各不相同,留学生和家长要密切关注留学国家的相关规定和要求,提前一个月与当地国际旅行卫生保健中心联系,咨询和办理健康体检和疫苗接种等有关手续,避免出现因不符合留学国家和地区的要求而影响出国留学事宜的后果。

292. 出国预防接种应做好哪些准备

自 2008 年 3 月 1 日起正式启用新版《疫苗接种或预防措施国际证书》。新版证书要求粘贴本人近期正面两寸免冠照片并加盖检疫印章。办理者需多携带一张照片。如果您有预防接种原始记录或黄皮书、外文表格请您务必携带。前来接种的人员应认真、如实地填写预防接种申请表和接受接种医生的问询,以便医生进行预防接种前禁忌证和慎用证的筛查。请妥善保管您的预防接种证书,以便入境和到国外申请入托、入学、就业或医疗保险等时,能出示国际认可的有效证书。如您需要在北京市国际旅行卫生保健中心接种黄热病疫苗,最好在星期二、星期五上午 8:00~11:00 集中接种,或电话约定时间,因为黄热病疫苗 1 支可接种 5 人,溶解后的黄热病疫苗只能在半小时内使用,如果不及时集中使用会造成浪费。

预防接种禁忌证明的开具:如果接种者目前身体患有某些严重的疾病,对方又需其出具预防接种证明书,可打电话进行咨询,根据接种者的病情及相关疫苗的禁忌,出具预防接种禁忌证明。但需提供有效的医院诊断证明报告。

293. 出国人员应在什么时间完成疫苗接种

预防接种最好在出境前 10 天内完成,这样才能让机体有足够的时间来产生免疫力。接种当天最好穿清洁宽松的衣服,便于医生在上臂施种。

有下列疾患情况者,请事先告诉医生。如:发热,结核病,糖尿病,过敏史,高血压,心、肝、肾病,癌症,白血病,输血,血液制品或免疫球蛋白使用史,艾滋病,服用激素类药物或进行过放疗、化疗等,以及一切您认为有必要告知医生的情况。

孕妇及哺乳期禁止接种疫苗。接种流感疫苗,麻风腮(MMR)疫苗的女性在接种后 3 个月内避免怀孕,接种其他疫苗的女性在接种后 1 个月内避免怀孕。

所接种的疫苗对相应疾病具有较好的预防作用,但少数人偶尔会出现不良反应。若在接种数小时后注射部位出现红、肿、痛或全身发热(≤38.5℃,1~3 天),请注意休息和多喝水,症状可自然缓解。严重时请尽快向施种单位咨询。接种疫苗后,3 天内应注意保持注射部位的干爽清洁,不要游泳,避免饮酒。

294. 出国常见传染病—甲型肝炎,您了解吗

是由甲型肝炎病毒(HAV)引起的一种肠道传染病。病毒主要通过粪-口途径引起人类感染,但大多数人感染后表现为隐性感染,仅少数表现为急性甲型肝炎。病后一般可完全恢复,不转为慢性肝炎,亦无慢性携带者。

传播方式:病毒通过被污染的水和食物经消化道传播,传染源多为病人。潜伏期 15~50 天,平均 28 天。病毒常在患者血清转氨酶(ALT)升高前的 5~6 天就存在于患者的血液和粪便中。发病 2~3 周后,随血清中特异性抗体的产生,血清和粪便的传染性逐渐消失。

临床表现:典型的甲型肝炎常有较明显的黄疸前期、黄疸期及恢复期。①黄疸前期:出现发热、乏力、不适、肌痛、厌食、恶心、呕吐及右上腹疼痛等症状,这一时期可持续几天或 1 周多。②黄疸期:从胆红素血症引起的黄棕

色尿的出现开始,持续数天,有黏膜、结膜、巩膜和皮肤黄染,肝脾肿大。③恢复期:一般指从症状和生化指标恢复正常开始。甲型肝炎预后良好,不转变为慢性肝炎,重型少见。

日常可采用以下方法加强对甲型肝炎的预防:①注意饮水卫生、食品卫生和环境卫生。不饮生水,消灭蚊蝇,妥善保管食物,不食生蔬菜和贝类食品。②进入流行区的高危人群应尽快接种甲肝疫苗,甲肝疫苗接种后,人能产生保护性抗体,有效地预防甲肝的发生。

295. 出国常见传染病—白喉,您知道吗

白喉是由白喉棒状杆菌引起的急性传染性疾病。主要侵犯咽喉等处的黏膜,可导致呼吸道阻塞,窒息死亡。传播途径是人与人的机体接触,在过于拥挤地方和社会经济条件较差的环境中更加有利于白喉的传播。白喉杆菌产生的外毒素可损害器官,如心脏。

(1)**传播方式**:白喉杆菌是只寄生于人的细菌,只侵袭人类,故病人和带菌者是唯一的传染源。本病的传播方式有以下三种:

① 通过呼吸道飞沫传播,亦可通过物品、玩具间接传播;

② 白喉杆菌在食品尤其是在牛奶中既可生存,还可繁殖,咽部又是吞入食物必经之处,故白喉可以经食物传播;

③ 可通过接触侵入破损皮肤及黏膜而感染。

(2)**临床表现**:分为咽白喉、喉白喉、鼻白喉和其他部位白喉等临床类型。其中咽白喉约占白喉病人的80%,突出症状为咽痛,同时有发热、周身不适、食欲减退、恶心、乏力等一般中毒症状。喉白喉占20%,特征性表现为"犬吠"样咳嗽,声音嘶哑甚至失声,吸气性呼吸困难。虽然毒素吸收少,全身中毒症状不重,但由于呼吸困难,可出现恐惧、冷汗、发绀等。而鼻白喉少见,主要表现为鼻塞,流血性浆液性鼻涕,鼻孔周围及上唇皮肤受分泌浸渍而发红、糜烂甚至形成浅溃疡,其上覆以结痂。本型好发于儿童,尤其婴幼儿。其他部位白喉多见于热带,好发于皮肤破损部位,白喉杆菌可侵入眼结膜、耳、食管、女婴外阴和新生儿脐带等处,无论于何部位,均在局部有假

膜形成,附近淋巴结肿大,多有混合感染存在。

(3)未完全免疫的旅行者均有感染本病的危险。

(4)预防措施:

① 疫苗:所有旅行者应按时接种白喉疫苗,一般是以三联疫苗 DTP 的形式接种的。在完成最初 DTP3 针接种程序后,7 岁以前还可以接种白喉破伤风疫苗(DT)。7 岁时接种含有经提炼的白喉成分(Td)疫苗。以后每 10 年都应加强注射一次破伤风类毒素和白喉类毒素,不需要再使用单价的白喉疫苗。

② 卫生措施:严格管理传染源、切断传播途径、保护易感染人群等。

296. 出国常见传染病—黄热病,您了解吗

黄热病是由黄热病病毒引起的急性传染病,埃及伊蚊是主要传播媒介。国际上将黄热病定为检疫传染病,我国也将其定为甲类传染病。

(1)传染源:城市型黄热病的主要传染源是病人,起病 3 天内传染性最强;丛林型黄热病的主要传染源是热带丛林中的猴子以及其他灵长类动物。

(2)传播媒介:城市型黄热病的主要传播媒介为埃及伊蚊,丛林型黄热病的传播媒介主要有趋血蚊属、煞蚊属,蚊吸血感染后,37℃经 4 天即能传播。受感染的蚊可终生带毒,并可经卵传递。

(3)流行特征:

① 城市型:以人—埃及伊蚊—人形成循环,无贮存宿主。消灭了埃及伊蚊便可使黄热病得到控制和消灭,而在埃及伊蚊重新增多的地方有传染源进入时又可引起暴发流行。

② 丛林型:以蚊—猴—蚊形成循环,构成黄热病的自然疫源地。

③ 季节性:非洲和南美洲流行季节多在 3～4 月,此时雨多,湿度大,气温高,利于蚊媒孳生及病毒在蚊体内的繁殖。散发者季节性不明显,全年均可发病。

(4)黄热病的潜伏期为 3～6 天,最长可达 13 天。感染后大部分病人为轻型或亚临床感染者,仅少数病人病情严重终至死亡(约占 5%～15%)。

黄热病根据病情轻重,可分为极轻型、轻型、重型和恶性型。极轻型和轻型仅靠临床难以作出诊断,因其发热,头痛,肌痛仅持续1～2天自愈,难以与流感,登革热等相鉴别,只有依靠病原学或血清学试验方能证实。这两型病例数多,易忽略,是流行病学上的重要传染源。重型和恶性型黄热病,临床上可分为三期,全病程10天左右。

(5)黄热病尚无特效治疗方法。本病预防的关键是防蚊、灭蚊及疫苗接种。防蚊灭蚊是防止本病的重要措施,应以消灭伊蚊孳生地为重点,广泛开展爱国卫生运动,填平水流洼地,喷洒杀虫剂马拉硫磷50％杀螟松。流行区可用飞机对城市及其周围作超低容量喷洒。

(6)预防接种:在黄热病疫区居住或去疫区旅行的人员,都必须进行黄热病疫苗的预防接种,根据世界卫生组织的规定,黄热病疫苗预防接种的免疫期自接种后第10日起10年内有效。

第三章

就医指导

当您身患疾病，需要去医院就诊时，是否会出现以下疑问：我该去什么医院？选择哪个科室？怎么挂号？如何向医生叙述病情？医保该如何结算……当您读完本章节后，相信您的问题将会迎刃而解。本章从市民就医需求入手，以方便市民就诊为出发点，站在普通就医者的角度，系统地介绍了如何选择合适的医院和科室、如何挂号、如何看门急诊、就诊时应注意些什么、医保报销程序等市民关心的问题，注重实用性和指导性，通俗易懂，相信会帮助广大市民朋友熟悉就诊流程及注意事项，减少在看病过程中产生不必要的麻烦，对方便百姓就诊和提高看病就医的效率将起到积极的作用。

第一节

北京市预约挂号统一平台使用指南

297. 现在有哪些挂号方式

（1）现场挂号：就诊当日到医院排队挂号。

（2）网络预约挂号：可登录北京市预约挂号统一平台（www.bjguahao.gov.cn）进行预约挂号。

（3）电话预约挂号：拨打114或者就诊医院预约电话。

（4）医院预约窗口预约挂号。

298. 北京市预约挂号统一平台有几种预约挂号方式

统一平台包括网上预约挂号（www.bjguahao.gov.cn）和114电话预约挂号两种方式。

299. 第一次使用统一平台，是否能不注册就使用预约挂号

如果您首次使用预约挂号，需登录统一平台（www.bjguahao.gov.cn）注册或拨打114电话进行人工注册，才能够使用预约挂号服务。

300. 可以使用哪些证件在统一平台注册

您可以使用本人的身份证、军官证、护照、港澳通行证、台胞证进行注册。

301. 没有统一平台支持的有效证件如何注册

没有统一平台支持的有效证件的用户，目前不能通过统一平台网站和114电话注册，只能到医院现场挂号就诊。

特别提示："首都医科大学附属北京儿童医院（北京儿童医院）"注册预约比较特殊，患儿无需本人的有效证件注册预约。平台注册环节，注册登记信息可以填写监护人的实名身份信息，但在预约环节需按规定填写患儿姓名、性别、出生日期等基本信息，就诊当日须出示监护人注册时的有效证件取号就诊。同时，就诊当日必须带患儿就诊。否则此号源作废。

302. 患者挂号姓名和身份证件有什么用

您的身份证件和信息是取号就诊的必要凭证。为规范号源管理，预约挂号系统采用"实名制"挂号，用户在通过统一平台注册预约时，须提供您本人的有效证件号、您的姓名和"预约手机号码"等信息。系统根据用户填写的"预约手机号"将预约成功通知短信和预约识别码发送到手机上。

您到医院取号就诊时，须出示您本人的有效证件和预约成功短信，医务人员会对照计算机系统核对您的预约信息，验证是否与在该院的就诊信息中的姓名、手机号或身份证号一致，若出现任何信息不符，都会导致计算机系统无法正确找到病人的预约信息，导致取号失败。

303. 注册时填写手机号码有什么用

注册时填写的手机号码作为修改信息环节、预约挂号环节，用于验证和接收信息的必要工具，并且当医生临时停诊或发布重要通知时，以便能够及时通知到您。

304. 您的注册信息填写有误，是否会影响就诊

114电话和网络注册及预约挂号都需实名制填写就诊者信息，就诊当天也是需要凭您的真实有效证件取号，若信息不正确将影响当天取号就诊。

所以建议用户发现注册信息有误时,请尽快提交申请处理,如果您已经预约挂号,建议您在预约取消截止时限内,先取消预约订单,再申请修改注册信息。

305. 预约挂号成功,发现注册信息有误,能修改吗

不能直接修改,要解决此类问题,只能把原有的预约号在规定取消时限内取消掉,然后再提交申请修改资料,待成功受理完成后重新再去预约。

306. 北京市预约挂号统一平台网站预约收费吗

北京市预约挂号统一平台为您提供免费注册预约挂号,不收取任何手续费。各家医院仅收取与医生职称相对应的挂号费或按照医师职称级别确定患者在门诊的诊疗费(即医事服务费)。如与您预约时不符,则以当日医院挂号窗口为准。

307. 预约挂号统一平台什么时候放号,24小时开放吗

北京市预约挂号统一平台上各家医院的放号时间有所不同,具体以各家医院预约须知为准。北京市预约挂号统一平台是24小时开放的,只要上面有预约号,用户就可以自行操作预约。

308. 可以提前几天预约挂号

您一般可预约次日起至3个月内的就诊号源,但由于各医院规定不同,具体预约挂号周期,以114电话查询和北京市预约挂号统一平台网站上的公示为准。

所有医院均不提供当天的预约服务,建议您尽量提前预约挂号。

309. 节假日及周六日能预约挂号吗

节假日不安排预约号,但个别医院周六日是有号源的,具体按各家医院预约须知规定执行,请您拨打相关医院就诊咨询电话询问。

310. 114电话预约和网站预约的号源信息是否同步

114电话预约和网站预约的号源信息是同步的。二者属于同一系统，只是预约方式有所不同。

(1)在北京市预约挂号统一平台上有挂号指引，您可按照指引填写信息，进行操作。

(2)通过114电话预约和网站预约两个平台可即时了解到各医院的预约号源情况，如果某医院网络预约挂号者较多，则会把部分号源调整到网络预约系统中。所以在部分号源紧张的情况下，建议两种预约方式都尝试一下。

311. 如何知道已预约挂号成功

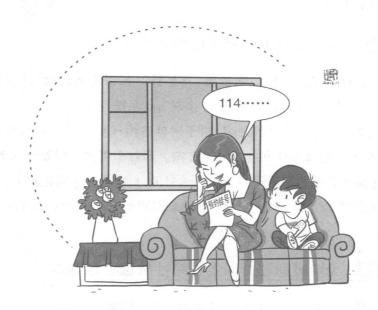

确认预约后，您的预约注册手机会收到"预约成功短信"以示成功。

预约成功短信内容如下："×××您好，您已成功预约××医院××科室××医生，您的顺序号是××，预约识别码是×××××××，就诊日期是××年××月

××日(上午/下午)，取号时间:××点××分，取号地点:××××××××。"请您注意，由于"预约成功通知短信"包含内容较多，系统将根据内容长短，自动分为1至2或3条短信发送至您的手机，收到其中的任意一条，都代表您已预约成功。请您妥善保存短信，如您未收到短信或者丢失短信，请与114联系，人工核实信息后，系统会重新为您发送短信。

同时您还可以登录北京市预约挂号统一平台网站，点击首页上的"个人中心→预约管理→当前预约"查询预约信息状态。

312. 网站上显示有号，可填完资料提交时却被告知没号了

遇到这种情况，是因为有很多用户在同时预约此号，该号源在您点击"预约确认"之前已被其他用户先预约成功所导致的，您只能再选择其他医生或者改期预约。

313. 为什么找不到想要挂的专家号

根据北京市卫生局医改新政策，只是针对首诊患者，按医院、科室、职称、专业采取不点名预约，也就是"首诊取消点名挂号"。

因为对于第一次就诊的患者，由于对就诊流程和医生诊疗特点不太熟悉，往往会盲目选择医生和扎堆儿挑专家。而对于需要定期复诊的老病号，是由首诊医生直接为患者预约下次就诊号源，也就是复诊可以点名，这个点名过程是由接诊专家为患者复诊预约来实现的，从而确保患者就医的连续性。

314. 无法顺利进行网上预约挂号该怎么办

通常网上不能进行顺利预约挂号的主要原因有:

(1)请您确认是否已正常注册/登录。

(2)请您确认是否按网上预约流程正常操作，如方便亦可致电114协助解决。

（3）请您确认是否已经违反北京市预约挂号统一平台规定。如恶意挂号和取消、多次无故不取号就诊也不取消、贩卖号源行为等，目前已进入黑名单或者是爽约的用户将被限制使用预约挂号服务。

（4）114电话注册用户首先需要通过网上注册认证，才能正常在网上预约挂号，请确保您是否已经通过认证。

（5）当您的预约次数达到以下预约限制时，预约挂号系统将会自动提醒您达到预约上限，并对用户的预约行为进行限制。同一患者实名（有效证件号）在同一就诊日、同一医院、同一科室只能预约1次；在同一就诊日的预约总量不可超过2次；在7日内的预约总量不可超过3次；在3个月内预约总量不可超过5次。

（6）平台短信系统繁忙，造成短信验证码发送延迟，请稍后再试，或者亦可通过114电话人工协助下单预约挂号。

315 预约挂号成功后，可以改号吗

可以。用户应在预约前确定好自己想挂的科室或专家，已成功预约的订单若需要更改，可在规定的取消时限内先做取消预约处理，再重新预约。

316 如何更改或取消预约挂号

在医院规定的取消预约时限内，用户可登录北京市预约挂号统一平台网站或拨打114客服电话进行查询/退号操作，退号时需凭"预约识别码"进行取消。如果您在就诊当天不能前往医院取号就诊，请提前退号，否则会因造成号源的浪费，影响其他患者就诊而被记录在爽约档案中，由此会影响到您今后的预约行为。

方法一：登录北京市预约挂号统一平台网站后找到您已预约成功的医院，在医院首页选择"查询/取消预约"，输入"预约识别码"并点击"点击查询"，您可以查询到预约本院的有效预约记录，亦可选择"取消预约"，完成查询、取消操作。

方法二：登录北京市预约挂号统一平台网站，开通"个人中心"，进入"个

人中心→预约管理→当前预约"中的预约挂号列表,查看或取消您的预约订单,点击取消即可。

方法三:拨打114客服电话人工协助查询/取消预约信息。

电话退号流程如下:拨打114预约电话→读取来电→核对有效证件→用户提供预约信息及退号当次预约的识别码→工作人员与用户确认退号信息→完成退号。

317. 预约号能转让吗

不能。预约挂号实行实名制,预约号只供本人使用。

318. 预约挂号成功后,临时去不了,能否取消预约

用户在医院规定的取消时限内可以取消预约号,超过退号截止时间系统将限制用户退号。

一般截止时间为就诊日期的前一天下午15:00点,就诊当天不能取消当日预约号。个别医院的预约取消截止时间有所不同,具体规则请关注各家医院的个性化预约须知。

319. 没有及时取消预约号,也不按时取号就诊,会产生什么影响

由于号源比较紧张,如您不及时取消预约,也不按时取号就诊,则会视为爽约,系统会记入诚信记录,今后将会影响到您使用预约挂号服务。详见"爽约规则"。

320. 什么是预约/退号截止时间

为便于当日您在现场的有序就诊,医院需要将您的预约记录提前收集导入HIS系统管理里,因此用户必须在截止时间前使用预约挂号服务或进行退号操作,超出预约截止时间,系统将限制操作。

具体截止时间各医院不同,为保证您顺利的预约或取消预约号,请尽量

提早一天进行操作,具体时间请询问各医院。

321. 通过网站或114电话预约挂号后,可以相互查询/取消吗

大多数可以。但是北京朝阳医院、中日友好医院、北京协和医院、北京大学第一医院、北京儿童医院五家医院除外。

322. 挂号成功了但是医师临时停诊了怎么办

临时停诊是指医生可能因为临时的抢救、保障任务等特殊原因而临时无法出诊的情况,因此不可避免,请患者谅解和配合。

遇到此类情况,将会有短信或者电话通知到您,您可以选择直接取消此次预约或者更改就诊日期或更换同科室其他医生。因此,请您保持电话畅通。

323. 预约挂号成功后,到医院该怎么办

(1)就诊当日,您持有效证件原件到医院取号就诊。

(2)请您看清号条上的科室、专家职称、诊室位置,在诊室外耐心等候,按照叫号显示屏上的显示依次就诊。

(3)遇医师临时停诊,由医院为您协调解决。

324. 如何去医院取号就诊

成功预约挂号后,系统将自动保存用户预约记录。就诊当天,您需要在医院规定的取号时间之内,前往医院指定的地点取号,并缴纳医院规定的挂号费(或医事服务费),逾期预约自动作废。具体取号时间和取号地点请查阅系统下发的预约成功短信和询问各家医院,也可拨打114人工客服电话协助查询。

如患者就诊后未缴费,将被列入欠费名单,您将无法进行任何形式的预约挂号和窗口挂号。

325. 取号时需要携带哪些重要凭证

就诊当日取号时,您需凭就诊人本人注册的有效证件原件、预约成功通知短信和预约识别码至医院指定的挂号窗口取号(个别医院要求先办理就诊卡并关联社保卡后再取号,具体情况请询问各家医院);取号时医务人员将核对您的身份信息和预约记录,如信息验证不符,则医院不能提供相应的诊疗服务。

"首都医科大学附属北京儿童医院(北京儿童医院)"和"首都儿科研究所附属儿童医院(儿研所)"预约取号比较特殊,预约"北京儿童医院",就诊当日须出示监护人注册时的有效证件取号就诊。同时,就诊当日必须带患儿,否则此号源作废;预约"儿研所",就诊当日须出示患儿的有效证件(户口本/身份证/护照/港澳通行证/台胞证),及医保卡或京医通卡取号就诊,无京医通卡患儿可到门诊大厅建卡中心办理京医通卡后持卡取号。

326. 到医院还需要交挂号费吗

需要。成功预约后需到指定医院,由医院收取相应的挂号费(或医事服务费)。

327. 预约挂号成功后,去医院需要排队吗

您需要在规定时间内到医院排队取号,具体就诊位数及时间以各医院安排为准。

328. 我能不能稍微迟一会儿到医院取号

不能。如果超过医院规定的时间未取号,本次预约号源将作废。所以建议您合理安排时间,按时取号就诊。

329. 预约挂号爽约的判定以及处罚

爽约是指用户未按医院规定的取号时间到医院指定的挂号窗口取号,且超过预约就诊时间未能按时就诊即视为爽约,该预约号源自动作废。如仍需就诊可重新预约或到医院挂号窗口挂号。一年内(自然年)无故爽约累计达

到 3 次的爽约用户将自动进入系统爽约名单,此后 3 个月内将取消其预约挂号资格;一年内(自然年)累计爽约 6 次,取消 6 个月的预约挂号资格。

以下医院爽约处罚比较特殊,具体如下:

(1)同仁医院:

一年内(自然年)爽约 1 次,自爽约之日起 30 日内停止预约挂号服务;

一年内(自然年)累计爽约 2 次,自最后一次爽约之日起 60 日内停止预约挂号服务;

一年内(自然年)累计爽约 3 次,自最后一次爽约之日起 90 日内停止预约挂号服务;

依此类推。

(2)北京肿瘤医院:

一年内(自然年)累计爽约 2 次,取消本年度的预约挂号资格。

(3)北京安贞医院:

一年内(自然年)累计爽约 3 次,取消本年度的预约挂号资格。

330. 统一平台"爽约记录"的查询和申诉

用户登录北京市预约挂号统一平台网站后,可以通过点击导航上面的"个人中心→爽约记录"查询。在此页面上会显示您每一次爽约的详细记录。

331. 统一平台黑名单用户的判定、处罚及解冻

1)判定

表 6　北京预约挂号统一平台黑名单用户判定

编号	定义范围	解释
1	注册环节	A、一部手机绑定大于 5 个(不含 5 个)注册用户; B、身份证号不符合规范;
2	预约环节	同一手机号在现有预约规则下 3 个月内预约大于 15 个号源(不含 15 个);
3	取消环节	频繁取消,3 个月内频繁取消大于 15 个号源(不含 15 个);

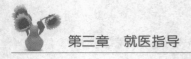

2)黑名单用户处罚规则

表7　北京预约挂号统一平台黑名单处罚规则

操作	权限
1 登录	√
2 开通、使用个人中心	×
3 预约	×
4 取消预约	√
5 注册信息修改	×

　　以上惩罚措施会严格执行,所以您一定要管理好自己的预约账户,以免到时候产生不必要的麻烦。黑名单用户如有任何疑问或不解可选择在线申诉,工作人员会尽快受理。

第二节

就诊指南

332. 我国医疗机构有哪些等级分类

目前,我国的医疗机构根据技术水平、设备条件、管理水平和规模等条件,大致分为三级(每一级又分甲、乙、丙等多种等级),不同级别的医院有各自不同的特色和适应的病种。

一级医院:是直接为社区提供预防、治疗、康复服务的基层医院,除社区医院外,一般为乡镇级医院,它能提供便捷、经济的基本医疗服务。一般说来,病情较轻,病势较缓,比较单纯的普通病种或者已经在上一级医院确诊、病情稳定的疾病,适合到一级医院就近就诊。如普通感冒发烧、咳嗽、头痛、咽痛、腹泻、便秘、胃病、确诊的高血压和糖尿病、脑血管意外的后遗症、关节扭伤、皮肤裂伤、一般五官科病和口腔科病等。

二级医院:可向多个社区提供综合医疗服务和承担一定教学、科研任务的地区性医院。大多数常见病和多发病,只要病情不复杂,诊断能明确,不是急、危重症就诊者,就可以选择地区级、区县级医院等二级医院。

三级医院:是提供高水平专科性医疗卫生服务和执行高等教学、科研任务的区域性以上的医院,除中央级的医院为三级医院外,一般来讲,三级医院是处在中国医院顶端的各医科大学的附属医院及各省人民医院,还有解放军的军医大学附属医院和各大军区总医院。在一般中小城市,一般而言是该市的人民医院(或中医院)及驻军的解放军医院。

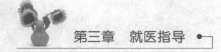

333. 如何选择合适的医院就诊

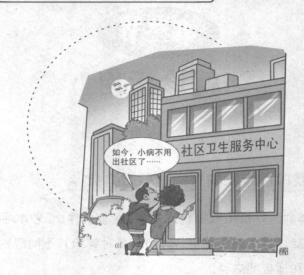

　　合理地选择医院,是早看病,看好病,少花钱,降低风险的第一重要步骤,主要是根据就诊者的病情、地理位置、经济情况来合理选择。科学地选择医院应该遵循"小病就近及时医、大病选择专业性强的大型医院就医"的基本原则。

　　所谓小病,指的是常见疾病,如感冒、发烧、咳嗽等疾病,表现出来的是一般的症状,病痛程度较轻。最好先到一级医院(社区医院)就诊,您将接受全科医生的诊治,解决不了的会由全科医生推荐到上级医院就诊。其实,这种医疗模式也是发达国家普遍采用的,而且是目前中国医疗改革的方向之一。一方面可以节省小病到大医院排队等候、手续繁杂的精力和时间,另一方面也相应地降低就医的成本。同时,就近就医更加方便您及时快捷地得到治疗。

　　对于大病重病,首先是一个确诊的过程,如何得知您得的是大病呢?首先是症状反应严重,其次是通过化验检查得出了初步结论,三是在附近社区门诊或小型医院确诊但无治疗办法或无法确诊,就需要及时地选择大型医院就诊,以免贻误病情。

　　在根据小病就近医,大病选专业大型医院的原则下,还会有一些特殊的需求,您会面临公立医院和民营医院的选择,综合性医院和专科医院的选择,建议您采用相对合理的选择方式。首先要确定准备就医的医院为合法正规的医院,有着良好的口碑和信誉。再根据自身的时间、经济、地理位置的远近,以及对服务的要求等来进行选择。

334. 如何选择就诊科室

在这里告诉您两个看病的小诀窍。

(1)很多时候只知道自己哪里有不舒服,究竟该看什么科心里没有底。其实也很简单,可以直接找大厅的导诊、分诊或咨询台,那里的医务人员会告诉您,该挂什么科的号,然后可以在挂号窗口看看出诊医生的牌子,挑选一个适合自己的医生。

(2)如果仍然感到对不上号,只要不是急重病或外伤,可以先挂一个普通内科号。内科是各科的基础,那里的医生会给您作一个初筛和排查,初步确定病因后,医生建议您再去哪个专科就诊。

另外,许多大医院施行了"首诊负责制",即使您挂错了号问题也不大,第一个接诊的医生有责任将您介绍到最合适的科室去。

335. 为什么要实名制就诊

(1)您在挂号时必须填写真实姓名和出示有效证件号,由工作人员把您的姓名和证件号写在挂号单上。看病时,医生根据号单姓名核对患者身份。

(2)您可通过登录北京市预约挂号统一平台网站或拨打 114 预约电话的方式进行实名制预约,提前实现远程就医咨询和就医预约。

(3)医生可以在系统中查询您的就诊记录和病情摘要,以便对您有初步的了解。

(4)如果您没有填写真实的账户信息,或虚假信息进行预约挂号,不仅就诊当日影响您取号就诊,同时也会影响到您今后的预约行为。

(5)在发生医疗纠纷时,如果就诊资料上的姓名与您的真实身份不符,则您的诉讼主体资格将会受到质疑,从而影响到其实体权利的实现。

(6)杜绝了"号贩子"冒用他人身份证、就诊卡进行非法倒号的行为,保护患者的就诊权益。

336. 如何选择普通门诊和专家门诊

您可以先挂普通门诊进行"初检",然后根据疑点考虑再挂专家门诊。如果直接挂专家门诊,挂得不对反而误事,损失时间和挂号费。

以下情况可选择挂专家门诊号:

(1)诊断不明的疾病。

(2)久治不愈的"顽症"。

(3)病因(病情)复杂的疾病。

(4)对已明确诊断又需长期服药的慢性病如高血压、糖尿病等疾病,在服药期间可在普通门诊随访,一旦病情发生变化,或者服药控制不佳时,可根据普通门诊医生意见再挂专家门诊。

337. 特需门诊该如何就诊

目前北京各大医院特需门诊可以选择预约挂号和现场挂号两种方式,挂号费一般为每个号 100～300 元,且不属于劳动部、社会保障部基本医疗保险的报销范围,请您根据自己的经济能力及就诊需求挂号。

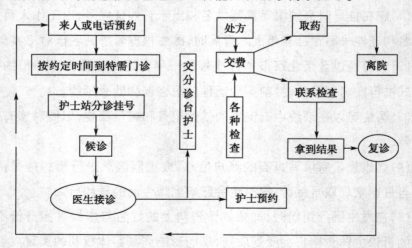

特需门诊就诊流程

338. 夜间门诊该如何就诊

夜间门诊,是医院为了缓解看病难问题,将日间门诊延长到了晚间。夜间门诊同样有专家坐诊,门诊的流程及收费均和日常门诊一致。

但是需要您注意的是,北京市目前只有部分医院设置了夜间门诊,如北京协和医院、中日友好医院、东直门医院、解放军总医院、儿童医院等。开设夜间门诊的医院,科室有所不同,并且有些医院不能做检查,建议您先向选择的医院进行咨询,以免白跑一趟。

339. 就诊时需要带哪些材料

您到医院就诊时,应随身携带身份证、医保卡、病历本、以往的病历、检查结果等,其中影像学检查,如 X 线、CT、MRI 等,需要带上片子。此外,在就诊后,医生可能会给您开药,请您自备购物袋,以备取药时用。

340. 就诊时在着装上有哪些注意事项

您到医院就诊,难免会做些检查,您可以穿着方便穿脱的衣服和鞋,女士不建议穿连衣裙、连裤袜及长筒靴,不建议佩戴饰品。

另外,在接受检查时应看管好您的随身物品,以免丢失。

341. 就诊前应该如何饮食、生活、调整心理

(1)**饮食方面**:就诊前一天可以保持原来的饮食习惯,不用有意安排素食。但不宜饮用浓茶、咖啡等刺激性饮料,不吃过于油腻、高蛋白的食品,不要大量饮酒。如果到医院就诊需要化验检查,最好保持 6 小时以上空腹,也就是早晨不要吃东西及喝水。

(2)**生活方面**:就诊前一天要注意休息,避免剧烈运动、劳累,保证充足睡眠,以免影响检查结果。

(3)**心理方面**:应做好就诊准备,避免紧张、焦虑情绪,不要随意猜测自己的病情,保持轻松愉快的心理状态。建议您可以做些自己感兴趣的事情,

转移注意力。

342. 与医生沟通时应该提供哪些有效信息

带好以前的全部检查资料。如果资料很多,建议您做好标记,按时间顺序整理好,这样医生看起来也方便许多。

提供详细的病史。如果您担心不能把病情说清楚,可以事先把情况写出来。

可按以下结构向医生陈述病情:

(1)症状是什么(感觉什么地方不舒服):如疼痛、肿胀、酸、麻、看见包块等。一定要区分主要症状和次要症状。一般最严重的是主要症状。

(2)症状出现的时间:如2个月前。

(3)症状出现的诱因:如运动后、着凉后、饭后等。

(4)症状的严重程度:比如疼痛,非常严重夜不能寐,轻度疼痛不影响生活等。

(5)症状的发作频率:比如每周1次、每月1次,或每次运动后发作、每次喝酒后发作等。

(6)症状的加重缓解因素:比如运动后加重,休息后减轻,或晨起时减轻晚上加重等。

(7)症状的变化情况:患病以来越来越严重了,还是维持,或者在减轻。不适是持续发生还是间断发生。

(8)其他伴随症状:比如伴有发烧、伴有全身酸痛或伴有肌肉无力。

(9)已经做过的检查资料:如血常规、血生化、X线、B超、MRI等检查结果或片子。

(10)已经做过的治疗:

①药物的情况:用了什么药、服用多大量、治疗了多长时间;

②其他治疗:包括理疗、手术等。

(11)治疗后的病情变化。

您提供的信息越完善,越有利于医生全面了解病情。

343. 哪类患者需要看急诊

（1）意外灾害,如溺水、触电、交通事故、雷击、土方塌方、矿井塌方、瓦斯爆炸、烧烫伤及意外创伤等。

（2）各种急性中毒,如食物中毒、药物中毒、自杀或误服毒药等。

（3）心脏病突发,如心绞痛、严重的心律失常、心肌梗死、心力衰竭等。

（4）脑血管意外（脑中风）,如病人意识突然丧失、昏迷、偏瘫、恶心、呕吐等。

（5）突发或（和）不明原因的大吐血、大量咯血、便血（血色鲜红或如柏油样便）、尿血等。

（6）严重的呼吸困难或窒息,如小儿误食异物进入气管阻塞气道、天热中暑、鱼刺卡喉或支气管哮喘等。

（7）面色苍白、出冷汗、脉搏细弱、血压下降等虚脱、休克征象、眩晕、动则尤甚及其他严重危及生命的情况。

总之,病情急且有危及生命的症状,应尽快到急诊就医。

344. 就诊时该如何选择交通工具

普通患者去医院就诊时,可自由选择公共汽车、地铁、自行车等交通工具。而急重症患者应及时拨打 120 或 999,由急救车送至医院进行救治。不要随意用车运送危重患者,因为车上缺乏必要的急救设备、急救药品、通讯手段和急救人员,如果再遇上交通堵塞,就更加麻烦。而急救车辆由于急救人员在车上可直接通过无线通讯与相关科室联系,进行急救增援和急救配合,对成功抢救非常有利。

345. 如何拨打急救电话

为避免患者延误急救的黄金时间,应从以下几个方面向接听电话的医务人员发出信息:

（1）首先表明呼叫目的:"有病人,需要急救车。"接线员会立刻把电话转给急救调度员。

(2)要简明扼要地说明患者的姓名、性别、年龄及主要症状,如突然胸痛、昏迷、出血等,以便让专业救护人员判断需做哪些急救准备,将患者送往哪家医院最好。

(3)沉着冷静并语言清晰地告诉接听电话的医生,患者目前所处的详细地址,包括门牌号、楼号、单元、楼层、房间号等。

(4)要留下您的电话号码,以便急救车与您联系。电话要保持通畅,手机要保持信号清晰、电源充足。

(5)如果是多人受伤,说明大致的受伤人数、伤势、性别及年龄等。

(6)说明特殊情况,例如是否有燃气泄漏、火灾、高处坠落等。

(7)如果当时您已经不能完全表达的时候,也不要着急,等医生主动询问您,这时,您只要回答医生的提问就可以了。

(8)救护车可能会因为地形不熟悉而导致延误救护,因此应尽量与救护人员约在辨识度高的地方,如醒目的公共设施等。另外,在急救车来到之前,最好有人在救护车必经路口等候,以便给医务人员带路,争取抢救时间。

(9)等医生所有的问题问完后再挂电话。如果在医生没有听明白或听清楚的情况下就挂断电话,就会延误救护车出车的时间。

346. 到医院看急诊有哪些流程

急诊科就诊的患者要依据病情的轻重缓急安排诊治,根据病情分为4类:危重患者、紧急患者、不紧急患者、非急症患者,并以此为依据安排诊治。

到急诊科就诊时,首先要到分诊台,由护士初步了解您的病情和症状。一旦判定为"危急、重症患者"立即进入抢救区救治;判定"紧急患者"急诊诊区优先就诊;判定为"不紧急或非急症患者"急诊诊区顺序就诊。(见下图)。

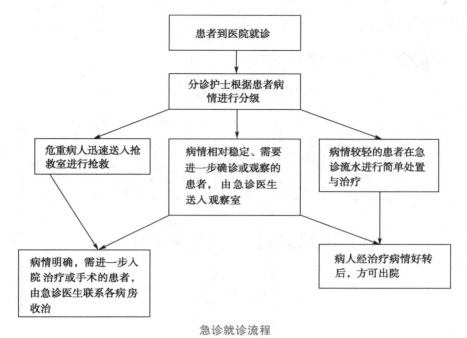

急诊就诊流程

347. 就诊时有哪些注意事项

(1)体温≥37℃,或有咳嗽、流涕、咽痛等症状,出门及就诊时应该佩戴口罩,以防传染他人。

(2)急诊科就诊的患者应该有家人或他人陪伴。

(3)请您持挂号凭证到分诊台分诊,按挂号顺序就诊。

(4)不要轻信非医务人员。您在就医的过程中,如果碰到"陌生的熟人"使劲介绍什么医院、什么大夫好,一定要提高警惕,防止上当受骗。必要时,可以向医院的保卫处或警察报告,以保障自己的权益。

(5)到医院就诊时,应看管好自己的财物,不要给小偷可乘之机。

(6)就诊时请保持安静,请不要随地吐痰、吸烟。

348. 就诊时不清楚的事情应该向哪里咨询

相信大家都曾有过这种感受,到了医院的门诊大厅,看着医院的各个部门,各种标识,茫然无措,这时您可以找到医院咨询台,那里会有专职人员为您解答疑问。

349. 看门诊有哪些流程

门诊病人医疗就诊流程

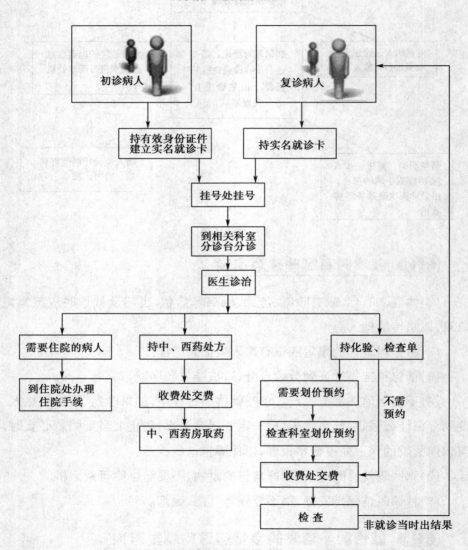

门诊就诊流程

350. 社区定向转诊该如何就诊

（1）您到社区卫生服务机构就诊，如符合转诊原则和转诊条件，社区医生将开具转诊单，并帮助您在对应医院进行预约。

（2）您持双向转诊单到对应医院取号、就诊。

（3）您在对应医院进行治疗后，如符合下转条件，医院会将您及时转回相应的社区卫生服务机构继续进行康复治疗。

351. 到医院进行复诊有哪些注意事项

（1）您需带上完整的病历和以往检查资料、出院记录等。

（2）应及时向医生反馈复诊前的真实病情和服药后的反应。

（3）医生了解病情，做出下一步诊断后，应积极配合医生的每一项检查和治疗。

352. 如何根据患者的病情进行挂号

患者可以根据自己的疾病或者症状进行挂号，以下是挂号时的一些分科建议。

（1）眼科

①**按疾病分类**

眼底：视网膜脱离、视网膜动脉阻塞、视网膜静脉阻塞、眼底出血、中心性浆液性脉络膜视网膜病变、眼缺血综合征、老年性黄斑变性、黄斑裂孔、黄斑前膜、黄斑囊样水肿、玻璃体后脱离、玻璃体积血、高度近视、视神经萎缩、视神经炎、视网膜色素变性、葡萄膜炎、虹膜炎、虹膜缺损、先天性无虹膜、夜盲、色盲、色弱、眼底血管瘤（视网膜血管瘤、视乳头血管瘤）、视乳头水肿、马凡氏综合征、牵牛花综合征、小柳原田病等。

角膜：角膜移植、角膜炎、结膜炎、巩膜炎、圆锥角膜、角膜云翳、角膜白斑、角膜溃疡、化学性烧伤、虹膜睫状体炎、倒睫、沙眼、异状胬肉、麦粒肿、霰粒肿、干眼症、睑缘炎、眼结石、泪囊炎、泪道阻塞等。

眼肌:斜视、弱视、眼球震颤、眼睑痉挛、眼肌麻痹等。

青光眼:先天性青光眼、普通青光眼、外伤引起的青光眼、糖尿病引起的青光眼、青睫综合征等。

白内障:先天性白内障、老年性白内障、人工晶体位置异常等。

眼整形:上睑下垂、眼球摘除、眼球萎缩、睑内翻、睑外翻、睑球粘连、眼部畸形、装义眼等。

眼外伤:眼外伤导致的疾病、晶状体脱位、晶状体半脱位、瞳孔粘连、眼内线性虫、外伤性白内障等。

眼肿瘤:视网膜母细胞瘤、脉络膜黑色素瘤、眼睑血管瘤、甲亢引起的眼凸、眼肌肥厚、泪腺肿瘤、泪腺脱垂、眼乳头状瘤等。

眼中医:缺血性视神经病变、眼底出血早期、夜盲症、视神经萎缩早期、脉络膜炎、葡萄膜炎早期、视网膜炎、黄斑病变早期、眼底中渗、眼底中浆、过敏性结膜炎、病毒性角膜炎、老年流泪症、干眼症(年轻人效果佳)、眼睑痉挛(3个月内的频繁眨眼)、急性青光眼早期、皮质盲等。

②按症状分类

眼底:突然无痛性视力下降、不明原因的视力下降、眼前暗影遮挡、眼前暗影飘动、闪光感、视物变形、脑瘤手术后视力障碍、全身疾病如高血压、糖尿病等。

角膜:眼睛红、肿、疼、干涩、痒、磨、异物感、有分泌物、流泪等。

眼肌:眼位不正、双眼不对称、复视、弱视、眼球震颤等。

青光眼:眼睛疼、头疼、恶心、呕吐、视力下降等。

白内障:常见于老年人无痛性、逐渐性的视力下降。

眼整形:睑内翻、睑外翻、上睑下垂、眼球萎缩、睑球粘连、眼部外伤后眼睑畸形、其余所有眼部畸形。

眼外伤:近期及10年内眼外伤史、爆炸伤、拳击伤、车祸、眼眶骨折、瞳孔散大后无法回缩、不明原因的瞳孔散大等。

眼肿瘤:眼球突出、眼球运动障碍、复视,眶内扪及肿物。

眼中医:眼内科疾病。

（2）**耳鼻咽喉头颈外科**

耳科（耳外）：先天性耳畸形、中耳炎、胆脂瘤、鼓膜穿孔、外耳湿疹、耵聍栓塞、耳神经瘤、人工耳蜗植入等。

耳研所门诊（耳内）：耳聋（神经性耳聋、突发性耳聋、老年性耳聋）、耳鸣、耳石症、美尼尔综合征等。

鼻科：鼻出血、鼻部外伤、鼻骨骨折、过敏性鼻炎、萎缩性鼻炎、干燥性鼻炎、鼻窦炎、鼻中隔偏曲、鼻息肉等。

喉科：咽炎、鼾症、扁桃体炎、喉部异物、急性会厌炎、声带息肉、声带小结、腺样体肥大等。

头颈外科：头颈部肿瘤、喉部肿瘤、声带肿瘤。

（3）**内科**

呼吸科：哮喘、支气管炎、支气管扩张、肺炎、阻塞性肺气肿、肺结核、戒烟等。

消化科：胃炎、消化性溃疡、反流性食管炎、胃肠道功能紊乱、急性胰腺炎、脂肪肝、硬化肝等。

内分泌科：糖尿病、甲亢、甲减、肥胖症、骨质疏松、少白头等。

血液科：缺铁性贫血、再生障碍性贫血、巨幼细胞性贫血、地中海贫血、脾功能亢进症、恶性淋巴瘤、白血病、原发性血小板增多症、血友病、过敏性紫癜等。

风湿免疫科：红斑狼疮、痛风、类风湿性关节炎、白塞病、风湿热、干燥综合征、硬皮病等。

肾内科：肾炎、肾病综合征、尿毒症、透析、肾积水、肾盂肾炎、急性肾衰竭等。

心血管科：高血压、冠心病、病毒性心肌炎、先天性心脏病、心绞痛瓣膜疾病，心律失常、肺动脉高压等。

神经内科：癫痫、偏头痛、中风、三叉神经痛、老年痴呆、帕金森病、视神经系统疾病等。

（4）**外科**

普外科:胆结石、疝气、乳腺增生、甲状腺瘤、痔疮、肛瘘、阑尾炎、腹膜炎、肝囊肿、肝损伤、脾损伤、下肢静脉曲张、静脉血栓、脉管炎、动脉瘤等。

胸外科:胸膜炎、创伤性气胸、血胸、肺癌、食管损伤、食道癌、纵隔肿瘤、重症肌无力等。

神外科:脑震荡、脑膜炎、脑积水、颅骨肿瘤、椎管内肿瘤、头皮和颅骨肿瘤、颅内和椎管内感染性疾病、脑外伤等。

泌尿外科:肾结石、尿道结石、输尿管结石、前列腺疾病、尿路感染、男性孕前检查、精子检测等。

骨科:骨折、骨骼畸形、关节脱臼、关节炎、颈椎病、腰椎病、腰部慢性劳损、骨质增生、腱鞘炎等。

足踝外科:拇指外翻、足踝部关节扭伤、足踝部骨折脱位、先天及后天性畸形(扁平足、高弓足,马蹄内翻足)等。

肿瘤科:各种肿瘤。

(5)妇产科

妇科:痛经、月经不调、霉菌性阴道炎、盆腔炎、附件炎、子宫肌瘤、卵巢肿瘤、葡萄胎、子宫内膜异位症、更年期综合征、宫外孕、雌激素检测等。

产科:孕前检查、围产保健、妊高症、羊水栓塞、难产等妊娠类疾病。

计划生育科:人流、上环、取环手术等。

(6)儿科

14岁以下小儿呼吸、消化、循环、内分泌、结缔组织等各种内科疾病。

(7)口腔科

口腔内科:牙科常见疾病的治疗,牙疼、补牙、溃疡、黏膜疾病。

口腔外科:拔牙、口腔颌面外科手术、肿瘤、唇腭裂。

口腔牙周科:口腔牙周疾病的治疗、牙龈出血、牙齿肿痛。

口腔正畸科:牙齿畸形的矫治。

口腔修复科:镶配各类型假牙。

(8)皮肤科

湿疹、麻疹、痱子、痤疮、冻疮、各种皮炎、带状疱疹、手癣、脚癣、脚气、鸡眼、牛皮癣、灰指甲、指甲断层、银屑病、白癜风、尖锐湿疣、淋病、梅毒、脱发等。

353. 为什么药品一经发出就不能退换

为了保障患者的用药安全,保证药品质量,医院根据《医疗机构药事管理暂行规定》中第二十七条:"为保证患者用药安全,药品一经发出,不得退换"的要求,对实际工作中患者要求退药的情况都有相应的规定,常规情况下药品拿离窗口或工作人员视线均不能退换。

354. 何为一日病房

一日病房也可称为日间手术,是为了满足患者尽快住院、尽早手术等医疗服务需求而建立的一种新型诊疗模式,在节省医疗费用和减少医院感染方面有着明显的优势。一日病房模式可以使患者在家康复、得到亲人更多的照顾、减少家人往返医院奔波的愿望变成现实。

一日病房通常是安排患者在一个工作日内完成住院、手术或有创诊疗、手术后短暂观察、恢复(一般数小时)、办理出院等诊疗活动,患者一般不在医院过夜。为保证诊疗的安全和高效,一日病房强调流程的规范和相对固定,因此要通过门诊医生的严格挑选,符合适应证的患者才能安排入院。各医院根据诊疗特点和诊疗流程开设不同病种的一日病房,具体可到相关医院咨询。

就诊证明办理

355. 门诊诊断证明书有哪些管理规定

根据北京市卫生局京卫医字[1992]144号文件,诊断证明书是具有一定法律效用的医疗文件。司法鉴定、因病退休、工伤、残疾鉴定、保险索赔等要以诊断证明作为依据之一。

(1)门诊医师在作疾病处理时,必须抱着实事求是的态度,根据患者疾病的实际情况,出具疾病证明并合理给假。

(2)诊断证明书必须由主治医师以上有诊断证明权的医师签字,再由门诊办公室审核盖公章后有效。出具诊断证明书的医生对所做出的诊断负法律责任。

(3)医生需在下列情况,接到有关部门介绍信方可开具诊断证明书:

①凡涉及司法办案需要,应接到公检法机关、交通管理部门等执法机关的介绍信,方可出具诊断证明书。

②因病退休、伤害、残疾、保险索赔、申请生育第二胎指标等应持有关部门的介绍信,并附有患者本人的委托书及受委托人的身份证明,方可出具诊断证明书。

③患者本人要求开具诊断证明书,须持本单位介绍信,由主治医师以上医师签字,门诊办公室审核盖公章后生效。

(4)涉及司法部门处理的案件中的医疗诊断问题,以法医部门经过组织鉴定的最后意见为最终诊断。

(5)医生不得开具非本专科病人的诊断证明书。医生开具的诊断证明书应与病历病情相符,病历应有记载。

(6)对学术上有争议的诊断,需开诊断证明者,应由医院组织会诊,经讨论后慎重开出诊断证明书。

(7)负责加盖公章的部门应严格按照规定对诊断证明审核、把关、登记、保存。

(8)诊断证明、休假证明可对病人做出诊断或疑似诊断,只证明病人需要病休及病休时间或诊断建议,不应提及对病人的其他处理意见。

(9)休假证明,急诊一般不超过3天,需要病休超过3天者,需经门诊复诊后给假。门诊不超过1周,慢性病不超过2周,特殊情况不超过1个月。需要病休一个月者,应由医院相关部门审核后盖公章;超过一个月者,需经门诊复诊后续假。

(10)医师在休假证明单上开具的病休起止日一般从患者就诊之日或就诊次日开始,不得跨日、倒开或补开。当日盖公章有效。

356 如何办理病历复印

病历复印管理规定是依据国家卫生计生委制定的《医疗机构病历管理规定》和北京市发展和改革委员会下发的(京发改[2005]1561号)文件精神所制定。

(1)受理下列人员和机构复印或复制病历资料的申请:

①患者本人或其代理人;

②死亡患者近亲属或其代理人;

③保险机构。

(2)申请人按照下列要求提供有关证明材料:

①申请人为患者本人的,应当提供其有效身份证明和住院病案号;

②申请人为患者代理人的,应当提供患者及其代理人的有效身份证明、申请与患者代理关系的法定证明材料和住院病案号;

③申请人为死亡患者近亲属的,应当提供患者死亡证明及其近亲属的

有效身份证明、申请人是死亡患者近亲属的法定证明材料和住院病案号。

(3)申请人为死亡患者近亲属代理人的,应当提供患者死亡证明、死亡患者近亲属及其代理人的有效身份证明,死亡患者与其近亲属关系的法定证明材料,申请人与死亡患者近亲属代理关系的法定证明材料和住院病案号。

(4)申请人为保险机构的,应当提供保险合同复印件,承办人员的有效身份证明,患者本人或者其代理人同意的法定证明材料;患者死亡的,应当提供保险合同复印件,承办人员的有效身份证明,死亡患者近亲属或者其代理人同意的法定证明材料。

(5)公安、司法机关因办理案件,需要查阅、复印或者复制病历资料的,在公安、司法机关出具采集证据的法定证明及执行公务人员的有效身份证明(工作证)后予以协助。

(6)医疗纠纷、事故等医疗鉴定需封存病历的,应当提供患者有效身份证明、患者亲属或代理人的有效身份证明,患者与亲属或代理人关系的法定证明材料。并有医师、医务部领导、患者亲属或代理人在场时,方可封存病历。

(7)可以为申请人复印或复制的病历资料包括:

门(急)诊病历、住院志(即入院记录)、体温单、医嘱单、化验单(检验报告)、医学影像检查资料、特殊检查(治疗)同意书、手术同意书、手术及麻醉记录单、病理报告、护理记录、出院记录。

(8)需封存病历资料还包括:

死亡病例讨论记录、疑难病例讨论记录、上级医师查房记录、会诊意见、病程记录等。

(9)病历复印费:由申请方承担。

医药分开改革

357. 北京的医院何时启动试点医药分开

自 2012 年起,北京市卫生局逐步实施医药分开试点工作,北京友谊医院、北京朝阳医院、北京同仁医院、北京天坛医院、北京积水潭医院已启动试点医药分开,即:取消药品加成,取消挂号费和诊疗费,设立医事服务费。

358. 实施医药分开的具体内容是什么

具体内容有 3 项:

(1)取消药品加成,即:所有药品将按进价出售。

(2)取消挂号费和诊疗费,即:普通门诊 5 元/人次、副主任医师 7 元/人次、主任医师 9 元/人次、知名专家 14 元/人次;急诊 5 元/人次。

(3)设立医事服务费,即:普通门诊 42 元/人次、副主任医师 60 元/人次、主任医师 80 元/人次、知名专家 100 元/人次;急诊 62 元/人次;住院 80 元/床日。

359. 医药分开的目的是什么

所谓医药分开就是把医院的利益与药品销售彻底分开。取消药品加成政策,医院的所有药品实行按进价销售,让医院不能再通过"卖药"获得任何利益,从而有助于消除"大处方"、"滥用药物"等现象;同时设立"医事服务费",鼓励医院通过提供更多、更好的医疗服务,为百姓看好病。

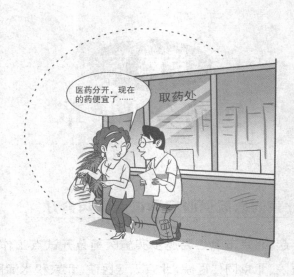

360. 实施医药分开后医院的承诺是什么

为了实现北京市"让人民群众得实惠,医务人员受鼓舞,医院发展有活力"的医改目标,医院郑重承诺:通过医药分开改革试点,消除"大处方"、"滥用药物"等现象,规范医疗行为,合理诊疗、合理用药。严格执行"急三慢七"的处方管理规定:急诊开药量 3 天,慢性病开药量 7 天,出院带药量 7 天,行动不便的可开两周量。但对于 10 种慢性病的患者,如:高血压、糖尿病、冠心病、慢性肝炎、肝硬化、结核病、精神病、癌症、脑血管病、前列腺肥大疾病等,门诊最多可开 1 个月的药量。

361. 实施医药分开后医院的药品质量可以保障吗

可以保障。因为医院进药有严格的程序,药品质量都是合格的。

362. 北京市医保患者医事服务费的报销比例是怎样的

门诊医事服务费按照 40 元/人次定额报销、急诊医事服务费按照 60元/人次定额报销;住院医事服务费 80 元/床日按医保规定的报销比例报销。医事服务费中医保患者自付金额见下表。

表8　医事服务费中医保患者自付金额

门诊类型	医事服务费定价	医保报销金额	患者自付金额
普通门诊	42 元	40 元定额报销	2 元
副主任医师门诊	60 元	40 元定额报销	20 元
主任医师门诊	80 元	40 元定额报销	40 元
知名专家门诊	100 元	40 元定额报销	60 元
急诊	62 元	60 元定额报销	2 元
急诊留观	80 元/床日	按比例报销	按比例自付
住院	80 元/床日	按比例报销	按比例自付

363. 哪些人可以享受北京市人力资源和社会保险局给予的医事服务费的报销

凡是参加了北京市职工基本医疗保险、居民基本医疗保险(一老一小)、工伤保险和生育保险的参保人员,均按照北京市人力资源和社会保险局规定的医事服务费支付标准报销。

364. 享受公费医疗待遇的人员医事服务费的报销标准是怎样的

享受公费医疗待遇人员,医事服务费报销标准参照医保患者的报销标准。

365. 新农合患者医事服务费的报销标准是怎样的

门诊医事服务费按照 40 元/人次、急诊医事服务费按照 60 元/人次定额报销,门急诊医事服务费不累计个人门急诊医疗待遇;住院医事服务费80 元/床日纳入住院报销范围,并累计个人住院医疗待遇,报销比例按各区

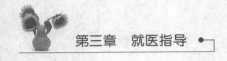

县原有政策执行。

366. 离休、医疗照顾人员的医事服务费的报销比例是怎样的

离休、医疗照顾人员门诊的医事服务费个人自付金额执行原标准不变。

367. 医保患者报销医事服务费的程序是什么

门诊患者持北京市医保卡缴纳医事服务费时仅支付个人负担部分。住院患者持北京医保卡结算时,也仅支付个人负担部分。因此,推荐您在门诊及住院就诊时携带个人医保卡。门诊就医时未带医保卡将视同自费。

368. 为什么医保报销的门急诊医事服务费金额是固定的

为了体现医务工作者劳动价值,不同级别医师门诊的医事服务费标准不同。医保对基本医疗需求——普通门诊和急诊的医事服务费,给予门诊40元/人次、急诊60元/人次报销。而专家门诊属于优质优价医疗资源的范畴,因此,也仅给予门诊40元报销。

369. 医事服务费报销是否受起付线的限制

门/急诊医事服务费报销不受起付线的限制,每次可报销40元(门诊)/60元(急诊)。住院医事服务费累计计算住院医疗待遇,超过起付线的部分按比例报销。

370. 生育保险的医事服务费的报销额度

参保人员结算生育保险应支付的住院医疗费用时,按项目支付方式结算的医疗费用中发生的医事服务费,由生育保险基金全额支付。参保人员手工报销产前检查、分娩和计划生育手术医疗费用时,其医事服务费不在生育保险规定的限额支付标准之内,医事服务费另行支付,其中全程产前检查最多报销 10 次门诊医事服务费,住院医事服务费最多报销 5 天的医事服务费。

371. 医事服务费计入个人的医保待遇吗

门急诊医事服务费暂不累计计算在个人医保待遇,但是,住院医事服务费则将累计计算在个人医保待遇中。

第五节
医疗保险相关事宜

372. 北京市基本医疗保险、工伤保险和生育保险使用的药品目录、诊疗目录、服务设施目录具体内容

(1)北京市基本医疗保险、工伤保险和生育保险均依据并使用药品目录、诊疗目录、服务设施目录三大目录。

(2)三大目录的使用说明如下。

表9 药品目录、诊疗目录、服务设施目录使用说明

标识	说明
[适]	符合该药品医保适应证的情况下,费用纳入医保报销,否则个人全部自费。
[限]	"限门诊使用"、"限工伤保险"、"限生育保险"的药品,超规定范围为自费。
备注	药品、诊疗、材料及服务设施使用均须遵照备注中的要求进行报销,超规定范围为自费。

373. 北京市医疗保险就医付费标准

(以三级医院标准为参考)

(1)基本医疗保险门急诊待遇

表10 基本医疗保险门急诊待遇

报销人群		起付线	报销比例	封顶线	备注
城镇职工	在职职工	1800元	70%	2万元	——
	农民工				
	灵活就业				
	退休职工<70岁	1300元	85%		
	退休职工≥70岁		90%		

续表

报销人群		起付线	报销比例	封顶线	备注
城镇居民	学生儿童	650 元	50%	2000 元	社区首诊制,须由社区医院转诊
	无保障老年人				
	无业居民				
	征地超转＜70 岁	1300 元	85%	2 万元	社区首诊制,须由社区医院转诊
	征地超转≥70 岁		90%		

(2)基本医疗保险住院待遇

表 11 基本医疗保险住院待遇

报销人群		住院起付线		报销比例	封顶线
		第一次住院	第二次及以后每次		
城镇职工	在职职工	1300	650 元	详见表 12	30 万元
	农民工				
	灵活就业				
	退休职工				
城镇居民	学生儿童	650 元		70%	17 万元
	无保障老年人	1300 元			
	无业居民				
征地超转				详见表 12	30 万元

(3)住院报销比例

表 12 住院报销比例

三级医院	在职、农民工、灵活就业	退休、超转
0 元～3 万元	85%	91%
3 万元～4 万元	90%	94%
4 万元～10 万元	95%	97%
10 万元～30 万元	85%	90%

注:门诊、住院待遇所示的比例均指在医保报销范围内的费用。

（4）报销周期

表 13　报销周期

人群性质	报销周期
少儿医保	当年 1 月 1 日～当年 12 月 31 日
其他性质	当年 1 月 1 日～当年 12 月 31 日

（5）医保收费等级与个人负担政策

基本医疗保险人员按此表的标准执行。

表 14　医保收费等级与个人负担政策

收费等级	项目	说　明
无自付/甲类	药品、耗材诊疗项目	费用全部纳入医保报销范围，按比例报销
有自付/乙类	药品	个人先负担 10% 或 50%，剩余部分纳入医保报销范围，按比例报销
	诊疗项目	个人先负担 8%，剩余费用纳入医保报销范围，按比例报销
	耗材	单项费用≥500 元的贵重医用耗材个人先负担 30%，剩余费用纳入医保报销范围，按比例报销；单项费用＜500 元的医用耗材个人先负担 8%，剩余费用纳入医保报销范围，按比例报销
全自付/丙类	药品、耗材诊疗项目	费用全部自费

（6）人工器官

表 15　人工器官报销限额

项目		单位	限额标准	备注
心脏起搏器	单腔	套	2.52 万元	限额报销： 　　限额标准的金额或实际费用低于限额的金额纳入医保报销范围即再按相应比例报销，项目实际费用超出此标准的部分自费
	双腔	套	3.24 万元	
	临时	套	1.08 万元	
心脏瓣膜	生物膜	套	1.26 万元	
	机械膜	套	1.44 万元	

项目		单位	限额标准	备注
人工关节	人工髋关节	套	8100元	限额报销： 　限额标准的金额或实际费用低于限额的金额纳入医保报销范围即再按相应比例报销,项目实际费用超出此标准的部分自费
	人工膝关节	套	9000元	
	人工股骨头	套	5940元	
人工晶体		个	1215元	
其他体内人工器官		单位	3.24万元	

(7)公疗医照人员、离休人员待遇

表16　公疗医照人员、离休人员待遇

项目		离休	公疗医照
甲类	药品、耗材、诊疗项目	全部报销	全部报销
乙类	药品、耗材、诊疗项目	全部报销	全部报销
	单项费用＞500元的贵重医用材料	全部报销	在职/退休:个人负担30%,剩余费用全部报销 离休:全部报销
丙类	药品、耗材、诊疗项目	自费	自费
甲类、乙类药品		均受医保适应证限制,不符合则自费	不受医保适应证限制
医用材料		应符合医保适应证,且相应诊疗项目下收费,否则自费	
人工器官		报销政策详见表15; 限价金额或低于限额的费用全部报销;高出限额的费用自费	

(8)政策其他说明

表 17 医疗保险政策其他说明

医事服务费	说明及要求
门诊	定额报销 40 元/次,不累计门诊医保待遇
急诊	定额报销 60 元/次,不累计门诊医保待遇
住院/急诊留观	按住院比例报销,累计个人医疗保险待遇
离休/公疗医照	个人自付金额执行原标准不变
公费医疗	参照医疗保险患者报销标准
生育保险	产前检查和门诊计划生育手术所发生的医事服务费按门诊定额报销 40 元/次,全程产前检查,最多可报销 10 次;全额交费,手工报销
工伤保险	治疗工伤部位或职业病发生的医事服务费,据实报销;门诊就诊全额交费 手工报销
外省市医保	全额交纳医事服务费,回当地医保部门报销;具体报销政策遵循当地医保政策

374. 北京市生育保险付费标准是怎样的

(1)覆盖范围

一是参加城镇职工基本医疗保险的灵活就业人员,其生育医疗待遇纳入城镇职工医疗保险支付范围;二是参加城镇居民医疗保险的人员,主要指无业居民,其生育医疗待遇纳入居民医疗保险支付范围。

(2)支付内容

表 18 北京市生育保险支付内容

分类	支付内容
生育	女职工因怀孕、生育发生的医疗检查费、接生费、手术费、住院费和药品费
计划生育手术	职工因计划生育实施放置(取出)宫内节育器、流产术、引产术、绝育及复通手术所发生的医疗费用

（3）支付范围

表 19　北京市生育保险支付范围

范围分类	具体说明
支付	执行北京市基本医疗保险的药品目录、诊疗项目、医疗服务设施范围和支付标准的有关规定
	基本医疗保险规定个人先部分负担的费用,生育保险全额纳入报销范围
不支付	职工孕期治疗各种疾病发生的医疗费用,符合基本医疗保险规定的由基本医疗保险基金支付
	实施人类辅助生殖术(如试管婴儿等)发生的费用
	婴儿费、超出支付标准的床位费、与职工签订自费协议的费用
	职工自然流产、胎死宫内等疾病原因终止妊娠的按照生育保险规定报销同期产前检查医疗费用
	其他费用符合基本医疗保险规定的,由基本医疗保险基金支付

（4）支付方式及待遇标准

①支付方式

表 20　北京市生育保险支付方式

分类	具体说明
限额付费	◇主要是门诊项目 ◇个人结算后采取手工报销方式 ◇实际发生费用　高于限额标准,按限额标准支付 　　　　　　　　低于限额标准,按实际支付
定额付费	◇主要是住院项目 ◇与医院结算 ◇不论实际发生的医疗费用高于或低于定额标准均按定额标准支付
按项目付费	◇住院分娩出现严重并发症的医疗费用,符合生育保险规定的医疗费用,生育保险基金按实际发生费用支付

②待遇标准(以三级医院标准为参考)

表 21　北京市生育保险待遇标准

限　额　支　付		标准/元
门诊产前检查	妊娠1~12周	520
	妊娠1~27周	850
	妊娠~分娩前	1400
门诊计生手术		——
住院计生手术前		300
定　额　支　付		标准/元
住院分娩	自然分娩	3000
	人工干预	3300
	剖宫产	4400
	注:每增加一胎,支付标准在原支付标准基础上加收 10%,即:支付标准 = 定额支付标准×(1＋10%)	
住院计划生育手术	人工流产 住院人工流产	970
	住院人工流产手术同时宫内节育器取出术加宫内节育器放置术	1143
	住院高危人工流产手术同时宫内节育器取出术加宫内节育器放置术	1176
	住院人工流产手术加输卵管结扎术	1911
	住院高危人工流产术加输卵管结扎术	1944
	中期引产	2400
	输卵管结扎	1700
高危人流:瘢痕子宫妊娠　　剖宫产术后 1 年内再次妊娠　　哺乳期妊娠 子宫下段妊娠　　早孕合并生殖器畸形进行人工流产手术		

按项目付费	
住院分娩	重度贫血血红蛋白 HGB 小于 8g/dl
	甲状腺功能亢进、甲状腺功能减低
	高血压疾病伴先兆子痫、子痫
	糖尿病需用胰岛素治疗
	心脏疾病伴心功能不全
	急性脂肪肝
	重度血小板减少
	血小板计数小于 8 万 /mm³
	产科出血,出血量大于 500 毫升
	产褥期感染
住院计划生育手术	输卵管、输精管复通手术
	宫内节育器取出伴有嵌顿、断裂、变形、异位或绝经期 1 年以上

375. 北京市工伤保险就医付费标准是怎样的

(1)遵照工伤保险报销目录。

(2)无自付比例和起付线。

376. 北京市基本医疗保险有哪些规定

(1)根据北京市基本医疗保险规定,北京市人民政府第 68 号令第三十条(2001.2.20)、关于印发《北京市公费医疗管理办法》的通知京卫公字[1990]第 100 号(1990.02.24),以下情况发生的费用,北京市医疗保险不予报销

①在非本人定点医疗机构就诊的,但急诊除外;

②在非定点零售药店购药的;

③因交通事故、医疗事故或者其他责任事故造成危害的;

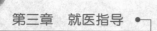

④因吸毒、打架斗殴或者因其他违法行为造成伤害的；

⑤因自杀、自残、酗酒等原因进行治疗的；

⑥在国外或者中国香港、澳门特别行政区以及台湾地区治疗的；

⑦按照国家和本市规定应当由个人自付的；

⑧健康体检；

⑨因不孕不育症治疗的。

根据"北京市基本医疗保险有关问题的解答(五)京医保发[2003]29号"的特殊说明：

①参保人员因交通事故或其他责任事故造成伤害，在定点医疗机构就医：

● 能够提供公安部门关于肇事方逃逸或无法查找责任人相关文字证明的，其医疗费用可按规定纳入医疗保险基金支付范围；

● 无法提供此类文字证明的，其医疗费用医疗保险基金不予以支付。

②患精神病的参保人员因自杀、自残、酗酒而发生的医疗费用，医疗保险基金予以支付。

(2)治疗先天性疾病不予报销

①成人就诊时，需注意的不予报销的先天性疾病。如：错构瘤、包皮过长、鳃裂囊肿、耳前瘘管、中耳畸形等

②心脏及血管先天性疾病在定点医疗机构治疗的，按规定纳入报销范围。

③根据自2007年9月1日起执行的"关于印发《北京市学生儿童大病医疗保险补充报销范围(暂行)》有关问题的通知"京劳社医发[2007]120号(2007.07.17)，少儿医保的下列先天性疾病，按规定纳入报销范围。

表22　纳入医保报销范围的先天性疾病

序号	ICD-10	先天性疾病名称	序号	ICD-10	先天性疾病名称
1	Q05	脊柱裂	24	Q62.1	输尿管闭锁和狭窄
2	Q06.2	脊髓纵裂	25	Q62.5	双重输尿管

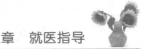

续表

序号	ICD-10	先天性疾病名称	序号	ICD-10	先天性疾病名称
3	Q18.0	鳃裂窦、瘘和囊肿	26	Q62.6	输尿管错位
4	Q18.1	耳前窦道和囊肿	27	Q62.7	先天性膀胱-输尿管-肾反流
5	Q39.0	食管闭锁,不伴有瘘	28	Q64.1	膀胱外翻
6	Q39.2	先天性气管食管瘘不伴有闭锁	29	Q64.2	先天性后尿道瓣
7	Q40.0	先天性肥大性幽门狭窄	30	Q64.4	脐尿管畸形
8	Q35-Q37	唇裂和腭裂	31	Q65.0-Q65.5	髋关节脱位及半脱位
9	Q40.1	先天性裂孔疝	32	Q66.0	马蹄内翻足
10	Q41	小肠先天性缺如、闭锁和狭窄	33	Q66.6	足的其他先天性外翻变形仅指"先天性马蹄外翻足"
11	Q42	大肠先天性缺如、闭锁和狭窄	34	Q67.5	脊柱先天性变形仅指"先天性脊柱侧凸"
12	Q43.0	麦克尔憩室	35	Q67.6	漏斗胸
13	Q43.1	先天性神经节性巨结肠[赫希施斯普龙病]	36	Q76.4	脊柱其他先天性畸形与脊柱侧凸无关仅指"先天性脊柱前、后凸"
14	Q43.3	先天性肠固定畸形	37	Q71.4	桡骨纵形短缺缺陷
15	Q43.4	双重肠	38	Q71.5	尺骨纵形短缺缺陷
16	Q43.7	泄殖腔存留	39	Q68.0	胸锁乳突肌先天性变形
17	Q44.4	胆总管囊肿	40	Q78.0	成骨不全
18	Q45.1	环状胰腺	41	Q78.4	内生软骨瘤病
19	Q52.3	处女膜闭锁	42	Q79.0	先天性膈疝
20	Q53	睾丸未降	43	Q79.2	先天性脐疝
21	Q54	尿道下裂	44	Q79.3	腹裂

续表

序号	ICD-10	先天性疾病名称	序号	ICD-10	先天性疾病名称
22	Q55.6	阴茎的其他先天性畸形仅指"阴茎屈曲畸形"	45	Q89.2	其他内分泌腺先天性畸形仅指"甲状舌管瘘"及"甲状舌管囊肿"
23	Q62.0	先天性肾盂积水	46	Q85.0	神经纤维瘤病(非恶性)

(3)根据《关于持社会保障卡住院就医结算有关政策调整的通知》(京人社医发[2010]255号),原则上医保患者因疾病未持卡就医,当次医疗费用不予报销;

以下情况时,门诊未持卡就医,可个人全额垫付,符合医保基金支付条件的,交单位或街道社保所进行手工报销:

◇ 急诊未持卡

◇ 计划生育手术

◇ 企业欠费

◇ 手工报销或补换卡期间

◇ 参保后未发卡

(4)急诊留观按住院报销规定执行

(5)根据《关于加强医疗保险费用管理的通知》(京人社医发[2011]64号),医保患者家属代开药要求如下:

条件:病情稳定需要长期服用同类药品,但因患有精神类疾病或行动不便、长期卧床等原因,不能到定点医疗机构就医。

所持证明:患者有效身份证明(身份证和社保卡)、确诊医院的门诊病历(或出院诊断证明)。

(6)住院期间发生的门诊费用为自费;若门诊费用用社保卡交费,则影响住院费用的结算。

377. A类定点医疗机构和专科医院如何就医报销

北京市有19家A类定点医疗机构,143家专科医院,具体名单详见北京市人力资源和社会保障局网站 http：//www.bjld.gov.cn/，或打北京市医保政策咨询电话 12333、北京市社会保障卡热线电话 96102 咨询。

（1）以下人群，即使社保卡定点医院未选择 A 类定点医疗机构和专科医院，也可直接就医报销：

城镇职工（在职、退休、灵活就业）

城镇居民（学生儿童医保）

离休人员

公疗医照（离休）

（2）以下人群，门诊须从社区转诊至 A 类定点医疗机构和专科医院，方可就医报销：

城镇居民（老人医保、无业人员）

超转人员

（3）公疗医照（在职、退休）人员门诊或住院需选定 A 类定点医疗机构为定点医院，或由其他医院转诊（院）方可就医报销。

（4）急诊情况，符合医保报销范围的疾病，各类人群可直接 A 类定点医疗机构就医报销。

378. 持卡就医，实时结算应注意哪些问题

（1）社保卡医保患者因疾病就诊时，需提供社保卡。

①门诊：持社保卡在收费处建就诊卡，每次交费，持社保卡和就诊卡结算。

②住院：将社保卡交至住院处，出院结算时，再同收据明细等一并取回。

（2）北京市生育服务证/北京市外地来京人员生育服务联系单。享受生育保险的患者按此执行。夫妻双方有一方为北京市户口即持《北京市生育服务证》；双方都是外省市户口则持《北京市外地来京人员生育服务联系单》。

①门诊：全额交费，费用回单位报销。

②住院：将社保卡、生育服务证/生育服务联系单交住院处，出院结算时取回。

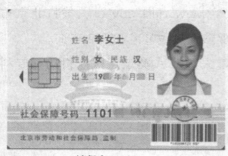 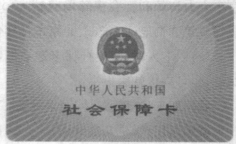

| 社保卡正面 | 社保卡背面 |

(1) 北京市社会保障卡

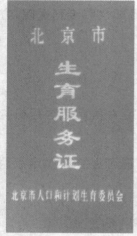 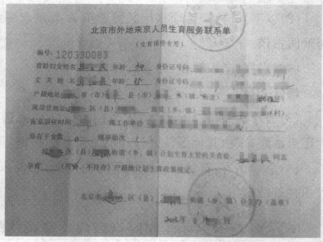

(2) 北京市生育服务证/北京市外地来京人员生育服务联系单

(3)新发与补[换]社保卡领卡证明临时就诊证明。医保或生育保险患者,新发、补卡、换卡期间持此证明就医。

①门诊:在收费处建自费卡录入临时就诊证明的信息,全额交费,费用回单位或街道社保所报销。

②住院:全额交费,结算时住院处出具《全额结算证明》,同费用回单位或街道社保所报销,具体手续另咨询医保中心、单位或街道社保所。

(4)临时就诊证明

参保人员因住院费用结算,社保卡存留在医院,若其急用社保卡门(急)诊就医,则由住院处为其开具《北京市基本医疗保险参保人员临时就诊证明》,医保办审核盖章。持此证明到另一家医院就医,全额结算,手工报销。
此证明的有效期原则上不超过 3 个工作日。

新发与补[换]社会保障卡领卡证明

社会保障卡服务网点：(专用章)

117624134005

姓　名			性　别	女	社会保障号码	
医疗参保人员类别		在职职工			业务类型	新参保
定点医疗机构		军区总医院		解放军总医院第一附属医院		
		卫生部北京医院		朝阳门社区服务中心		
特殊病定点医疗机构				特殊病有效期限		
特殊病种						
取卡日期		2013-07-17	使用期限		2013-01-01　至　2014-06-01	
经办人:			办理日期:		2013 1 17 年 月 日	

（3）　新发与补[换]社保卡领卡证明临时就诊证明

北京市基本医疗保险参保人员
临时就诊证明

有效期自：　　　年　　月　　日
　　　至：　　　年　　月　　日　　　编号：

　　参保人员因进行医疗费用申报,《北京市医疗保险手册》
在本区(县)医保经办机构或定点医疗机构留存,特此证明。

　　参保人员持此证明与《居民身份证》同时使用,与
《北京市医疗保险手册》具有同等效力。

此证明限门(急)诊就医使用,住院使用无效。

姓名		医保手册号	
性别		单位社保号	
年龄		单位名称	
身份		身份证号	
定点医疗机构一			
定点医疗机构二			
定点医疗机构三			
定点医疗机构四			
定点医疗机构五			
特殊病定点机构			
特殊病			
备注：此表由医保经办机构和定点医疗机构自行印制。			
签发单位盖章 年 月 日			

（4）　北京市基本医疗保险参保人员临时就诊证明

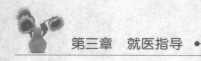

（5）工伤证

①门诊：全额交费，费用回单位报销；

②住院：因工伤疾病住院，将工伤证交至住院处，出院结算时归还患者。

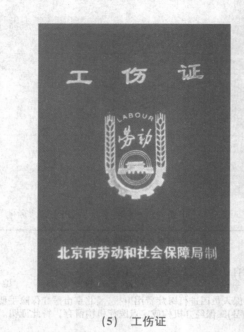

（5）工伤证

·第四章·

合理用药

　　此时此刻,无论您多么健康,无论您多么努力,我们都不得不承认一个事实,即人吃五谷杂粮,总会要生病。生病就要吃药,是药三分毒,因为不合理用药,造成了许多人听力残疾,因为不合理用药,一些人甚至过早地丧失了生命。世界卫生组织警示:不合理用药已经成为当今全球的第四号杀手,调查显示全球三分之一的人死亡原因不是疾病本身而是不合理用药。那什么是合理用药,我们应该怎样合理用药,本章从一般用药知识、特殊人群用药、中药的使用以及保健品的选择等四部分向您介绍了合理用药必须注意的问题,细细读来,定会让您受益匪浅。

第一节
一般用药知识

379. 什么是抗生素

抗生素是指对某些微生物有杀灭或抑菌作用的微生物产物及抗生素的半合成衍生物。抗生素可以是某些微生物生长繁殖过程中产生的一种物质,用于治病的抗生素除由此直接提取外,还有完全用人工合成或部分人工合成的。

380. 个人可以直接去药店购买抗生素吗

不可以。为保障人民用药安全、有效,方便广大人民群众自我保健和药疗,我国对药品实行处方药与非处方药分类管理制度。所谓处方药,是指经国务院药品监督管理部门批准生产,必须凭执业医师或执业助理医师的处方才能购买和使用的药物。在药店购买抗生素须持执业医师或执业助理医师开具的抗生素处方。

381. 感冒是否必须吃抗菌药

感冒多为病毒感染,而抗菌药物对病毒无效,一般不需要使用,随意使用只会增加药物不良反应、诱导细菌耐药。但如出现流黄脓鼻涕、咳嗽脓痰、发热、白细胞升高等细菌感染的迹象时,应及时就诊。一旦明确病情需要使用抗菌药物,必须在医师的指导下用足疗程。

382. 抗菌药何时服用,饭前还是饭后

抗菌药物的口服制剂一般以空腹(饭前1小时或饭后2小时)服用为宜,可以较快达到血药峰浓度并且获得较高的生物利用度。进食后服用脂化物可增加某些抗菌药物的生物利用度。应用某些抗菌药物口服制剂时应密切关注胃肠道反应、菌群交替性腹泻等现象。有些人会有严重胃肠道反应,可以选择饭后服用。

383. 滥用抗菌药物有哪些危害

滥用抗菌药物有可能产生以下危害:

(1)**诱导细菌耐药**:引起一个地区某些细菌对多种抗菌药物耐药,增加治疗难度,甚至无药可治。

(2)**增加不良反应**:造成人体损害,如影响肝功能,肾功能、引起胃肠道反应等。

(3)**导致二重感染**:长期使用广谱抗菌药物,可致体内敏感菌被杀死,不敏感菌乘机繁殖生长,引起更为严重的感染。

(4)**浪费医药资源**:增加国家和患者的经济负担。

384. 什么是细菌耐药性

抗菌药物通过抑制或杀灭细菌而发挥治疗感染的作用,然而细菌也可通过多种形式抵抗抗菌药物的作用,逃避被杀灭的危险,这种抵抗作用称为"细菌耐药",获得耐药能力的细菌就是"耐药细菌"。细菌耐药使得本来有效的抗菌药物的疗效下降,甚至完全无效。不适当选用抗菌药物、剂量不足、疗程不足、药品质量低劣等是导致并加速细菌耐药的主要因素。因此,个人不能随意使用抗菌药物,一定要在医师的指导下明确病因、正确使用。

385. 什么是药品不良反应

根据《药品不良反应报告和监测管理办法》规定:药品不良反应是指合

格药品在正常用法用量下出现的与用药目的无关的或意外的有害反应。它不包括无意或故意超剂量用药引起的反应，以及用药不当引起的反应。

386. 药品不良反应有哪些表现

可涉及人体的各个器官、系统与组织。常见的不良反应有皮肤瘙痒、头晕、头痛、嗜睡、意识模糊、昏迷、心悸、胸闷、面色苍白、四肢厥冷、心率过快或过慢、咳嗽气喘、口干口苦、恶心呕吐、食欲减退、嗳气流涎、腹胀腹痛、腹泻、便秘、转氨酶升高、肾功能不全等。

387. 出现药品不良反应怎么办，如何预防

出现药品不良反应应该马上停药，有条件去医院进行相关咨询，以了解是否有其他影响。预防措施有：

1. 要注意药品的禁忌证，看自己是否属于此类人群。

2. 针对药品可能产生不良反应的原因做好预防措施，包括改换药品剂型，如阿司匹林对胃肠刺激性大改用肠溶制剂可减轻；改善服用方法，如有嗜睡不良反应药物宜睡前服等。

3. 定期检查有关的指标，对于长期用药导致的不良反应，应根据药品常可出现毒性的时间进行必要的检查，例如应用氯霉素，应检查外周血的白细胞数，预防白细胞减少；应用氨基糖苷类抗生素，应检查肾功能（血清肌酐值）预防肾损害等，这样能尽早发现不良反应，及时防止不良反应的加重。

388. 家庭常备药如何储存

影响药品稳定性的因素主要有光线、空气、温度、湿度及时间，所以，一般情况下药品应存放在避免阳光直射、较为阴凉的地方。家庭药品的储存最好使用原包装，这样药品名称、剂量、用法、用量、有效期等内容一目了然。如无原包装，则应选用干净的小瓶盛装，并将以上内容写清楚贴在包装瓶上。无论是内服药品还是外用药品，使用后一定要盖紧瓶盖，以防药品氧化

变质。如特殊要求的药品如胰岛素应放冰箱冷藏。

389. 不同人症状相似是否可以用同一药物治疗

不可以，因为不同的疾病可能会有相同的症状，若只是看其症状来用药不仅起不到真正的治疗作用，甚至会延误病情。如发热、咽痛、咳嗽或许都是感冒共同的症状，但是感冒又分为病毒性感冒、细菌性感冒等。如果只是因症状相似应用抗菌药物，抗菌药物对病毒性感染没有治疗作用，服用抗菌药物只会增加毒副作用、并可诱发细菌产生耐药性。

390. 输液是否一定比口服好得快

不是。在选择给药途径时，总的原则是能口服给药就不要肌肉注射给药，能肌肉注射给药就不要静脉滴注给药。因为随着药物剂型的改进，许多药物口服吸收的利用度可接近注射，即口服的疗效可与注射相当；注射给药后不良反应较多，可引起注射部位刺激、输液反应等。而且注射药物多较口服药物昂贵，加重经济负担。

391. 药品越贵越好、越新越好吗

药品不同于普通商品，药物本身有它自身的特性，药物的选用只有"合理不合理"、"对症不对症"之分，而没有"贵贱"、"新旧"之别。临床上应该根据患者的临床情况、年龄、体重、肝功能、肾功能、是否妊娠及哺乳等合理选择药物使用。只要用之得当，老药便宜药一样可以达到药到病除的疗效。

392. 症状消失是否可以马上停药

不可以的。因为有些药物立即停服会有反跳现象。反跳现象：是指长时间使用某种药物治疗疾病，突然停药后，原来症状复发并加剧的现象，多与停药过快有关。例如可乐定、甾体类激素、阿片类、巴比妥类、苯二氮䓬类、心得安等。

393. 如何正确使用舌下含片

正确的含服方法是将药丸置于舌的下方，因为那里血管与黏膜丰富，更利于药物的吸收。另外，口腔干燥时可含少许白开水润湿后再含药，以利药物的吸收，但是不能用水送服。舌下含药时，靠在椅子或倚在床上可使回心血量减少，减轻心脏负担，从而缓解病情。不应将药物含在舌面上，因为人舌面上有舌苔和角化层，很难迅速吸收药物的有效成分。

394. 如何正确使用鼻喷剂

将喷雾器喷头对准鼻孔，按规定喷完后，头略抬起，用鼻往里吸，或喷完后尽量使鼻孔朝天，约 1 分钟再还原。这样可使药液向后较均匀分布在鼻腔黏膜，充分地发挥药物作用。将药物喷入鼻腔的外侧壁及顶壁，尽可能不喷到鼻腔内侧的鼻中隔上，以免引起鼻中隔穿孔。

395. 如何正确使用吸入剂

气雾剂和吸入剂的包装内通常附有使用说明书，用前应仔细阅读，或接受医生和药师的训练指导，患者掌握正确的使用方法，是保证药效正常发挥的必要前提之一，使用吸入剂应按以下步骤进行：①尽量将痰液咳出，口腔内的食物咽下，用前将吸入剂摇匀。②将双唇紧贴近喷嘴，头稍微后倾，缓缓呼气尽量让肺部的气体排净。③深呼吸的同时揿压吸入剂阀门，使舌头向下，准确掌握剂量，明确一次给药揿压几下。屏住呼吸 10～15 秒后，用鼻子呼气。④用温水清洗口腔或用 0.9% 的氯化钠溶液漱口，喷雾后及时擦洗喷嘴。

396. 什么是缓控释药物

缓控释片是指通过剂型改造，以减慢药物释放速度、延长药物作用时间。相对于普通片剂，缓控释片可以减少服药次数，更利于慢性病患者长期服用。常用的如非洛地平缓释片、硝苯地平控释片。

397. 缓控释药物能否掰开服用

一般情况,服用缓、控释片剂都需要整片吞服,不能掰开、嚼碎或研成粉末,否则会破坏缓控释片剂的剂型,失去缓慢释放药物的意义,更有可能导致剂型中的药物突然大量释放,从而增加药物的毒副作用,有时还会带来生命危险。对于有特殊说明可以掰开的药物,也一定要沿着药品上的刻痕掰开,不能随意掰开,更不能嚼碎。

398. 药物随大便排出,是否没起作用

为了使药物缓慢释放,有一种方法是给药物盖一个完整的房子(药物外壳),当药物释放后,房子会随大便排出。因此,当发现大便中存在药片时,不用担心是药品质量问题,更不能以为药物没起作用而重复服药。常见的如硝苯地平控释片,格列吡嗪控释片。

399. 什么是处方药和非处方药

处方药是必须凭执业医师或执业助理医师处方才可调配、购买和使用的药品;非处方药是不需要凭医师处方即可自行判断、购买和使用的药品。处方药和非处方药不是药品本质的属性,而是管理上的界定。无论是处方药,还是非处方药都是经过国家药品监督管理部门批准的,其安全性和有效性是有保障的。其中非处方药主要是用于治疗各种消费者容易自我诊断、自我治疗的常见轻微疾病。

400. 非处方药是不是都是安全的

根据中华人民共和国药品管理法的规定,非处方药分为甲类非处方药和乙类非处方药两种,分别使用红色和绿色的"OTC"标志。甲类非处方药不需医生处方就可以购买和出售,但必须在药店出售,并在药师指导下使用;乙类非处方药有着长期安全使用的记录,可以像普通商品一样在超市、杂货店直接出售。无论甲类非处方药还是乙类非处方药,在经过审批之后

都可以在大众媒体上发布商业广告,但处方药是绝对不可以的。

401. 非处方药会有不良反应吗

非处方药本身也是药,总体来说不良反应比较少、比较轻,但这不是绝对的。有些非处方药在少数人身上也能引起严重的不良反应,有时甚至能引起死亡,所以非处方药也要严格按照药品使用说明书的规定服用,不能随便增加剂量或增加服用次数,改变用药方法或用药途径。

402. 胶囊可以干吞吗

不可以,有些人为了贪图省事,喜欢干吞胶囊,这种服药方法不仅会影响药物疗效的发挥,更可能对身体造成危害。干吞胶囊容易附着在食管上,局部药物浓度过高,造成黏膜损伤甚至溃疡。正确的服法为先喝一口温开水,再用适量的温开水将胶囊送入胃中,水温以微热不烫嘴为宜。

403. 胶囊可以拆开服用吗

一般情况下胶囊剂应整粒吞服,但也不能一概而论,要视具体情况而定。

(1)**普通胶囊剂**:主要起分剂量及便于服用的作用,这一类胶囊剂一般可以拆开服用,如诺氟沙星胶囊。

(2)**缓释胶囊剂**:主要目的是缓慢释放,延长药效,对这类胶囊剂,不可咀嚼或研碎服用。如维拉帕米缓释胶囊。

(3)**肠溶胶囊剂**:包括肠溶片剂,这类制剂一般需整粒吞服。如奥美拉唑胶囊,不可咀嚼,也不可倾出小颗粒服用。也有特殊情况,如得每通,一般为整粒吞服,但小儿使用时可打开胶囊,将微粒加入软性食物中立即服用,不可嚼碎。

(4)**其他胶囊剂**:如盐酸米诺环素胶囊,该药对食道黏膜有刺激作用,可引起食道溃疡,故不宜拆开胶囊服用。

404. 如何阅读药品说明书

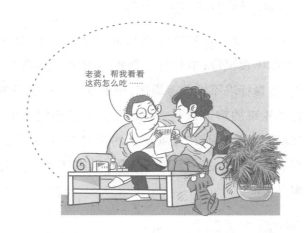

老婆，帮我看看这药怎么吃……

　　说明书一般包括对这个药品各方面的简单介绍，患者服用前应该认真地阅读，特别要认真阅读其中有关本品适应证、禁忌证、用法用量、不良反应、药物相互作用、注意事项等方面的介绍，服用药品一定要遵守说明书的规定。

　　说明书上列出了用药方法，如肌内注射、静脉注射、一天几次等，一定不要弄错；一次用药的剂量是指大多数人的安全有效剂量，有些人因为个体差异，对药品的作用特别敏感，很低的剂量就可能出现不良反应。这种情况在药品上市前不一定能发现。所以用药前，即使认真地阅读了说明书，按说明书的规定服用，也还要经常留心药品的不良反应。

405. 药品说明书里的不良反应少就是好药、不良反应多就是差药吗

　　有的药品说明书中对该药品可能引起的不良反应写的很少，实际发生的不一定少。一个负责任的厂家，应该充分尊重消费者的知情权，把产品可能引起的不良反应详细地告诉用药者，这样也可以避免一些消费者的投诉。目前国际上对于药品使用说明书中的不良反应部分，其详细情况写到什么

程度,还没有十分具体的规定。

406. 是不是中药比西药更安全

不一定。药物的两重性是药物作用基本规律之一,药物在防病治病的同时,还会引起药物不良反应,中药也不例外,由于中药临床应用情况复杂、量效关系不明确、质量标准不统一等原因,中药发生不良反应的原因更为复杂。合理使用包括正确的辨证选药、用法用量、中成药的历史悠久,应用广泛,大量研究和临床实践表明,在合理使用的情况下,中成药的安全性是较高的。使用疗程、禁忌证、合并用药等多方面,其中任何环节有问题都可能引发药物不良事件。

407. 药物漏服了怎么办

漏服药物时,千万不可在下次服药时加大剂量服用,以免引起血药浓度突然升高而导致药物中毒。是否需要补服漏吃的药物,需要根据具体情况而定。一般来说,一天服 1 次的药物,当天记起应马上补服。至于一天服 2～3 次的药物,漏服药物如果是在 2 次用药时间间隔一半以内,可以按量补服,下次服药再按原时间间隔;如果漏服药物时间超过用药时间间隔的一半以上,一般不需要再补服,下次按原间隔时间用药。特殊药物须遵医嘱或药品说明书。

408. 要求冷藏的药品保存温度是否越低越好

需冷藏药品保存温度并不是越低越好。胰岛素需冷藏储存,但不能冷冻,否则会失效。止咳糖浆在过低的温度下,可能会降低药物的溶解度,使有效成分溢出而导致药效降低。因此,不能放入冰箱冷冻层保存。此外,一些玻璃瓶装的药品不能放置在冰箱冷冻层内,因为很可能出现玻璃破碎状况。

409. 冰箱是不是药物最佳的储存场所

大多数药物平时应放在家中避免阳光直射、较为阴凉的地方,避免放在靠近厨房和浴室的高温、高湿的地方。固体栓剂,夏天室内温度超过 30℃

时,容易导致药品溶化、变形,所以须放入冰箱保存。另外,说明书中要求冰箱保存的生物制剂、活菌制剂等,通常需要放进冰箱冷藏室保存。

410. 过期药品如何处理

过期药品千万不可以丢到马桶或洗碗、洗脸的水槽,因为微量药物会污染河川水域,而造成环境破坏;比较适当的作法是密封好,再丢弃。当然如果能送到处理过期药品有关部门最好。

411. 1日3次指的是什么

如果药品说明书标示用法为"1日3次",是指一日24小时平均分成3段,即每8小时服药1次;如果是一日两次,则表示每12小时服药1次;一日一次指每日的固定时间服药1次。

412. 药品如何查询真伪

可登录国家食品药品监督管理局官方网站查国药准字、拨打生产厂家电话查询药品生产批号,或到当地食品药品监督管理局询问。

413. 如何查看药品批号与有效期

根据国家有关规定,在药品的包装上必须标明产品批号、生产日期、有效期(或失效期)这三项内容,企业一般使用一组阿拉伯数字或数字加字母的形式来标示,它们分别代表的含义是:

(1)产品批号:是用于识别某一批产品的一组数字或数字加字母。但要特别注意这组数字与该产品的生产日期没有直接联系,如某产品批号可标示为20020215、20031245、200507AD等形式,从批号上不能确定生产日期。

(2)生产日期:是指某种药品完成所有生产工序的最后日期,如某产品生产日期是20030201,说明这批产品是2003年2月1日生产的。

(3)有效期:是指药品在规定的储存条件下,保证质量的最长使用期限,超过这个期限,则不能继续销售、使用,否则按劣药查处。药品有效期的计算是从生产日期开始的,如某种药品生产日期是:20040213,有效期是 3 年,那么有效期的合法标示就是 20070212 或 2007 年 1 月。

414. 处方常识有哪些

处方是医生对病人用药的书面文件,是药剂人员调配药品的依据,具有法律、技术、经济责任。处方共有 4 部分:

(1)处方前记:包括医院全称、科别,病人姓名、性别、年龄,日期等。

(2)处方头:处方以"R"或"Rp"起头,意为取下列药品。

(3)处方正文:是处方的主要部分,包括药品的名称、剂型、规格、数量及用法。

(4)处方后记:包括医生、药剂人员、计价员签名以示负责,签名必须签全名。

处方原则上不得涂改,如有涂改,处方人必须在涂改处签字以示负责。

415. 如何鉴别药品真伪

通过看包装上的批准文号。

(1)药品在包装上一定能够看到批准文号:"国药准字 H(或 Z、S、J、B)+8 位数字",它的意思是国家药监局批准生产、上市销售的药品,H 字母代表化学药品、Z 中成药、S 生物制品、J 进口药品国内分包装、B 具有辅助治疗作用的药品。

(2)如果包装上没有"国药准字"肯定是假药。或者有"国药准字",但是您登录国家药监局网站进行数据查询,输入药品名称或"国药准字"后面的字母和 8 数字或药品名称之后,却查不到,这样的也是假药。在药品的包装上未标明或者更改有效期的,不注明或者更改生产批号的,超过有效期的都是劣药。

特殊人群用药

416 老年患者使用抗菌药物注意事项

老年人的组织、器官呈生理性退行性变,免疫功能也逐渐减退,一旦患有感染性疾病,药物用量应考虑有别于一般常人用量。如果按一般常用量使用主要经肾排出的抗菌药物时,由于老年人肾功能呈生理性减退,那么药物自肾排出会减少,导致药物在体内蓄积,血药浓度增高,容易引起药物不良反应,因此老年患者,尤其是高龄患者使用这类抗菌药物时,应按轻度肾功能减退的情况减量给药,可用正常治疗量的 1/2~2/3。老年患者宜选用毒性低且具杀菌作用的抗菌药物,如青霉素类、头孢菌素类等 β-内酰胺类药物;毒性大的抗菌药物如氨基糖苷类、万古霉素、去甲万古霉素等应尽量避免使用,有明确应用指征时须在严密观察下慎用,同时应进行血药浓度监测,据此调整剂量,使给药方案个体化,以达到用药安全、有效的目的。

417 孕妇使用抗菌药物注意事项

孕妇应用抗菌药物时需考虑到药物对母体和胎儿两方面的影响。四环素类、喹诺酮类等药物对胎儿有致畸或明显毒性作用,应避免应用;氨基糖苷类、万古霉素、去甲万古霉素等对母体和胎儿均有毒性作用,也应避免应用,确有应用指征时,须在血药浓度监测下使用。青霉素类、头孢菌素类等 β-内酰胺类和磷霉素等药物毒性低,对胎儿及母体均无明显影响,也无致畸作用,妊娠期感染时可以选用。

418. 哺乳期妇女使用抗菌药物注意事项

哺乳期患者在应用抗菌药物后，药物可自乳汁分泌，因此哺乳期患者在应用任何抗菌药物时，均宜暂停哺乳，哺乳期应避免选用氨基糖苷类、喹诺酮类、四环素类、氯霉素、磺胺药等。

419. 新生儿及儿童使用抗菌药物注意事项

新生儿及儿童身体正处于生长发育阶段，一些重要的组织、器官还没有完全发育成熟，一旦患有感染性疾病，家长在辅助其使用抗菌药时，应该注意避免应用毒性大的抗菌药物，包括主要经肾排泄的氨基糖苷类、万古霉素、去甲万古霉素等，以及主要经肝代谢的氯霉素等。一定要用时，必须进行血药浓度监测，据此调整给药方案，个体化给药；禁用对骨骼发育可能产生不良影响的喹诺酮类药物；四环素类药物可导致牙齿黄染及牙釉质发育不良，不可用于8岁以下的儿童；磺胺类和呋喃类药物可导致新生儿脑性核黄疸及溶血性贫血，新生儿应避免使用。新生儿感染时应按日龄调整给药方案。

420. 肾功能减退患者使用抗菌药物注意事项

多数抗菌药物在人体内主要经肾排泄，所以肾功能减退患者应尽量避免使用肾毒性抗菌药物，确有应用指征时，必须调整给药方案。使用主要由肝代谢或由肝胆系统排泄，或者是由肾脏和肝胆系统同时排泄的抗菌药物时，用药剂量可按常量或略减量如阿莫西林、头孢曲松、红霉素等；使用主要经肾排泄，药物本身没有肾毒性，或肾毒性小的抗菌药物时，用药剂量需适当调整减量如青霉素、头孢呋辛、氧氟沙星、磺胺类等；肾功能减退患者不宜选用四环素、土霉素、呋喃妥因、萘啶酸、特比萘芬等。

421. 肝功能减退患者使用抗菌药物注意事项

这类人群需要注意药物体内过程的影响，以及药物及其代谢物发生毒性反应的可能性。可按常量应用的抗菌药物有青霉素、头孢唑林、头孢他啶、万古霉素、多粘菌素、氧氟沙星、氨基糖苷类等；一般肝病可按常量、对严重肝病需减量的抗菌药物有阿洛西林、美洛西林、头孢曲松、头孢哌酮、红霉素、克林霉素、甲硝唑等；应避免使用的抗菌药物有氯霉素、四环素、红霉素酯化物、利福平、两性霉素 B、特比萘芬、磺胺类等。

422. 婴幼儿如何补钙

婴幼儿时期正是孩子生长发展的高峰时期，特别容易缺钙，所以，婴幼儿怎么补钙应该是每个家长所必知的常识问题。如果，孩子一旦缺钙，就会出现像哭闹、多汗、枕秃、出牙晚、罗圈腿、免疫力低下等众多病症，甚至连囟门闭合晚也跟其有着密切的联系。

0～6 个月的宝宝：每天对钙的摄取量是 300 毫克，这时，只要保证母体内钙量充足或者喝含钙的配方奶粉，便可满足宝宝的需求。

7～12 个月的宝宝：对钙的需求量增加到 400 毫克，因为随着喝奶的减少，开始慢慢添加辅食，这时就可以补充钙剂了。

1～3 岁的宝宝：饮食逐渐从奶类为主过渡为谷类为主，由于他们每日需要 600 毫克的钙，所以，按目前状况，我国 1～3 岁的婴幼儿大多无法达到。因此，每天还应给宝宝额外补充 150～300 毫克的钙，奶制品、骨头汤、小虾皮、鱼类等都是不错的选择。

另外，多晒太阳也是婴幼儿补钙的重要途径。因为，晒太阳可以使皮肤中的一种物质转化为维生素 D，从而促进钙的吸收，并且最安全不会引发中毒。

423. 孕妇慎用是不能用吗

不是，孕妇慎用一般是在医生或药师的指导下使用。

424. 哮喘患者不宜使用的药物

(1)应禁用药物：

①非选择性 β 受体阻滞剂心得安对 β_1 和 β_2 受体均有阻滞作用，可引起

支气管平滑肌痉挛和鼻黏膜毛细血管收缩，哮喘病人用后可使病情急剧恶化。

②新斯的明、加兰他敏、有机磷酸酯类等抗胆碱酯酶药进入人体后可与胆碱酯酶结合，使乙酰胆碱大量增加，从而使支气管收缩；毛果芸香碱和甲酰胆碱等拟胆碱药能直接兴奋支气管平滑肌 M-受体，故均可诱发和加重支气管哮喘。

③利眠宁、安眠酮、可待因、吗啡、芬太尼、硫酸镁、马利兰可引起呼吸抑制，加重哮喘，哮喘发作时应禁用。

(2)应慎用的药物：

①青霉素类、红霉素、新霉素、头孢菌素类、四环素类、链霉素、氯霉素、呋喃坦啶、利福平、抗血清、疫苗、血浆、含动物异性蛋白的中成药制剂，以及由于个体差异而致敏的药物均可作为抗原引起变态反应，使支气管收缩而诱发哮喘。

②镇痛新、噻臻类、硫喷妥钠、含碘造影剂、肼苯达臻、安氟醚和黄体酮等可使肥大细胞释放组织胺等不同介质，可引发支气管收缩而诱发哮喘。

③阿司匹林及含阿司匹林的复方制剂，可使部分病人诱发哮喘。

④选择性 β 受体阻滞剂美多心安(倍他乐克)和氨醚心安，主要阻滞 β_1 受体，对 β_2 受体影响极小，故应慎用。

⑤β 受体兴奋剂异丙肾上腺素和肾上腺素气雾剂，以及茶碱类药物可扩张支气管平滑肌，在哮喘病初期应用效果良好。但若长期大量使用，反而会使哮喘加剧，甚至引起猝死。故应避免长期大量使用该类药物治疗支气管哮喘。

425. 支气管哮喘的高血压患者如何选择降压药

有哮喘慢性阻塞性肺疾病的人，首先降压药是钙离子拮抗剂。因为这类药除能松弛血管平滑肌外，对支气管平滑肌也有一定松弛作用，对哮喘病人有利。

非选择性的 β 受体阻滞剂一般不用于高血压合并支气管哮喘的患者。

我们提到的 β 受体阻滞剂的选择性是指 β₁、β₂ 两种受体,如果药物作用于 β₁ 靶点时,就会产生降压作用;如果药物同时还作用于 β₂ 靶点时,则会使支气管平滑肌收缩,引起支气管痉挛,引发或加重哮喘,重者会危及生命,所以禁用于有哮喘、慢性阻塞性肺疾病的病人。有哮喘倾向的人,如有过敏性鼻炎、慢性荨麻疹的人,也应该小心。目前医生常开的处方多为高选择性的 β₁ 受体阻滞剂(如比索洛尔,美托洛尔),即只有 β₁ 靶点的作用,所以哮喘患者可以小剂量使用,服用期间注意监测症状。

426. 妇女月经期慎用或不宜使用哪些药物

在女性经期,慎用或不宜使用的药物有:

(1)**治疗妇科感染的阴道局部用药**:治疗阴道炎症的洗液、栓剂、泡腾片等应暂停使用。

(2)**泻药**:如硫酸镁、硫酸钠下泻作用较剧,可引起反射性盆腔充血,故经期应该禁用;其他肠胃动力药,也应该慎用或忌用。

(3)**性激素类药物**:如雄激素能导致月经减少、停经、周期不规律等,黄体酮(孕激素)能导致乳房胀痛或阴道不规则出血。

(4)**抗凝血药**:可引起月经过多,甚至大出血,经期应避免使用,如香豆素、肝素、溶栓剂等。

(5)**止血药**:如安络血、维生素 K 等,能降低毛细血管的通透性,促使毛细血管收缩,使用后会引起经血不畅。

(6)**减肥药**:多含有抑制食欲的成分,如果在经期使用,可能导致月经紊乱、多尿或排尿困难,或出现心慌、焦虑等,更有甚者会出现闭经。

(7)**甲状腺素制剂**:可能会造成月经紊乱,经期应该禁止服用。

(8)**活血化瘀的中药**:此类药物不仅有抗凝、抗血栓的作用,还能扩张血管、加速血液流动,因此会造成月经量过多。

此外,由于月经期出血,使得部分药物的代谢和清除加快,因此女性月经期应在医生的指导下酌情调整药物剂量,例如使用茶碱治疗哮喘、使用苯妥英钠治疗癫痫病,或者使用抗生素中的红霉素、解热镇痛药安替比林等。

427. 高血压药是否要长期服用

对于高血压一般是需要长期服药控制的,大多数高血压病患者,特别是刚通过降压药物达到目标血压的患者应坚持长期服药,切忌擅自停药。

长期服药的高血压病患者在突然停药后,可能会出现反跳现象,如血压反跳性升高,伴头痛、焦虑等。严重者出现高血压急症(高血压脑病、颅内出血、脑梗死、急性心力衰竭、肺水肿、心肌梗死和主动脉夹层动脉瘤等)。

428. 高血压药物服用时间

抓住降压的最好时机服药可以取得特别有效的积极效果,这是大家在高血压治疗期间需要谨记的。所以,治疗高血压"择时"很重要,即把握一天中血压峰值,择时用药。一般应在血压高峰之前1~2小时服药。待药物在血液中的浓度达最高值时,正是血压高峰时,此时降压效果最快。

429. 老年人如何选择补钙药品

目前,市场上出售的补钙药主要包括含无机酸钙多的补钙药和含有机酸钙多的补钙药。其中含无机酸钙多的补钙药其钙的含量虽高,但其溶解度较低,对人的胃肠道还有一定的刺激作用。老年人的脾胃功能本来就弱,若服用了含无机酸钙多的补钙药,就容易出现烧心、恶心、胃痛等症状。这不但会影响老年人的补钙效果,还会给其胃肠道带来损害。

另外,无机酸钙必须经过胃酸的中和才能被人体吸收,老年人的胃酸分泌相对较少,对无机酸钙的吸收率自然不高。而含有机酸钙多的补钙药其钙的含量虽然较低,却不需要很多的胃酸分解就能被人体吸收,故极适合老年人服用。

需要注意的是:老年人最好能在饭后服用补钙药。因为在饭后服用补钙药,不但能减轻药物对胃肠道的刺激,还能延缓钙离子进入血液的速度,不至于让人的血钙浓度升得过高(血钙浓度升得过高会给人的心脏带来损害)。

430. 儿童如何选择补钙药品

儿童补钙以食补为好。日常食物中,含钙较多的有牛奶、奶酪、鸡蛋、豆制品、海带、紫菜、虾皮、芝麻、山楂、海鱼、蔬菜等。特别是牛奶,每天喝牛奶500克,便能供给600毫克的钙;再加上膳食中其他食物供给的300毫克左右的钙,便能完全满足人体对钙的需要。补钙的同时还要注意加强户外运动,经常沐浴阳光,可促进人体内维生素D的合成,有助于人体对钙的吸收。在需要服用补钙药品时,儿童由于肠胃功能较弱,宜选用儿童用钙剂,不要选择碱性较强的补钙剂,如碳酸钙、活性钙等。不应在服用补钙剂的同时饮用汽水、碳酸饮料等,否则会影响对钙的吸收和利用。

431. 孕妇应如何补钙

孕妇补钙,以食补为主,可以吃一些豆类或豆制品,多选用乳酪、海米、芝麻或芝麻酱、西蓝花及羽衣甘蓝等,一定要保证每天都吸收到足够的钙,这样宝宝才能吸收到钙的元素。在饮料方面就是多喝牛奶,牛奶中丰富的钙含量也是不可小觑的,对宝宝的吸收也有帮助。

432. 小儿缺乏维生素A有哪些表现

维生素A缺乏时,在儿童中生长发育迟缓是常见体征,身体各器官的表现如下:

皮肤改变:初起时皮肤较正常干燥、脱屑,以后状似"鸡皮",摸之有粗糙感,尤以四肢为明显。患者毛发干枯,缺少光泽,易脱落,呈弥漫稀疏,指(趾)甲脆薄,表面有纵横沟纹或点状凹陷,易折断;

骨骼改变:维生素A缺乏使骨变得又短又厚。维生素A对儿童的生长发育有明显的影响。患儿体格和智能发育轻度落后,常伴营养不良、贫血和其他维生素缺乏症。牙釉质发育不良;其他:维生素A缺乏可使小儿的免疫力低下,容易反复出现感染,常伴呼吸道、消化道及泌尿道感染;容易有精神障碍,甚至出现脑积水;听力也可降低。

433. 小儿发热抽搐时怎么办

小孩子高热,38℃以上的,容易发生惊厥,会突然浑身抽搐,一旦出现这样的情况,应该把小孩子平放于床上或者平坦的地方,立刻把孩子衣服纽扣或者拉链打开,尽量把衣服敞开,在医院,可以用酒精棉球擦拭孩子的手腕,脚腕,手掌,腋下,额头,颈部,胸前,和任何有皱折,弯曲的地方,或者用冰袋冷敷。如果是在家里,用冷毛巾擦拭,并尽快送往医院救治。孩子一般抽搐几分钟或者十几分钟就可以缓解,慢慢清醒。

434. 妊娠高血压患者应选择哪些药物

妊娠高血压患者选用拉贝洛尔、硫酸镁、甲基多巴降压治疗是安全的,二氢吡啶类、β受体拮抗剂也是有效的。肼屈嗪静脉注射可用于妊娠高血压危象。

435. 妊娠糖尿病患者应选择哪些药物

妊娠糖尿病只能注射胰岛素,不能用口服降糖药。因为口服降糖药能通过胎盘进入孕妇的胎儿体内,对胎儿营养代谢及生长发育有不良影响,因此,孕妇禁用口服降糖药。但是,胰岛素属于大分子蛋白质,不能穿过胎盘进入胎儿体内,不会对胎儿产生不良影响,故患有糖尿病的孕妇可以用胰岛素,但是要使用孕妇专用的胰岛素,至于具体的用法用量,则应到医院在专科医生的指导下进行。

436. 小儿接种疫苗出现不良反应怎么办

(1)对轻微腹泻一般不需特殊处理,只要注意给儿童多补充水分,保证充足的休息,两三天就能复原。如果儿童腹泻严重,并持续3天以上不见好转,则应及时去医院就诊。

(2)有的儿童在接种灭活疫苗后6～24小时会出现体温升高的现象,其中大多数在37.5摄氏度以下,仅有少数疫苗如百白破疫苗可引起38.5摄氏度左右的发热,一般持续1~2天,很少有3天以上者。疫苗不同,接种疫苗后的发热反应发生率也不同,轻微发热一般不需处理,只需要加强观察,适当休息,多喝开水,注意保暖,防止继发感染。体温较高者,应该去医院作对症处理,必要时要补液。

(3)在接种疫苗后无其他原因而出现的皮疹当中,以荨麻疹最为多见,一般在接种疫苗后数小时以至数日发生。特殊皮疹,如麻疹疫苗、腮腺炎疫苗、风疹疫苗于接种后5~7天出现稀疏皮疹,一般7~10天消退。

(4)接种卡介苗后,如果局部淋巴结肿大软化形成脓疱,应及时诊治。接种百白破疫苗,注射第1针后出现高热、惊厥等异常情况者,不再注射第2针。接种麻疹疫苗后,如果持续高烧,应请医生及时处理。

437. 驾驶员、高空作业人群如何选择感冒药

一般感冒药里面都含有扑尔敏或者其他抗组胺药,因为抗组胺药与解热镇痛药物配伍,可增强其镇痛和缓解感冒症状的作用。但是抗组胺药的最明显不良反应就是困倦、嗜睡、心悸和虚弱感。所以驾驶员、高空作业者,或其他危险工作者都不宜服用。

纯中药的感冒药一般不含扑尔敏或者其他抗组胺药,所以不会发生困倦、嗜睡的副作用。比如:感冒清热颗粒、双黄连颗粒(及口服液)、风寒感冒颗粒、风热感冒颗粒、小柴胡颗粒等。

438. 糖尿病患者应用胰岛素有哪些误区

误区一:用胰岛素说明病情变得更严重了,无可救药了? 注射胰岛素是糖尿病治疗的重要手段,不能根据是否用了注射药物来判断病情严重程度。

误区二:胰岛素会有依赖性,越用剂量越大,而且还会增加体重? 由于糖尿病的自然进程是胰岛 β 细胞功能的逐渐衰退,所以,即使是很好地控制了血糖,胰岛素的用量也会随着胰岛功能的变化而逐渐增加。使用胰岛素会导致体重增加,最主要的原因是您的饮食发生了变化。

误区三:每天打胰岛素太疼了,长期打可受不了? 胰岛素注射针很细,

实际上大部分人在注射胰岛素时基本感觉不到疼痛。

误区四：胰岛素会上瘾，一旦使用就没有办法撤掉？胰岛素没有成瘾性。

误区五：使用胰岛素会使自身胰岛分泌功能"萎缩"？由于自身神经激素的调节，不论我们用不用胰岛素治疗，您的胰岛 β 细胞都会不停的分泌基础胰岛素。通常说的 β 细胞功能的不断减退是糖尿病本身的自然病程所致，与注射胰岛素无关。而在早期糖尿病病友中，由于加入了外源性胰岛素降低了血糖，可以适当减轻 β 细胞的分泌负担，反而会使 β 细胞功能有所恢复。

误区六：胰岛素治疗会引起严重的低血糖？您的胰岛素初始治疗剂量会很低，所以低血糖的风险也会很小。而加上很好的自我监测，则可以完全避免低血糖的发生。

439. 老年慢阻肺（COPD）患者药物选择

使用支气管扩张剂包括 β-肾上腺素能受体激动剂（如沙丁胺醇定量吸入器）和口服缓释茶碱，可解除平滑肌痉挛；应用皮质激素可减轻气道炎症，但仅有 20% 的患者对皮质激素治疗有效；因细菌感染所致的慢性阻塞性肺病发作，应给予抗生素治疗，疗程一般为 7～10 天。

440. 降脂类药物选择与服用时间

老年人可首选一些无毒副作用且调脂作用相对弱些的药物，如弹性酶、血脂康、烟酸等；工作较忙，难以保证一日数次服药的中年人尽可能选每天仅服 1 次的长效制剂，如洛伐他汀、辛伐他汀等；对于使用一种调脂药不能取得良好效果的可考虑联合使用几种不同作用机制的调脂药物，以增强疗效；高脂血症患者务必在夏季坚持服用降脂药物。

一般而言，降脂类药物分"他汀类"和"贝特类"两种。其中，"他汀类"药物除了调脂之外还能降低胆固醇，因此适合血脂偏高兼具胆固醇偏高的人。因为胆固醇的合成主要在夜间进行，所以此类药物应在晚上入睡前服用。

"贝特类"药物则是典型的专门降低甘油三酯的药物,所以适合单纯甘油三酯偏高的患者服用。因为甘油三酯都是随着人们白天的饮食而形成的,所以服用这类药物的时间最好是早上。

441. 无症状性高血压是否需要药物治疗

高血压的早期,患者是没有特殊不适感觉的,如果不是严重的急进型高血压,病人的不适与血压增高程度未必一致,虽然患者没有感觉不适,但持续的高血压状态,引起全身小血管的痉挛,逐渐出现硬化。靠血管供应血流的脏器便受到损害,其中与人们的生命密切相关的心、脑、肾是首当其冲的受害者,患者的健康因此受到损害,甚者危及生命,所以只要诊断患有高血压病,都应该进行认真的治疗。依靠大夫的检查和治疗,一般可以把血压控制在正常范围。定期复查、系统地治疗,可以长久地保持身体健康。

442. 降压药物使用原则

具体说来,主要应根据以下 6 条原则:

(1)高血压病病人刚开始接受药物治疗时,原则是先选用降压作用温和、缓慢、持久和不良反应少的药物。一般先采取单一降压药物,如果服用一个时期,降压效果不佳时,再选择联合用药。

(2)用药先从小剂量开始,以后逐渐增加,达到降压目的后可改为维持量以巩固疗效。切忌突然停药而引起血压反跳,即所谓的"停药综合征"。

(3)除恶性高血压外,对血压显著增高多年的病人和老年人,血压下降不宜过多或过快,以免给患者带来不适和对主要脏器产生不良影响。

(4)若高血压患者同时患有其他疾病或者几个主要脏器已有不同程度的损害,在用药的选择上,即要熟悉各种降压药的毒副作用,又要考虑患者的实际情况,尽量避免引起疾病恶化的药物。

(5)注意药物之间的互补作用。选择协同作用增加的药物。避免相互加重毒副作用或者出现互相拮抗的作用。

(6)坚持个体化的用药原则,切忌采用固定模式,根据每个患者的具体情况,针对性地耐心选择较理想的药物,在实践中找出最佳的用药方案。

443 使用降压药物注意事项

(1)降压不能凭感觉,想服就服,不想服就不服,而要经常监测血压,掌握自己的血压规律和药物降压的效果。

(2)要长期坚持降压治疗,不能随便停药,有些药物突然停用,会产生反跳现象,使血压突然升高,甚至比未服药前更高,易出意外。

(3)在选择药物时,要最大限度地减少或消除药物的不良反应,一种药物降压不满意不能盲目加大剂量,可联合另一种药降压以减少不良反应。

(4)为使血压不波动得太厉害,以减少血压波动对靶器官的损害,尽量选用长效降压药物平稳降压。

(5)服药时间要尽量选择在血压高峰前服用,如早上 7～10 点,下午 3～6 点为血压高峰,在这之前即早上 6 点、下午 2 点服药。当然每个人血压高峰时间不完全一样,要监测血压掌握规律服药效果才好。

只要注意以上几点,再坚持非药物治疗即低盐低脂饮食,适当锻炼,戒烟酒,保持心情愉快,不过分激动或悲伤,就能使血压保持正常。

444 急救药硝酸甘油怎么用,如何保存

硝酸甘油片应采用坐姿、半躺或卧姿舌下含化。保存上要注意:

(1)以密闭的棕色小玻璃瓶装盛药物,密闭保存,避免阳光的照射。硝酸甘油可放在 15～30 摄氏度的室温下,也可以保存在冰箱中。

(2)病人携带硝酸甘油时,切勿放在贴身的衣服兜里,以免受体温影响降低药效。

(3)硝酸甘油的有效期一般为 1 年,如果病人每天反复开盖取药保存不当,药物受温度、湿度和光线影响,可使有效期缩短至仅有 3～6 个月。

(4)每次取硝酸甘油时,应快开、快盖,用后盖紧,随身携带的硝酸甘油更要及时更换。

445. 老年高血压的药物选择

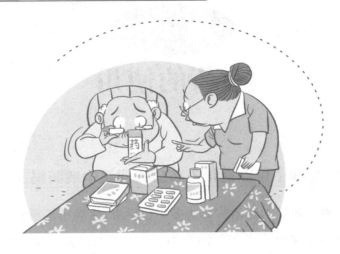

老年高血压患者常常伴有多种疾病,在选用高血压药需注意:

(1)**高血压合并脑血管疾病**:首选长效 CCB。伴有脑供血不足,可选尼莫地平、非洛地平、氨氯地平。高血压脑病(或危象)病人,可用硝苯地平(短效)舌下含化。也可选用 ACEI,如:贝那普利。对中风后患者,应用长效制剂,如:培哚普利(雅施达)为基础治疗,单用或联用利尿剂,减少再发中风危险。

(2)**高血压伴肾功减退疾病**:首选药为 ACEI,宜选长效制剂。轻度肾功不全可选用噻嗪类利尿药,如双克。严重肾功不全可选用袢利尿剂,如速尿或选用 α1 受体阻滞药,如:哌唑嗪等。

(3)**高血压合并冠心病或心力衰竭者**:可选用利尿药、哌唑嗪、甲基多巴、卡托普利等作用温和,不使心率加快的药物。

(4)**高血压合并消化性溃疡者**:不宜选用利血平等。

第三节
中药的使用

446 生病了可以直接去药店询问买中成药吗

现在很多人都认识到西药有诸多不良反应,生病了都愿意吃中药。但由于中药煎煮过程烦琐且口感不好,为了图方便都愿意去自行购买中成药,但是自己直接去药店询问买中成药是有一定风险的。中医讲究辨证施治,生病了到底是什么原因引起的,患者有时并不能准确判断,药店里的药师也只能起到指导用药告知患者用药禁忌和服药注意事项的作用,并没有给患者开药的权利。因此,建议生病了还要咨询医生合理买药。

447 中药和西药可以混在一起吃吗

这个要具体问题具体分析,有些中药和西药是不可以一起吃的,有些则是可以一起吃的。有很多西药是从天然药用植物中提取的有效成分制成,因此,一般情况下,中药和西药是可以同时使用的。但是,也有一些情况是不能一起服用的:

(1)治疗缺铁性贫血的铁制剂,治疗消化不良的酶制剂,含有氨基比林等成分的解热镇痛剂,某些治疗心脏病的药物如洋地黄制剂等,就不能与中药同时服用。

(2)中药保和丸,六味地黄丸和西药胃舒平,碳酸氢钠,氢氧化铝,氨茶碱等不能同时服用。麦芽,神曲,谷芽与抗生素类合用,会使酶的活性降低而丧失药效。

(3)防风通圣丸,止咳定喘膏,麻杏石甘片与复方降压片,优降宁等合用,可抵消降压作用;贝母与氨茶碱同时使用能引起中毒。

(4)香连丸,川贝枇杷露与阿托品,咖啡因合用会引起中毒;

(5)朱砂安神丸与硫酸亚铁合用易导致汞中毒;

(6)山楂,五味子等含有机酸,与磺胺类药物合用易引起少尿,尿闭或血尿。

目前根据患者病情的轻重缓急医生常中西药合开,患者一定要注意问清服药时间等注意事项,一般用药常识就是中药和西药分开 30 分钟服用,第一可以避免药物交叉反应,第二可以增强药物吸收效果。

448. 自己可以根据病情增减服药剂量吗

在生活中常有随意加大服药剂量和随意停药的现象。一些患者认为中药起效慢或药效缓和,生病时没有遵循医嘱或药品说明书要求自行增加药量。还有一些患者吃了几付药后自认为病情减轻或转好,在没有吃完医生开的药的情况下就擅自减少或停止服药剂量,这样是不可取的。药物进入人体内后有一个吸收代谢的过程,随意增加药量可能导致体内药物累积引起中毒反应;擅自减少或停止用药可能会导致二次感染、病情反复或加重。

449. 感觉身体虚弱,自己能擅自吃些营养保健的补益药吗

中医讲究"辨证施治",补益药也分很多种类,根据药性和主治病证的不同,补益药一般分补气药、补血药、补阴药和补阳药 4 类。同时大家要弄明白药品和营养保健品是有所不同的,药品是用于疾病的治疗、诊断和预防的,作用就是治病救人。而保健品是用来保健和辅助治疗用的。两者之间有着明显区别。因此,大家要在弄清楚自己为什么会身体虚弱的前提下合理选择药品。

450. 补益药能长期服用吗

俗话说"是药三分毒",所有药都有一定的毒副作用,只是程度不同而已。长期服用补益药一则可能导致慢性药物中毒;二则人体的身体状况是在不断变化的,几乎没有一种药是适合长期服用的,患者应根据自己当前的身体状况合理选择补益药。

451. 如何选用药品的剂型

中药的传统剂型有"丸、散、膏、丹",现在随着技术的提高,中药也出现了多种多样的剂型。不同剂型的药物在体内吸收及生物利用度不同。不同制剂血药浓度达峰时间顺序如下:静脉注射剂>肌内注射剂>栓剂>溶液剂>片剂>缓释剂/控释剂。患者需根据自己病情的轻重缓急及药物进入体内需作用的部位咨询医师或药师来选择用药剂型。

452. 中药泡脚要注意什么

中药泡脚主要是利用药物通过足底反射区到达五脏六腑,产生促进气血运行,改善毛细血管通畅,通经活络的效果。中药泡脚应注意:

(1)水温:热水足浴一般要求使用水温度为大于 40 摄氏度小于人体能承受的最高温度(一般在 45 摄氏度以下,少数可达 46 摄氏度到 48 摄氏度)。

(2)太饱太饿时都不宜泡脚:泡脚时,避免在过饱、过饥或进食状态下,因为沐足会加快全身血液循环,容易出现头晕不适的情况。饭后半小时内不宜泡脚,会影响胃部血液的供给。

(3)特殊人群泡脚时间长易致晕厥:身体健康的人泡脚、泡温泉都没问题,但特殊人群要注意。例如心脏病、心功能不全患者,低血压、糖尿病、经常头晕的人,都不宜用太热的水泡脚或长时间泡温泉。因为用热水泡脚或泡温泉后,会导致人体血管扩张,全身血液会由重要脏器流向体表,这必将导致心脏、大脑等重要器官缺血缺氧,对于有心脏病、低血压的人群来说,就会增加他们发病的危险。

（4）**脚气患者要小心感染**：患有脚气的人，病情严重到起疱时，就不宜用热水泡脚，因为这样很容易造成伤口感染。足部有炎症、皮肤病，外伤或皮肤烫伤者也不易泡脚。

（5）**泡脚不要泡太久**：泡脚时间过长的话，会引发出汗、心慌等症状。所以，每日临睡前泡脚 20 分钟为佳。

453. 中药粉剂做面膜可以直接敷脸吗

一般尽量不要用中药粉剂做的面膜直接敷脸，首先中药成分复杂，在没有经过提取分离等过程下，很多都有一定的毒副作用，直接敷脸可能会引起面部皮肤灼痛红肿等过敏反应。其次，长期用中药粉剂直接敷脸可能或有部分黑色素沉积，且中药的气味不是很好，直接敷脸效果也不是很好。

454. 怎样煎中药

（1）煎药时应尽量使用砂锅、不锈钢、玻璃、搪瓷等，忌用铁器、铝器、铜锅。

（2）煎药前先将药物放入药锅内，加干净的冷水浸泡药物 30～60 分钟，水量淹没过药面约 2 厘米。每剂药煎两次。第一煎：先用大火将浸泡好的药煮沸后，改用中、小火煎 20～30 分钟；第二煎：头煎结束后，将药汁滤出，重新加水至高出药平面约 0.5～1 厘米，继续武火煎煮至沸腾后改为文火煎煮 15～20 分钟即可。煎时最好加盖，药液煎取量需根据病人的病情、年龄等具体情况决定，一般成人每次 150 毫升，学龄期儿童每次 100 毫升，婴幼儿每次 50 毫升为宜。

（3）注意事项：先煎、后下、包煎、冲服

先煎：一些质地坚硬的贝壳、矿石类药材，如石膏、牡蛎、龙骨等，较其他药先煎 15～30 分钟。剧毒药如生南星、生半夏、乌头等，提倡先煎 2 小时以上，口尝无麻舌感为度。

后下:煎药完成前3～5分钟将规定的药味放入,一般针对含挥发性或热稳定性差的成分的中药,如薄荷、砂仁等。

包煎:煎药时使用纱布宽包,常针对一些细小、有绒毛的饮片,如车前子、海金沙、旋覆花、枇杷叶等。

凡贵重、数量少和挥发性强的药物,如珍珠和三七不需煎煮,只要将药物研成细末,再用煎好的药液冲服即可,而对人参、鹿茸等,为了减少损失,另煎煮。有些胶、糖类药物(如阿胶和饴糖)溶解后黏度较大、泡沫多,煎时会结底焦化,并影响其他药物有效成分的煎出,所以也应该将这类药物溶于已煎好的药液中。

有效成分容易浸出的药物,如肉桂末,最好是将其制作成片,放入有盖的容器中用沸水浸泡后服用。

455. 中药的服药时间要求有哪些

中药服用时宜每日一剂,将两煎药汁混合,分为两份,早晚各服一次。补益药和泻下通便的药物宜饭前空腹服用;治疗外感疾病及头面部疾病的药物宜饭后服用;安神的药物宜临睡前服用;通下大便的药物宜在清晨和白天服用,避免睡前和夜间服食。对肠胃有刺激的中药,也宜饭后服用。其他药剂请遵医嘱。饭后服用的时间一般为进食后半小时左右。

456. 什么是医院制剂

医院制剂又称为医院自制制剂。由医院制剂室按三级标准或协定处方,制成的一类适应本医院临床需要,市场未能供应的制剂,仅供本院临床应用,不得在市场销售。具有制备数量少而周期短、品种多、适用性强、供应及时、方便患者等优点。

457. 何为中药的"上、中、下"三品分类

上品药延年益寿,基本无毒,可以长期服用,不会对人体产生毒副作用。中品调养治病,毒性较弱,在正常用法用量情况下一般不会产生毒副作用的

中药,病愈药停。下品攻邪,大多毒性较强,急症为主,不可长期服用,使用必须慎重。

458. 气虚患者宜服用哪些中药

气虚患者的主要临床表现为:少气懒言、全身疲倦乏力、声音低沉、动则气短、易出汗、头晕心悸、面色萎黄、食欲减退,虚热,自汗,脱肛,子宫下垂,舌淡而胖,舌边有齿痕,脉弱等,为功能减退,不一定有病,补气的药物可选用人参、西洋参、黄芪、党参、太子参、白术、山药、甘草、大枣等。

459. 血虚患者宜服用哪些中药

血虚患者的主要临床表现为:面色萎黄苍白,唇爪淡白,头晕乏力,眼花心悸,失眠多梦,大便干燥,妇女经水愆期、量少色淡、舌质淡、苔滑少津,脉细弱等,进补宜采用补血、养血、生血之法,补血的药物可选用当归、阿胶、熟地、桑葚子、紫河车、白芍、何首乌、枸杞等。

460. 阳虚患者宜服用哪些中药

阳虚是气虚的进一步发展,阳虚患者的主要临床表现为:除有气虚的表现外,平时怕冷,四肢不温,喜热饮,体温常偏低,腰酸腿软,阳痿早泄,小腹冷痛,乏力,小便不利,舌质淡薄,苔白,脉沉细等。进补宜补阳、益阳、温阳。补阳虚的药物可选用红参、鹿茸、杜仲、虫草、肉桂、海马等。

461. 阴虚患者宜服用哪些中药

阴虚患者的主要临床表现为:怕热,易怒,面颊升火,口干咽痛,大便干燥,小便短赤或黄,舌少津液,五心(二只手心、二只脚心与头顶心)烦热,盗汗,腰酸背痛,梦遗滑精,舌质红,苔薄或光剥,脉细数等。进补宜采用补阴、滋阴、养阴等法,补阴虚的药物可选用生地、麦冬、玉竹、珍珠粉、银耳、冬虫夏草、石斛,龟板等。

462. 痰湿患者宜服用哪些中药

脾为生痰之源,痰湿患者要注意保护脾胃。治疗时健脾利湿,化痰泻浊。常用药物有党参、白术、茯苓、炙甘草、山药、扁豆、薏苡仁、砂仁、莲子肉、白芥子等。痰浊多形体肥胖者,可加入升清醒脾之荷叶、苍术等;痰浊阻肺者,可用莱菔子、白芥子、苏子、冬瓜仁化痰肃肺,对水浊内留者可用泽泻、茯苓等。

463. 血瘀者宜服用哪些中药

血瘀患者的主要临床表现为疼痛,痛有定处,得温而不减,甚至形成肿块。头发容易脱落;嘴唇颜色深,尤以唇缘为明显;舌质青紫,或点点紫色,症状轻的人时有时无,重者常有,并且不褪不散;眼眶暗黑,上下眼睑也呈紫黑色;皮肤灰暗没有光泽,肤质粗糙,有皮屑,干燥,甚者如鱼鳞;手指甲或脚指甲增厚变硬,稍轻的人指甲面高低不平,有条状或点状白色花纹;头、胸、腹、背、腰、四肢等部位有固定的疼痛,时时发作;常有胃脘部饱胀难消,按该部位,感觉不适;妇女常有痛经、闭经现象。可用红花、桃仁、当归、地黄、川芎、赤芍、柴胡、枳实等药。

464. 气郁者宜服用哪些中药

气郁患者的主要临床表现为:神情忧郁,情感脆弱,烦闷不乐;多愁善感,忧郁,焦躁不安;经常无缘无故地叹气,容易心慌,容易失眠;容易受到惊吓,遇事容易感到害怕;舌淡红,苔薄白,胁肋部或乳房容易胀痛,可用香附、乌药、川楝子、小茴香、青皮、郁金等疏肝理气解郁药物。

465. 易"上火"者宜常服哪些中药

"火"可以分为"实火"和"虚火"两大类,而常见的上火症状,如面红目赤、咽燥声嘶、疖肿四起、红肿热痛、口腔糜烂、牙疼肿胀、烦躁失眠、鼻衄出血、舌红苔黄、尿黄、大便秘结等,可服用滋阴、清热、解毒消肿药物,如天冬、麦冬、玄参、大黄、黄连、黄柏、连翘、金银花、大青叶等。

466. 补益类中药服用应注意什么

人们往往有一种误解,不管是否需要,认为补就好,就有益,因此,出现了许多滥用补药的现象。其实补益的药物滥服也会出现不良反应。以人参为例,有文献报道 34 例人参的不良反应当中,16 例表现为欣快、烦躁不安、甚至意识混乱,2 例头晕,2 例心律失常,1 例高血压,1 例低血钾,2 例腹痛腹泻,1 例呃逆,休克及死亡 3 例,皮肤过敏 2 例,咯血、多汗、水肿、糖尿病复发各 1 例。亦有报道大剂量黄芪(100 克)内服产生剧烈肢痛伴震颤。因此,补益药物也要恰当使用,不宜滥用,否则也会出现不良反应。

467. 如何看待中药的不良反应

事物都有两面性,中药也不例外。中药理论认为,就性质和作用而言,无药不偏,无药不毒,偏性可以纠正人体生理失常之偏,从而保持人体生理功能的平衡,达到治疗作用;但是偏性若过可导致偏胜,也可以损害人体生理平衡,出现不良反应。因此需要认识药物既有促进健康的正面效应即疗效,也有妨害健康的负面效应即不良反应。

中药的"毒药"和"滋补药"也是相对而言的,使用正确都能治病救人,如用砒霜治疗原发性的肝癌、白血病取得良好的效果,且不引起砷中毒。而人参如果过量服用,也可能会出现头晕、血压升高、烦躁、失眠等症状。《医法圆通》有"病之当服,附子、大黄、砒霜皆是至宝。病之不当服,参、芪、鹿茸、枸杞皆是砒霜"之说。

因此保证用药安全的关键是在中医理论指导下,辨证论治,通过合理的炮制、配伍、正确使用,达到减毒增效目的。那些因未辨证用药、盲目地长期过量用药以及服用假中药造成的不良事件不能归为中药不良反应,应从管理、流通以及使用环节加以杜绝。认为中药是纯天然的,没有任何毒副作用的说法是不准确的;而中药出现不良反应后就全面否定中药的安全有效这一特点也是不对的。

468. 哪些中药可能造成肝损害

下列中药曾在毒理试验中引起动物不同程度的肝损伤：马桑叶、四季青、地榆、鱼藤、丁香、苦楝皮、天花粉、大白顶草、苍耳子、野百合、轻粉、海藻、斑蝥、蓖麻子。

文献报道对肝脏有毒性的药物：黄药子、雷公藤、千里光、苍耳子、川楝子、贯众、芫花、土荆芥、艾叶、大白顶草、蓖麻子、羊角菜子、一叶萩碱、藤黄、大风子、相思子、常山、望江南、喜树、鱼胆、雄黄、生棉籽油、桐子及桐油、金不换、番泻叶、石蒜、斑蝥、猪胆、老虎节、银杏等。

文献报道使用后导致药物性肝病的中成药中壮骨关节丸最常见，其次为疳积散、复方青黛丸、青黛胶囊、克银丸、消银片、攻银片。

469. 哪些中药服用后可能造成肾损害

服用后可能造成肾损害的中药有以下几类：

(1)植物类中药：雷公藤、草乌、关木通、防己、天仙藤、寻骨风、马桑果、丢了棒、罂粟壳、益母草、苦楝皮、天花粉、乌桕、苍耳子、使君子、牵牛子、川楝子、金樱根、土贝母、土荆芥、巴豆、芦荟、铁脚威灵仙、大枫子、山慈姑、曼陀罗花、钻地风、夹竹桃、大青叶、泽泻、甘遂、千里光、丁香、钩藤、补骨脂、白头翁、矮地茶、苦参、土牛膝、望江南子、棉花子、腊梅根等。

(2)动物类中药：斑蝥、全蝎、蜈蚣、鱼胆、蛇毒等。

(3)矿物类中药：含砷类(砒石、砒霜、雄黄、红矾、含汞类(朱砂、升汞、轻粉)、含铅类(铅丹)和其他矿物类(明矾)等

470. 如何解救乌头类药物中毒

乌头碱类药物中毒轻者停药后可自行缓解，中毒较重者需要进行急救处理。

(1)立即停止使用含乌头碱的药物。

(2)早期应即刻催吐、洗胃和导泻。洗胃液可用高锰酸钾溶液及鞣酸溶

液。导泻剂可在洗胃后从胃管中注入硫酸钠或硫酸镁溶液,也可用 2% 盐水高位结肠灌洗。

(3)大量补液,以促进毒物的排泄。

(4)对心跳缓慢、心律失常者可皮下注射或肌内注射阿托品 1～2 毫克,4～6 小时可重复注射,重者可用阿托品 0.5 毫克加入葡萄糖溶液中缓慢静脉注射。

(5)对症治疗:经阿托品治疗后心律失常仍不能纠正者可用抗心律失常药物(如利多卡因)。血压下降者可给予升压药。呼吸抑制、心力衰竭等均可采取相应措施治疗。

471. 服用中药汤剂应不应该加糖

服用中药汤剂,不宜滥加糖。一是因为各种糖均属常用中药,均味甘而具有补虚作用,若所治病证为邪实之证,那就不但不利于驱邪,反而会加重病情。二是因为中药的化学成分极其复杂,其中的蛋白质、鞣质等成分能与糖,特别是与含铁、钙等无机元素和其他杂质较多的红糖发生化学反应,使药液中的某些成分凝固变性,进而混浊、沉淀,不但能影响药效,甚至会危害健康。三是因为糖可抑制某些退热药的疗效,干扰药液中矿物质元素和维生素的吸收。四是因为糖还能降解某些药物,如马钱子的有效成分,使汤液的疗效降低。五是因为某些健胃的中药,其之所以能健胃,就是利用其苦味或其他异味来刺激消化腺的分泌而发挥疗效的,加入糖后势必会消除这一作用。由此可知,服用中药时不能滥加糖。若要加糖,必须在医生指导下酌情加用。

472. 中药汤剂能过夜吗

中药里含有淀粉、糖类、蛋白质、维生素、挥发油、氨基酸和各种酶、微量元素等多种成分,煎煮时这些成分大部分溶解在汤药汁里。如果过夜服用或存放过久,不但药效降低,而且会因为空气、温度、时间和细菌污染等因素的影响,使药液减效,细菌滋生,淀粉、糖类营养成分发酵而致药液变质,服用后对人体健康不利。因此,从医疗卫生角度来看,这种做法不好。

473. 风热感冒的常见症状以及常用中成药

风热感冒常见症状:发热或高热,轻微怕风,有汗,但汗出不畅,头胀痛,咽喉干痛或扁桃体肿大、疼痛,鼻塞,流黄稠鼻涕,口渴,喜喝冷饮,咳嗽,咳黄稠痰。舌苔薄黄,脉浮数。治宜辛凉解表,宣肺清热。

治疗风热感冒常用中成药有桑菊感冒片(冲剂、合剂、散、丸、糖浆)、银翘解毒颗粒(片、丸、袋泡茶)、羚翘解毒片(颗粒、丸)、芎菊上清丸、清眩片、板蓝根颗粒、清热解毒口服液(颗粒)、感冒灵冲剂(胶囊)、复方穿心莲片、双黄连口服液(注射液)等。风热感冒初起,感冒咳嗽、咽痛、痰多可选用桑菊感冒片(冲剂、合剂、散、丸)。风热表证明显,感冒发热、身紧无力、汗少、头痛时可选用银翘解毒颗粒片、丸、袋泡茶)、感冒灵冲剂(胶囊)、双黄连口服液(注射液)等。外感风热或内有实火、牙痛可选用抗菌消炎片。热毒炽盛,喉痹,作思,湿热泄泻可选用复方穿心莲片。头痛明显时可选用芎菊上清丸、清眩片等。板蓝根颗粒、清热解毒口服液(颗粒)、复方穿心莲片主要作用为清热解毒。

474. 如何预防因中药汤剂与颗粒剂而引起的呕吐

中药汤剂与颗粒剂,一般是由多种药物配制而成,而所用的每种中药又分别具有辛、酸、甘、苦、咸、涩等不同味道,致使所煎出的汤剂常具有难以下咽的气味。特别是一些味觉神经敏感的患者,很容易出现恶心、呕吐等现象。对此,可据情处置。若为从未服过中药或平日极少服用中药所致者,可让病人暂时将药液放下,待药液凉温后再服,或口嚼一片鲜姜后再服。并要告诉服药者,服药时要屏住呼吸,一口气将药液喝完,不可在服药的中途停顿,以免勾起药味而诱发呕吐。饮完药液后立即用凉开水漱口,也可嚼块薄荷糖或吃两片水果,以去除药味。

若为服用中药经常发生恶心或呕吐者,可采用少量频服法,或在服药前先口嚼一块鲜姜,或先服少量鲜姜煎成的姜汤,然后再温服汤剂,均可起到缓解或消除恶心或呕吐之效。也可让医生在处方中加入相应的止呕中药，或取半夏 5 克、竹茹 10 克、生姜 5 片、陈皮 6 克，于服药前先行煎汤服下，过 5～10 分钟后再服中药汤剂，也能起到止呕吐的效果。

475. 喝中药不苦的窍门有哪些

（1）**掌握药液温度**。有关专家研究证实，舌头对 37℃ 以上的温度更为敏感，因此，苦味中药汤液的温度应控制在 15～37℃。

（2）**掌握含、咽部位**。研究表明，人的苦味感受器主要集中在舌头的前半部，以舌尖最为突出。因此，药液入口后，最好迅速含贮于舌根部，自然咽下，也可用汤匙直接将药液送至舌根顺势咽下。

（3）**掌握服药速度**。药液在口中停留的时间越长，感觉味道越苦，因此，苦味中药的服用力求干净利落，转瞬即逝。

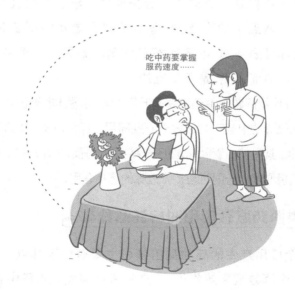

吃中药要掌握服药速度……

（4）**服药后喝适量温开水**。这样既有利于胃肠道对药液吸收，又可在一定程度上缓解药液的苦味。

（5）**添加调味品**。在苦味药液中加入蜂蜜、蔗糖等，但对黄连、胆草之类，尽量少用或不用调味品。若有必要可酌配甘草、大枣之类调和。

476. 功用相似的中成药联用时应注意什么

(1)含中药"十八反"、"十九畏"药味中成药的配伍禁忌。医师平时开中药饮片时,通常很小心,因此,"十八反"、"十九畏"一般不会出现。但是这些情况在中成药联用时就容易忽视。比如,治疗风寒湿痹的大活络丹含有附子,而止咳化痰的川贝枇杷露、通宣理肺丸等含有川贝、半夏,如果是一位患风湿病的病人同时患有咳嗽,联用了上述药物,则违反了配伍禁忌。

(2)中成药联用时,所含有毒成分的增量与叠加。几种功效相近的中成药联用,在各自的组成中,往往有一味或几味中药是相同的,如果不注意,则会造成其中的一味药或几味药计量增加。如大活络丹与天麻丸均含有附子,朱砂安神丸与天王补心丹均含有朱砂,如果上述药物联用,则增加了有毒药物的剂量,加大患者用药的风险性。

(3)不同功效药物联用的辨证论治和禁忌。附子理中丸与牛黄解毒片联用,附子理中丸是温中散寒之剂,适用于脾胃虚寒的胃脘痛、呕吐、腹泻等,而牛黄解毒片性质寒凉,是清热解毒之剂。如果将这两种药联用,一凉一热,药性相反。显而易见,是不适宜的。

(4)药物相互作用问题。中药麻黄有升压的作用,忌与降压药如复方罗布麻片同用,也忌与扩张冠脉的中成药如速效救心丸同用。因为麻黄中的麻黄碱的化学结构与肾上腺素相似,其可使血管收缩,血压升高;另一方面,又能兴奋心脏,增加心肌收缩力,使心肌耗氧量增加。若同时与扩张冠脉的药物联用,会产生拮抗作用。

477. 中西药联合应用时应注意什么

中西药联合应用产生的药物配伍禁忌主要有以下几点:①产生拮抗或抑制作用;②产生降效或失效作用;③产生毒性加强或蓄积中毒。否则不但不能起到联合应用增强功效作用,反而会产生各种不良反应。

478. 中药直接熬粥可以吗

中国自古就有"药食同源"一说,一些具有平补作用的中药常常被人们用来熬粥或煲汤。比如山药味甘,性平;具有补脾养胃,生津益肺,补肾涩精。脾虚食少或久泻不止,肾虚,消渴的人可以用山药熬粥来食用。莲子味甘,性平;心烦失眠,脾虚久泻的人可用来熬粥喝等。但应注意,用中药熬粥不可放置过量,不可用其代替药品来治病,也不可长期大量服用。

479　炖肉时放中药有什么讲究

中药中有一部分药物即是食物,如山药、生姜、大枣、茴香、花椒、八角等,这些药物与肉同煮,不但可以改善肉的口味,还具有一定的补益作用,且药性平和,适量服用对人体有益。如需加用其他药物,应根据个人不同的体质来决定,如属气虚者,可适当加入少量黄芪、人参、白术等;属血虚患者,可适当加入当归、枸杞、红枣等;属肾虚者,可适当加入杜仲、牛膝等;属痰湿体质,建议以素食为主,少食肉食及汤类。

480　中药煲汤能经常喝吗

随着经济的发展,生活水平的提高,现代人的保健意识也在不断增强,越来越多的人开始喜欢在煲汤时加入一些中药,但是中药煲汤适合长期服用吗? 从中医药的角度分析,中药煲汤不宜长期服用。"是药三分毒",中药也不例外,长期服用有可能使某些重金属积聚从而影响身体健康。中医讲究"度",需要注意量的问题,要适可而止,否则不仅起不到养生的作用还可能对身体造成损害。

第四节

维生素、营养类药物、微生态 制剂及保健品

481. 什么是疫苗

疫苗是指为了预防、控制传染病的发生、流行,用于人体预防接种的疫苗类预防性生物制品。生物制品,是指用微生物或其毒素、酶,人或动物的血清、细胞等制备的供预防、诊断和治疗用的制剂。预防接种用的生物制品包括疫苗、菌苗和类毒素。其中,由细菌制成的为菌苗;由病毒、立克次体、螺旋体制成的为疫苗,有时也统称为疫苗。

482. 维生素一般何时服用

维生素 B_1、B_2 和 B_6 空腹服时其利用率减少,而饭后服其吸收率稳定。这是由于进食后使胃内容物排出速度减慢,使药物被缓慢运送到小肠上部,避免了吸收剂之中的饱和现象。维生素 B_{12} 和维生素 C 饭后服更利于吸收,但两者不能同时服,若同时服可使 B_{12} 的生物利用度降低,药效大减。为避免 B_{12} 缺乏,两者应相隔 2～3 小时服用。同样,口服维生素 D_2 也宜饭后服,最好先吃一些油脂性食品,以利于该药的溶解、吸收。维生素 AD(鱼肝油丸)、维生素 E 也应于饭后服。AD 丸宜于饭后 15 分钟服,并进食油脂性食物,以助吸收。

483. 怎么区分药品和保健品

作为药品,一定要有经过 SFDA 批准的详细的使用说明书,适应证、注

意事项、不良反应,十分严谨;而作为食品的保健品,说明书不会这样详细、严格,这也比较容易被利用作夸大其词的广告宣传。

484. 广告宣传的药品是否可信

大家要加以辨识常见的违法药品广告主要有以下几种:①未经审批发布;②使用过期广告批准文号(药品广告批准文号有效期为一年,超过有效期后自然作废);③禁止在大众媒介发布的品种;④利用患者或专家名义作宣传;⑤夸大疗效宣传;⑥非药品在广告中宣传疾病治疗作用。

485. 哪类维生素或微量元素对预防心血管疾病有益

钾、镁、锌、铁、锰等微量元素。维生素 B_1、B_2、B_3、B_6、B_{16},维生素 A、H、C、E,叶酸。

486. 深海鱼油能治病吗

鱼油中所含有的二十碳五烯酸(EPA)和二十二碳六烯酸(DHA)都具有调节血脂作用。

487. 保健品能替代药品吗

保健品,并无什么治疗作用的,如果从保健的角度来看可能会有一定的作用,但不能替代正规的治疗。

488. 补充维生素越多越好吗

维生素制剂的主要适应证是维生素缺乏,要做到合理使用,就要了解各种维生素的作用及维生素缺乏症的特点,有些人认为维生素吃得越多越好,这种做法不但错误,而且非常危险。维生素可分水溶性和脂溶性两种,脂溶性维生素,如维生素 A、维生素 D 等摄入过多时,易在体内大量蓄积,引起中毒。如长期大量口服维生素 A,可发生骨骼脱钙、关节疼痛、皮肤干燥、食欲减退、肝脾肿大等中毒症状。至于水溶性维生素,多吃后虽可以从尿中排

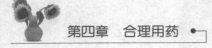

出,毒性较小,但大量服用仍可损伤人体器官。如大剂量服用维生素 C,可能刺激胃黏膜引起出血。此外,长期过量服用维生素,可使机体对食物中维生素的吸收率降低,一旦停服,会导致维生素缺乏的症状。

489. 维生素 D 对小儿骨骼生长的重要性

母乳和婴儿奶粉中含有丰富的钙,它的吸收必须有维生素 D 的参与,钙在儿童生长发育中具有不可或缺的作用。由于儿童骨骼发育迅速,需要较多的钙。

490. 为什么要补充微量元素

各种特殊时期如妊娠、儿童、老年期,微量元素缺乏导致无机盐在体内的分布极不均匀,细胞内的酸碱平衡打乱时就应当补充。

491. 维生素 E 是否要长期服用

长期服用维生素 E 可以养颜、抗衰老,但要注意量,不管吃什么适量就好,吃多了会产生不良反应,而且采用饮食调理更好。

492. 什么是微生态制剂

微生态制剂,是利用正常微生物或促进微生物生长的物质制成的活的微生物制剂。也就是说,一切能促进正常微生物群生长繁殖的及抑制致病菌生长繁殖的制剂都称为"微生态制剂"。由于其调节肠道之功效,快速构建肠道微生态平衡,无论在婴儿,老人,还是新生畜禽可以防止和治疗腹泻,便秘。

493. 常见的微生态制剂有哪些

整肠生、妈咪爱、培菲康、思连康等。

494. 含乳酸菌的饮料能替代活菌药物吗

里面没有大量的活菌,不可完全取代。

495. 抗生素是否可以和微生态药物同服

不可以，破坏菌群，建议间隔 3 小时以上。

496. 如何看待同一产品的药品和保健品

药品是用于疾病的治疗、诊断和预防的，保健品是用来保健和辅助治疗的，两者之间有着明显的区别。

497. 哪些人对维生素需求量高

特殊人群例如孕妇需补充叶酸，钙缺乏者补充 D3 等。

498. 叶酸的益处

对于孕妇，可使怀孕前期时更好地预防胎儿的神经血管发生畸形，对于高血压伴同型半胱氨酸增高的患者可预防心脑血管事件的发生。

499. 广告里的保健品那么多，如何选择

认准"卫食健字"的批准文号，不要相信广告里的绝对性用语。

500. 药疗不如食疗，坚决不吃药对吗

不对，食疗只有辅助作用，当患有疾病时应当及时到医院就医服用药物。

501. 没事输点营养药对身体好吗

人体只能适当补充，过量都是对人体有害的。

502. 保健品和药品的区别

药品是用于疾病的治疗、诊断和预防的，保健品是用来保健和辅助治疗的，两者之间有着明显的区别。

503. 保健品和营养品的区别

保健食品有一定的药效，而营养品只是食物，只是营养价值比较高。

504. 微量元素硒的作用，如何补充

硒是构成谷胱甘肽过氧化物酶的活性成分，它能防止胰岛 β 细胞氧化破坏，使其功能正常，促进糖分代谢、降低血糖和尿糖，改善糖尿病患者的症状。人体补充了充足的硒元素，就能有效清除自由基，抗氧化，抵抗癌细胞的"侵略"。补硒最好选用合适的补硒产品如硒维康。功效成分是硒麦芽粉、维生素 E、β 胡萝卜素、葡萄糖。高活性，高吸收率，易被机体吸收利用。

505. 外出旅游要带小药箱吗

外出旅游，身体健康是根本保证。为了保证玩得开心，请花点时间，准备出一个小药箱，以消除后顾之忧。小药箱不要打包托运，要根据自己身体的健康状况随身携带。如患有高血压病、心脏病、哮喘的人，一定要带足够量的平日常服用的药品，而且要按时服用。同时也要考虑在旅途中常见的病症，准备解热镇痛药、抗菌药、抗过敏药、预防晕车药、眼药水及一些外用药品。

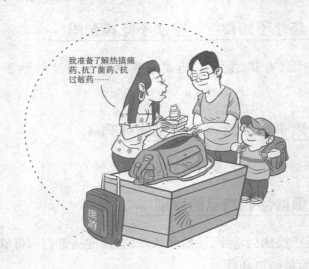

我准备了解热镇痛药、抗了菌药、抗过敏药……

第五章

公共卫生服务

　　有一次乘出租车和司机师傅聊天，说到自己在疾病预防控制中心工作，司机师傅一脸疑问，疾控中心？疾控中心是干什么的，有几张床啊？我立马惊呆了，一路上从医学的分科开始，详细解释了疾控中心的职能。司机听完顿悟到：疾控中心的工作很重要。您是否也有着和司机一样的疑问，也想了解一下疾控中心的服务范畴？本章就向您详细介绍一下在维护和促进健康方面除医院以外的另一个分支——公共卫生机构的职能，他们的工作和您的生活息息相关，那些生活中时刻可以遇到的食品安全、饮用水卫生、居室内病虫害的灭杀、艾滋病检测等等问题，都可以在这一章找到答案。

第一节

公共卫生机构

506. 什么是公共卫生机构

广义的公共卫生机构是指一切能够促进健康,预防疾病,保护健康的机构。包括各级政府、各级卫生行政机构、医疗机构、疾病控制机构、计划生育机构、卫生监督机构、药品食品安全机构、烟草控制机构、环境保护机构、妇幼保健机构、慢性病防治机构、社区卫生服务机构及公共卫生研究机构。

狭义的公共卫生机构定义认为,机构中各机构的人力、设备、预算都是为实现其卫生职能和卫生目标进行规划和配置的。具体地说,公共卫生机构包括各级卫生行政机构、疾病预防控制机构、卫生监督机构、妇幼保健机构、慢性病防治机构、社区卫生服务机构及公共卫生研究机构。

507. 公共卫生机构和医疗机构的职责是一样的吗

公共卫生机构和医疗机构的区别:公共卫生机构主要针对群体服务,而医疗机构针对已患病的个体。公共卫生机构重在预防,医疗机构重在治疗。公共卫生机构是通过社会预防疾病,促进健康和延长寿命。医疗机构是治疗疾病,维护健康,挽救生命。

508. 各类公共卫生机构的职责分别是什么

(1)卫生行政部门

各级卫生行政部门是我国卫生行政管理和协调部门,我国最高卫生行

政管理机构为国家卫生与计划生育委员会,其次为各省、市、县级卫生局。以北京市卫生局为例,其主要职责有:

①贯彻落实国家关于卫生方面的法律、法规、规章和政策,起草本市相关地方性法规草案、政府规章草案;组织拟订卫生改革与发展的总体规划,参与推进医药卫生体制改革;统筹协调北京地区卫生资源,拟订区域卫生和区域医疗机构设置规划,并组织实施。

②负责本市医疗卫生行业监督管理;拟订医疗机构医疗、康复、护理服务和技术、医疗质量以及采供血机构管理的规范、标准,并监督实施;组织拟订医疗卫生职业道德规范以及医务人员执业管理规定;建立医疗、康复、护理服务评价和监督体系;承担鼓励和引导社会力量举办医疗机构的相关工作;推动公民无偿献血工作。

③拟订并组织实施本市基层卫生、老年卫生、妇幼卫生、精神卫生等基本医疗卫生服务规划和政策措施;指导基层卫生服务体系建设,负责妇幼保健的综合管理和监督。

④负责本市疾病预防控制工作;拟订地方免疫规划及政策措施,组织有关部门对重大疾病实施防控与干预;负责传染病疫情信息的报送、分析和预警工作。

⑤负责本市健康促进工作;承担爱国卫生运动方面的有关工作。

⑥负责本市卫生应急体系建设和管理;拟订卫生应急预案和政策措施,负责突发公共卫生事件监测预警,组织实施突发公共卫生事件预防控制与应急处置;承担北京市突发公共卫生事件应急指挥部的具体工作。

⑦负责组织制定本市食品安全标准;负责本市食品生产企业制定的食品安全企业标准的备案工作。

⑧根据职责分工,依法负责本市职业卫生、放射卫生、环境卫生和学校卫生的监督管理,负责公共场所和饮用水的卫生安全监督管理,负责对餐饮服务活动实施监督管理。

⑨负责本市实施国家基本药物目录制度工作;拟订本市药品推荐使用目录,组织实施基本药物和医疗机构药械的集中采购工作,统筹协调大型医

用设备配置。

⑩依法对本市公共卫生、医疗、餐饮方面的安全工作承担监督管理责任;拟订本市医疗卫生机构有关安全方面的规章制度,并监督实施。

⑪拟订本市医疗卫生科技发展规划并组织实施;负责首都卫生发展科研专项资金管理和医疗卫生科技成果推广、应用工作。

⑫组织指导本市卫生方面的国际交流、合作发展及卫生援外工作。

⑬参与拟订建立健全本市卫生事业经费保障机制的相关政策,参与医药卫生行业收费的监督管理工作,参与拟订价格,参与医疗保障支付制度改革。

⑭负责本市医药卫生系统人才工作的综合管理,组织协调并落实本系统人才队伍建设工作,贯彻执行国家卫生技术人员资格认定标准。

⑮负责本市保健对象、医疗关系在本市的中央单位保健对象的医疗保健工作,负责市、区县各部门干部医疗保健的管理工作;参与组织落实在本市举办的重大活动的医疗卫生保障任务。

⑯承担首都医药卫生协调委员会的具体工作。

(2)疾病预防控制中心

各级疾病预防控制机构在各级卫生行政部门的领导及协调下,开展当地的疾病预防和控制工作。我国疾病预防控制体系完善,从国家到地市都有辖区疾病预防控制专业机构。以北京市疾病预防控制中心为例,其主要职能是:承担全市传染病、地方病、慢性非传染性疾病、学生常见病、公共卫生突发事件应急处理、消毒及病媒生物防治、食品、化妆品、涉水产品、一次性卫生用品等与健康相关产品的卫生学检测评价及卫生毒理学测试,全市健康教育与健康促进、学校卫生、职业卫生和职业病防治、放射卫生防护、从业人员健康体检、建设项目预防性卫生学评价等预防医学领域各项工作以及国内外重大活动的公共卫生保障工作。

(3)卫生监督所

各级卫生监督机构是在各级卫生行政部门领导下的行政执法机构。目前负责执行6部法律,25部行政法规,5个地方性法规,200多个部门规章,以及国家卫生计生委和当地卫生局发布的规范性文件,依法承担着保护广大市民健康的重要职能。

卫生监督机构的主要职责是:

①依法监督管理消毒产品、生活饮用水及涉及饮用水卫生安全产品。

②依法监督管理公共场所(宾馆、饭店、商场超市、游泳场馆、体育场馆、影剧院、美容美发场所等)的卫生监督工作,在全市范围内开展集中空调通风系统清洗、泳池水质等公共场所专项卫生监督检查工作。

③依法负责职业病诊断与鉴定工作的监督检查,负责承担职业健康检查、职业病诊断医疗卫生机构的监督检查,负责化学品毒性鉴定技术服务机构的监督检查;

④依法监督管理放射卫生工作。

⑤依法监督管理学校卫生,组织开展全市范围内学校教学环境、传染病防控、饮用水卫生等专项执法检查活动,组织开展学校卫生重点监督抽查,对重大违法案件进行查处;

⑥依法承担食品安全标准备案工作;依法监督传染病防治工作。

⑦依法监督医疗机构和采供血机构及其执业人员的执业活动,整顿和规范医疗服务市场,打击非法行医和非法采供血行为。

⑧承担法律法规规定的其他职责。

(4)妇幼保健机构

各级卫生保健机构的基本职责和工作任务主要有3个:

其一,妇幼保健机构应坚持以群体保健工作为基础,面向基层、预防为主,为妇女儿童提供健康教育、预防保健等公共卫生服务。在切实履行公共卫生职责的同时,开展与妇女儿童健康密切相关的基本医疗服务。

其二,妇幼保健机构提供以下公共卫生服务:

①完成各级政府和卫生行政部门下达的指令性任务。

②掌握本辖区妇女儿童健康状况及影响因素,协助卫生行政部门制定本辖区妇幼卫生工作的相关政策、技术规范及各项规章制度。

③受卫生行政部门委托对本辖区各级各类医疗保健机构开展的妇幼卫

生服务进行检查、考核与评价。

④负责指导和开展本辖区的妇幼保健健康教育与健康促进工作,组织实施本辖区母婴保健技术培训,对基层医疗保健机构开展业务指导,并提供技术支持。

⑤负责本辖区孕产妇、婴儿及5岁以下儿童死亡、出生缺陷的监测,妇幼卫生服务及技术管理等信息的收集、统计、分析、质量控制和汇总上报。

⑥开展妇女保健服务,包括青春期保健、婚前和孕前保健、孕产期保健、更年期保健、老年期保健。重点加强心理卫生咨询、营养指导、计划生育技术服务、生殖道感染及性传播疾病等妇女常见病防治。

⑦开展儿童保健服务,包括胎儿期、新生儿期、婴幼儿期、学龄前期及学龄期保健,受卫生行政部门委托对幼儿园所卫生保健进行管理和业务指导。重点加强儿童早期综合发展、营养与喂养指导、生长发育监测、心理行为咨询、儿童疾病综合管理等儿童保健服务。

⑧开展妇幼卫生、生殖健康的应用性科学研究并组织推广适宜技术。

其三,妇幼保健机构提供以下基本医疗服务,包括妇女儿童常见疾病诊治、计划生育技术服务、产前筛查、新生儿疾病筛查、助产技术服务等,根据需要和条件,开展产前诊断、产科并发症处理、新生儿危重症抢救和治疗等。

(5)健康教育机构

健康促进与健康教育是公共卫生服务的重要组成部分,在提高全民健康素养、预防疾病、保护和促进健康方面发挥着不可替代的作用。健康教育工作的主要目标是向市民普及健康知识,培养市民健康理念,促发市民健康行动,最终提升市民的健康素养。为进一步规范全国健康促进与健康教育工作,建立健全由各级政府领导、多部门合作、全社会参与的健康促进与健康教育工作体系和网络,提供优质健康教育服务,2010年5月,全国卫生计生委员会(原卫生部)制定了《全国健康教育专业机构工作规范》,规定了健康教育专业机构的五大职能。

①**技术咨询与政策建议**:收集和总结国内外健康促进与健康教育领域的政策法规、理论策略和研究成果,为卫生行政部门制定相关的法律、法规、

规划、部门规章、技术规范等提供技术咨询及政策建议。收集、研究辖区内健康相关信息,为卫生行政部门制订健康促进与健康教育工作规划、计划、方案和考核评估标准提供科学依据和技术支持。

②业务指导与人员培训:负责辖区内医疗卫生机构、机关、学校、社区、企业和媒体等的业务指导,提供健康促进与健康教育适宜技术和方法。根据辖区内下级健康教育机构需求,提供日常业务指导、专题指导和科研指导。指导内容包括调查研究、计划制订、组织实施、效果评估、督导检查、总结报告、论文撰写等。组织开展辖区内有关人员的培训,培训内容包括健康促进与健康教育领域的政策、法规、理论、策略、技术与方法等。

③总结与推广适宜技术:开展健康促进与健康教育领域的理论、方法与策略研究,总结科学、有效的健康促进与健康教育适宜技术,并进行推广、交流。与辖区内医疗卫生机构、机关、学校、社区、企业和媒体等合作,开展不同场所健康促进与健康教育研究,提出适宜不同场所的健康促进与健康教育策略、措施和技术方法。研究国内外健康促进与健康教育的成功案例,总结辖区内健康促进与健康教育的成功经验,进行交流与推广。

开展辖区内健康教育需求调查,有计划有组织地开展辖区内健康促进与健康教育活动。利用电视、广播、报刊、网络等大众媒体、健康教育宣传栏和组织现场活动等,开展多种形式的健康传播。做好传播材料的设计、制作和使用工作。要求传播材料内容科学准确、重点突出、通俗易懂。少数民族地区可使用民族文字设计传播材料。

④信息管理与发布:各级健康教育专业机构对健康相关信息进行收集、整理、分析、加工,形成健康教育的核心信息,为媒体和相关机构提供信息源。围绕辖区内主要健康问题,制作健康教育的核心信息,利用多种渠道,有针对性地向辖区公众发布。拟定健康教育信息管理规范和标准,对健康教育信息发布机构进行监督、管理和指导。监测社会上对公众有误导作用的健康相关信息,评估其社会危害,及时对公众舆论进行正确引导。

⑤监测与评估:评估辖区内健康促进与健康教育机构、人员及其开展健康促进与健康教育的能力和可利用资源。开展社区卫生诊断,查找辖区内

主要的健康问题及其影响因素。针对健康危险因素,进行健康教育需求评估,为制定健康教育干预策略和措施提供基础数据。开展健康素养监测,提出健康教育干预策略。对辖区内健康促进与健康教育工作进行效果评估,总结经验,提出改进意见和建议。及时发布监测与评估结果。

(6)社区卫生服务机构

社区卫生服务是公共卫生的网底,是社区建设的一个重要组成部分。它以基层卫生机构为主体,全科医生为主干,家庭为单位,社区为范围,以妇女、儿童、老年人、慢性病人、残疾人等为重点,以解决社区主要卫生问题、满足基本卫生服务需求为目的,提供有效、经济、方便、综合、连续的基层卫生服务。其最终目的是让人人享有卫生保健,提高全民健康素质。

社区卫生服务站的功能(内容)是健康促进、疾病诊治、卫生防病、妇幼老年保健、慢性病防治和计划生育技术服务指导"六位一体",主要有:建立健康档案,开展健康教育、健康咨询与心理卫生咨询,定期健康检查及社区健康诊断与干预;诊治常见病、多发病,负责双向转诊和院前抢救,开展家庭卫生保健服务,开具健康教育处方;开展免疫接种、传染病的预防与控制;重点人群的保健服务;慢性病的规范化管理及康复服务等 20 余种项目。

509. 群体出现传染病流行由谁做诊断

群体出现传染病流行应由流行病学家对传染病流行进行群体诊断。

在临床医生发现传染病群体患者后,会报告给疾病预防控制机构,由流行病学专家负责对疾病的病因及分布进行调查,进而判断是否发生了传染病的流行,并探索流行的原因。

流行病学专家通过对"疾病"分析,首先找到患有传染病的证据。如果发现一群体患了传染病,就要找出原因,即是谁传染了这些人?例如,如果多数人都认为自己是从性服务人群获得传染,那么性服务人群应该比就诊群体更早出现更严重的公共卫生问题,观察类似"疾病"是否在性服务人群中流行?如果没有,就要寻找其他原因。

其次,如果一个群体患了某种传染病,那么"患者"又传染给了谁?如果某种传染病通过共同就餐、空气均可传播,那么这样的疾病早已传播进入各自家庭,社会上通过彼此之间传播,患者应该比比皆是,而绝不会长期局限在少部分人中。

510. 个人患传染病谁来做诊断

个人患传染病应该由有资质的临床医生进行诊断。

传染病的诊断有着严格的标准,而不是依靠患者的自我推断认定,必须由有资质的临床医生进行诊断。对于任何传染病,特别是病情复杂的传染病,首先必须由受过多年专业训练及具备丰富实践经验的临床专家来判断,然后由实验室进行检测确诊,其他任何人均不具备对传染病的诊断资格。

如果发现自身出现不适应当到正规医院就医,才是正确的选择,不要盲目听信任何没有资质者的妄加评论。否则,您不但得不到正确的诊断结果和及时治疗,还可能会对您的心理产生不良影响。因此,千万不要偏听偏信。

511. 决定传染病传播流行的因素有哪些

传染病的传播和流行必须具备"三个环节"和"两个因素"。

"三个环节"包括传染源(能排出病原体的人或动物)、传播途径(病原体传染他人的途径)及易感者(对该种传染病无免疫力者)。作为传染源,传染病病人必须能把体内的病毒或者其他病原体排出体外,然后通过某一种方式,所排出的病原体进入对该病原体易感的人体内,并能够进一步繁殖而造成易感者的感染。若能完全切断其中的任何一个环节,即可防止该种传染病的发生和流行。

所谓的两个因素,是指自然因素和社会因素,它们也通过作用于传染源、传播途径及易感人群而影响到流行过程。影响传染病流行过程的自然因素很多,其中最明显的是气候因素与地理因素。社会因素包括生产和生活条件、医疗卫生状况、经济、文化、宗教信仰、风俗习惯、生活方式、人口密度、人口移动、职业、社会动荡和社会制度等。其中,人的行为与人传人传染病的发生和发展密切相关。

第二节
食品卫生

512. 如何选择干净卫生的餐馆

为加强北京市餐饮业的卫生管理,保障消费者的健康,规范餐饮业的卫生量化分级管理工作,根据《中华人民共和国食品卫生法》、《餐饮业食品卫生管理办法》、《餐饮业与集体用餐配送单位卫生规范》以及《卫生部关于推行食品卫生监督量化分级管理的通知》等要求,北京市卫生局制定了《北京市餐饮业卫生量化分级管理实施办法》,根据量化考核标准,对北京餐饮单位、集体食堂和集体用餐配送单位等划分为 ABCD 4 个等级,其含义如下:

A 级餐馆

卫生考评质量优秀的餐馆。综合量化考评得分 85 分以上(含 85 分)。该类餐馆在经营手续、管理制度、建筑布局、食品原料及添加剂的使用、环境卫生及设施配备方面均符合规范要求,市民可在此类餐馆放心就餐。

B 级餐馆

卫生考评质量比较规范的餐馆。综合量化考评得分 75 分以上(含 75 分)。该类餐馆在经营手续、管理制度、建筑布局、食品原料及添加剂的使用、环境卫生及设施配备方面比较规范,但仍需改进,市民可有选择地在此类餐馆就餐。

C 级餐馆

卫生考评质量基本合格的餐馆。综合量化考评得分 60 分以上(含 60 分)。该类餐馆在经营手续、管理制度、建筑布局、食品原料及添加剂的使用、环境卫生及设施配备方面基本合格,但需要进行较大改进,不建议市民在此类餐馆就餐。

D 级餐馆

卫生考评质量不合格的餐馆。综合量化考评得分 60 分以下。该类餐馆在经营手续、管理制度、建筑布局、食品原料及添加剂的使用、环境卫生及设施配备方面不符合规范要求,不建议市民在此类餐馆就餐。被评为 D 级的餐饮单位,会被要求限期改进,并依法给予相应的行政处罚,直至吊销卫生许可证。

513. 怎样知道餐馆的卫生等级

办法一:看看餐馆门前是否挂着北京市卫生局颁发的 A 级或 B 级的标志牌。

办法二:看看餐馆入口处是否有北京市卫生局颁发的等级公示牌,上面标有餐厅等级、投诉电话等信息。

办法三:看卫生许可证右上角加贴的蓝色食品卫生等级标识。

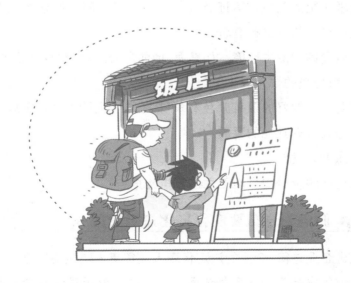

办法四:到北京卫生监督网或相关网站进行查询。

514. 如何判断餐饮具是否洁净

餐饮具必须做到"一清、二洗、三消毒、四保洁",这样才能保证餐饮具的卫生。餐饮具清洗消毒后要达到"三无一干"的标准,即无油迹、无油垢、无食物残渣,且表面洁净、干燥。消费者在饭店用餐时,可据此进行判断。

515. 就餐后身体不适如何投诉

如果就餐后感觉身体不适,应及时到医院就诊。注意保留诊断证明及相关票据。如果您觉得餐馆的卫生状况有问题或您用餐后感觉不舒服,那么请拨打当地卫生行政部门电话进行投诉,食品药品投诉举报热线:12331。

516. 外出就餐如何做一名聪明的消费者

(1)到卫生信誉高的 A、B 级餐馆就餐。

(2)查看餐馆的卫生许可证及量化等级。卫生部门要求餐馆要亮证经营,可以在门口或前台进行查看。

(3)查看餐馆的卫生环境。如桌面、地面是否洁净;餐具是否洁净、无水痕、有光泽;服务员的个人卫生等。

(4)查看其所做好的饭菜颜色和气味,有异味不能食用;所购买的单一凉菜中,是否夹杂有其他的菜屑。

(5)注意索要发票。

(6)发现问题及时向当地卫生监督机构报告。

517. 政府为什么要实行量化分级管理

(1)促进企业自律:企业的法定代表人或负责人是食品安全的第一责任人,对本单位的食品卫生安全负全面责任。量化分级管理对企业食品卫生管理有明确详细的要求,企业必须按照要求才能得到相应的等级,以此促进企业加强自身管理与约束。

(2)**便于消费者知情消费**：政府部门将量化分级的等级情况公示，企业也需按照要求将等级标牌公布于显著位置，便于消费者对餐饮业的卫生状况及风险度有所了解并据此选择消费。

(3)**便于确定卫生监督重点**：量化等级评定后，卫生行政部门按等级进行分类监管，重点监督那些风险高、诚信度低的单位，促使其加强改进。

518. 怎样正确识别食品保质期

民以食为天，食品质量的好坏直接关系到百姓的身体健康，正确识别食品保质期是判断食品质量好坏的最简单"技术"。

保质期是指产品在正常条件下的质量保证期限。在保质期内，产品的生产企业对该产品质量符合有关标准或明示担保的质量条件负责，销售者可以放心购买这些产品并且安全使用。

需要提醒的是，人们在选购食品时应注意销售环境是否符合标签上所规定的条件，比如冷藏储存、避光保存、阴凉干燥处保存等。食物要在正确的保存条件下保存，其保质期才能有意义。如果不符合规定，即使食品没有超出保质期，也可能过早变质。

因此，保质期不是判别食物产品是否变质的安全标准。食物产品应尽量在保质期未到期就及时食用。2012 年 1 月，国家工商总局要求食品经营者要在经营场所对即将到期的食品做出醒目提示。这一要求即向广大群众提出警示，在选购即将到达保质期的食品时，一定要考虑到可能由某些因素导致的食品在保质期前变质而造成的健康风险。

519. 常见食品保质期一般为多长时间

肉食保质期：2 天至 1 周。鱼、牛肉、猪肉和禽肉等新鲜肉食冷藏时间不要超过两天。肉末买回家后，应尽快做成食品。熟肉冷藏时间稍长些，但是最好一周内吃完。

调味品保质期：3 个月至 1 年。其中，番茄酱的保质期为 8 至 12 个月；

蛋黄酱可保存 6 个月;调味品可在冰箱中保质 1 年;芥末在冰箱中可保存 8 个月;沙拉酱可储存 9 个月;酱油开启后最好 3 个月用完;黄油可冷藏 1 年不变质;果酱保质期一般为 1 年。

乳品保质期:新鲜乳品冷藏保质期通常是 7 天,如果暴露在常温下,几小时就会腐败变质。

奶粉类食品保质期:马口铁罐装密封充氮包装为 24 个月,非充氮包装为 12 个月;玻璃瓶装为 9 个月,塑料袋装为 6 个月。

食用油保质期:通常的保质日期是 18 个月,这是以包装未开封为前提的。开封后食用油的保质期就会相应缩短,最好 3 个月内食用完。

米面保质期:米面的保质期常温下是 6～12 个月不等。如果在北方,只要不放在高温潮湿的地方,储藏条件也正常,可以延长到 24 个月。但米面一旦发霉,绝不可食用。

面包糕点保质期:一般冬天 7 天,春季 3～5 天,夏季 1～2 天。因为含有水分,如果保存不当,面包糕点也许隔天就会发霉,一旦发霉,必须弃食。

蛋类保质期:第一、四季度生产的为 3 个月;第二、三季度生产的为 2 个月(梅雨季节生产的为一个月)。

罐头类保质期:鱼类、禽类罐头为 24 个月;水果、蔬菜罐头为 15 个月;易拉罐、玻璃瓶装果汁、蔬菜汁饮料为 6 个月。罐装食品打开后,如果发出酸味,应立即扔掉。如果罐子鼓起,就表示已经变质了。

饮料保质期:果汁汽水、果味汽水、可乐汽水玻璃瓶装为 3 个月,罐装为 6 个月。

冷冻食品保质期:1 个月至 1 年。冷冻食品并非可无限期保质。冰淇淋和雪糕保质期为 1 个月;全鸡冷冻,保质期可达 1 年;冷冻蔬菜和冷冻面包保质期为 3 个月;鸡胸和鸡翅等可冷冻保鲜 9 个月。

当然,这些保质期的规定只能作为百姓选购食品时的参考,因为由于生产原料、工艺、包装条件的不同,具体到每个产品都有其专门的保存条件和保质期,请消费者在选购食品时一定要多加注意。

520. 如何正确给孩子选择饮料

目前市场上销售的饮料大体上分为：碳酸饮料、营养型饮料、矿泉水饮料，以及各种具有保健功能的滋补饮品。营养性饮料中，孩子常喝的主要是含奶饮料和果汁饮料。

给孩子喝饮料的目的不外乎：

(1)止渴，补充丢失的水分；

(2)补充因新陈代谢丢失的维生素和矿物质；

(3)饮料中的糖分可补充一部分能量；

(4)营养型饮料补充蛋白质和维生素等。

并不是所有的饮料都适合孩子饮用，家长应慎重地进行选择。

充入二氧化碳的饮料称碳酸饮料。大都以糖、香精、色素加水制成。喝起来口感清爽甜美，很适合孩子的口味。但喝多了不仅摄入糖分太多，而且已有报道说，多喝可乐型饮料（及其他含有咖啡因的饮料）可能影响儿童长个。所以这类饮料不适合孩子常喝。

营养型饮料因加入果汁、牛奶等而备受家长欢迎。家长往往认为既能满足孩子食欲，又可以补充营养。但这些饮料中营养素的含量比天然食品低很多，营养价值并不高，而且大多数添加了防腐剂、稳定剂和香精、糖精等对孩子无益的物质，并不宜多喝。例如，所谓果奶的蛋白质含量仅 1% 左右，是纯牛奶的三分之一，相差很多。将牛奶制成酸奶，可提高牛奶中营养素的吸收率，而且小儿很少产生腹胀、腹泻症状，因此酸奶是很适合孩子饮用的，但以酸奶为基础，加上香精、糖、甜味剂、稳定剂制成的乳酸菌饮料就不同了，营养素含量降低很多，而且各种添加剂对身体无益。

至于营养滋补型饮品，就更不适合儿童了。这些添加了花粉、蜂王浆或补益类中草药（如枸杞、人参、桂圆等）的营养品，对健康的孩子来说不但没有必要，而且还会影响正常饮食中各种营养素的吸收。有些产品还含有激素成分，喝多了会导致儿童性早熟等严重后果。家长还要注意，市场上出售的这些饮品质量优劣不等，有的夸大其词，宣称具有某某功能，误导消费者；

还有一些难于辨别的假冒伪劣产品,所以尽量不要给孩子喝。

取自天然的矿泉水含有人体所需的矿物质,是适合儿童饮用的饮料,但不合格的矿泉水往往含有病原微生物,以及有害重金属和铅、镉、汞等,不能让孩子饮用。

孩子最好饮用家庭自制的饮料。如夏季用绿豆、红小豆煮水加糖,既解暑止渴又干净卫生。或者将新鲜的橘子、苹果等水果洗净晾干,用家用榨汁机榨汁加凉开水稀释后饮用,既能解渴、增加营养,又可避免食入添加剂给孩子造成的危害。

其实最经济最实用的儿童饮料莫过于白开水了。已有科学实验证实,新鲜的白开水对人体的新陈代谢有着十分理想的生理活性,能及时清除代谢过程中产生的废物,提高人体的耐受能力和抗病能力,使人体不容易产生疲劳感。当然,白开水也不是喝得越多越好,应该根据孩子的年龄、活动量大小、季节以及进食情况而定。年龄越小,活动量越大,天气越炎热,进食蛋白质和盐分越多,需水量越大。白开水的饮用也需注意量的多少,如喝水过多,则会加重孩子心脏及内分泌系统的负担。

521. 如何辨别"地沟油"与合格散装油

通俗地讲,"地沟油"可分为以下几类:一是狭义的地沟油,即将下水道中的油腻漂浮物或者将宾馆、酒楼的剩饭、剩菜(通称泔水)经过简单加工、提炼出的油;二是劣质猪肉、猪内脏、猪皮加工以及提炼后产出的油;三是用于油炸食品的油使用次数超过规定要求后,再被重复使用或往其中添加一些新油后重新使用的油。

广大消费者怎么识别"地沟油"呢?消费者可通过看、闻、尝、试 4 个方面辨别。

一看:纯净的植物油呈透明状,而"地沟油"由于在生产过程中加入了碱脂、蜡质、杂质等,透明度较差且色泽较暗,并伴有沉淀物。到饭店用餐时,只要菜品光泽度高且油中无小颗粒状气泡,是"地沟油"的可能性较小。

二闻:一般情况下食用油都具有其原料味道,有臭味或矿物质味的很可能是"地沟油"。

三尝:在菜的汤汁中取一滴油,品尝其味道,吃起来没有黏腻感、有食物自然清香味的是合格的食用油。口感带酸腐味的油很可能是"地沟油"。

四试:摩擦后无黏稠感的是合格的食用油,带黏稠感的是"地沟油"。

此外,品质好的散装油对身体是没有危害的,但市场上掺假的散装油食用后对身体就有危害。但是未经挑选,或者直接把已经霉烂变质的花生、菜籽用来加工散装油,这就使得散装油含有了大量的致癌物质。还有散装油密封不严,被阳光暴晒后,也容易产生有害物质,对人体健康造成不良影响。

合格散装油的鉴别:一是闻味,滴一滴油到掌心,用手指搓一下发热之后闻味道,合格的油会有植物香,而不合格的会有怪味。二是买回植物油后,放到冰箱冷藏室,半个小时后看有无冻结,若有,里面很可能便含有质量低的棕榈油。三是用眼看,品质正常的油脂肉眼观察应该完全透明,如果油脂中含有碱脂、类脂、蜡质等和含水量较大时,油样会出现混浊或沉淀物。

522. 您会辨识食品添加剂吗

食品添加剂是指在食品制造、加工、调整、处理、包装、运输、保管中,为达到技术目的而添加的物质。食品添加剂作为辅助成分可直接或间接成为食品成分,但不能影响食品的特性,是不含污染物并不以改善食品营养为目的的物质。

卫生部公布的第二批"食品中可能违法添加的非食用物质名单"中包括:皮革水解物、溴酸钾、β-内酰胺酶、富马酸二甲酯。

皮革水解物——可能添加的食品:乳制品、含乳饮料。

顾名思义,这种非法添加物就是将皮革用化学的方法进行水解,由于动物的皮毛主要成分是蛋白质,因此水解产物被称为皮革水解蛋白,添加到食品中可以提高蛋白质的含量。它与三聚氰胺不同,三聚氰胺尽管俗称"蛋白精",但并非真正的蛋白质,使用三聚氰胺是钻了蛋白质检测方法的漏洞,而皮革水解物是真正的蛋白质,若添加到乳制品、乳饮料当中,检测起来难度比三聚氰胺更大。这种皮革水解物的危害在于,其生产原料主要来自制革工厂的边角废料,而制革边角废料中往往含有重铬酸钾和重铬酸钠,用这种原料生产水解蛋白,自然就带入产品中,被人体吸收可导致中毒,使关节疏松肿大,危害人体健康。

溴酸钾——可能添加的食品:面粉、面粉制品。

早期研究表明:用溴化面包喂养达两年的老鼠并未表现出肿瘤疾病或肿瘤疾病发病几率提高的迹象。人们通过对溴化面包的研究发现溴酸盐在焙烤工艺中转化成了无害的溴化物。但是日本的研究揭开了庐山真面目。焙烤试验表明,大约有十亿分之五十的溴酸盐残留在烤制面包中。1983年,通过对老鼠喂养溴酸钾溶液的试验,最终结论是溴酸钾在试验条件下对老鼠有致癌作用。当试验结果公布时,国际癌症研究机构将溴酸钾列为致癌物质。而世界卫生组织(WHO)1992年的一次报告中指出,使用溴酸钾作为面粉处理剂是不恰当的,有关试验结果表明,溴酸钾是一种致癌物质。敏感的试验方法已经证实,当溴酸钾在以被认为是允许的用量用于面粉的处理时,面包中仍然存在着溴酸盐。但是由于溴酸钾具有增加面筋强度、增白面粉、令品质不良的面粉发酵制成面包时容易成形胀大且不易塌陷等特性,而且价格便宜,因此,溴酸钾作为非食用物质依然被少数生产者加入食品中。

β-内酰胺酶——可能添加的食品:乳制品,特别是"无抗奶"。

β-内酰胺酶作为牛奶中抗生素分解剂,最初是科研人员作为一项科研成果推出的,且由来已久。这种做法可有效分解牛奶中残留的β-内酰胺类抗生素。但是应用β-内酰胺酶分解牛奶中抗生素的风险在于:第一,β-内酰胺酶的安全性以及是否可以在食品中添加尚未有定论;第二,在分解β-内酰胺药物后,可能引进其他有害物质;第三,这种做法纵容了奶牛饲养过程中抗生素的滥用。

富马酸二甲酯——可能添加的食品:糕点、月饼及麻辣小食品。

富马酸二甲酯是美国20世纪80年代开发出来的一种新型防霉保鲜剂,俗称克霉王、霉克星,属二元不饱和脂肪酸酯类,能抑制30多种霉菌、酵母菌、真菌及细菌,特别对肉毒梭菌和黄曲霉菌有很好的抑制作用。研究表明富马酸二甲酯的抗菌性受 pH 值影响不大,抑菌作用的时间长,效果好,具有高效、低毒、经济实用等特点,因此作为一种新型的防腐剂受到国内外食品业、饲料业高度重视,被用于食品、饮料、饲料、中药材、化妆品、鱼、肉、蔬菜、水果等产品的防霉、防腐、防虫、保鲜。富马酸二甲酯大多出现在焙烤食品中,利用其熏蒸抑菌的特点,升华的富马酸二甲酯会形成一个气体的抑菌小空间,不过其风险在于许多人对这种挥发性气体有过敏反应。因此我国已明令禁止使用。

还有一部分食品添加物合法但安全上有疑虑,例如:

防腐剂,品名:去水醋酸钠。如:干酪、乳酪、奶油、人造奶油(油食品)。对健康可能的影响:具致畸胎性。

抗氧化剂,品名:BHA、BHT。如:油脂、速食面、口香糖、乳酪、奶油。对健康可能的影响:BHA 确定为致癌剂,BHT 有些研究显示具有致癌性。

人工甘味剂,品名:糖精、甜精。如:蜜饯、瓜子、腌制酱菜、饮料。对健康可能的影响:动物试验显示会致膀胱癌。

阿斯巴甜。如:饮料、口香糖、蜜饯、代糖糖包。对健康可能的影响:眩晕、头痛、癫痫、月经不调、损害婴儿的代谢作用(苯酮尿症者不可以食用)。

保色剂,品名:亚硝酸盐。如:香肠、火腿、腊肉、培根、板鸭、鱼干。对健康可能的影响:与食品中的胺结合成致癌物质亚硝酸胺盐。

漂白剂,品名:亚硫酸盐。如:蜜饯、脱水蔬果、金针菇、虾、冰糖、新鲜蔬果沙拉、淀粉。对健康可能的影响:可能引起荨麻疹、气喘、腹泻、呕吐,亦有气喘患者致死案例。

人工合成色素,品名:黄色四号。如:饼干、糖果、油面、腌黄萝卜、火腿、香肠、饮料。对健康可能的影响:以石油工业产物——煤焦为原料合成,有害物质混入的机会很多,本身毒性强,有致癌性的隐忧,会引起荨麻疹、气喘、过敏。

杀菌剂,品名:过氧化氢(双氧水)。如:豆腐、豆干、素鸡、面肠、鱼浆、肉浆制品、死鸡肉(漂白并除异味)。对健康可能的影响:会刺激肠胃黏膜,吃多了可能引起头痛、呕吐,有致癌性。规定食物中不得残留,不得作漂白剂。

523. 如何辨别含有毒添加物的食物

以下是对易含有毒添加物11种食物的辨别方法：

干辣椒：颜色不能选太亮丽的。硫磺熏过的干辣椒亮丽好看，没有斑点，正常的干辣椒颜色是有点暗的；用手摸，手如果变黄，是硫磺加工过的；仔细闻闻，硫磺加工过的多有硫磺气味。

海带：颜色特别绿的不能买。海带肥肥的，颜色特别绿，还很光亮，很可能是用化学品加工过的；一般海带的颜色是褐绿色，或是深褐绿色。

蘑菇：雪白透亮的蘑菇多中看不中吃。有的蘑菇雪白透亮，粒土未沾，价格还便宜，很可能用漂白粉泡过，中看不中吃。好的蘑菇是生长在草灰里的，难免会沾上草灰。而且正常蘑菇摸上去有点黏糊糊的，漂白过的蘑菇摸上去只是光滑，不会有腻腻的手感。

水发食品：一握就碎的别买。有些商贩常利用甲醛或双氧水来加工水发食品，常见的有水发蹄筋、水发海参、水发鱿鱼等。鉴别时，一是看，如果颜色非常白，体积肥大，应避免购买和食用；二是闻，甲醛泡发的食品会留有一些刺激性异味；三是摸，用甲醛泡发的食品手一握很容易碎。

虾米：要选干爽不粘手的。有的不法商贩在虾米发潮后，用氨加以处理，使其表面与一般虾米无异。所以挑选虾米一定要选干爽、不粘手、味道清香、细闻没有刺鼻气味的。

西瓜：籽是白的别买。用了激素的西瓜瓜皮上的黄绿条纹不均匀，切开后瓜瓤特别鲜艳，但瓜籽却是白色的，吃起来没有甜味。

枸杞：有酸苦味要警惕。颜色特别鲜红、光亮的可能是"毒枸杞"，颜色略发暗，略带土色的是天然枸杞；"毒枸杞"摸上去有黏滞感，天然枸杞则相对干燥；另外，天然枸杞酸中带甜，而"毒枸杞"则有很重的酸苦味。

银耳：并非颜色越白越好。银耳经硫磺熏制可去掉黄色，外观饱满充实、色泽特别洁白，但存放时间稍长，约10～20天就会因与空气接触而氧化还原为原来的黄色进而发红。选购银耳时可取少许试尝，如舌头感到刺激或有辣味，则可能是用硫磺熏制的。

黑木耳:有怪味的可能掺假。假木耳通常都有掺假物的味道,如有涩味,说明用明矾水泡过;有咸味,是用盐水泡过;有甜味,是用糖水拌过;有碱味,是用碱水泡过。

毛肚:又白又大千万别吃。特别白的毛肚是用双氧水、甲醛泡制过的,用手一捏很容易碎,加热后迅速萎缩,应避免食用。

茶叶:提防颜色发黑。正常"碧螺春"色泽比较柔和,掺加化学原料铅铬绿的"碧螺春"发黑、发青、发暗;用开水冲泡后,正常"碧螺春"看上去柔亮、鲜艳,加色素的看上去暗黄。另外,正常的"碧螺春"茶叶上有白色的小绒毛,着色茶叶的绒毛则是绿色的。

524. 如何识别与理解食品标签内容

掌握食品标签与标识的正确识别方法,不仅能使我们了解所购食品的质量特性、安全特性、食用、饮用方法等,还能使我们通过查看标签来鉴别伪劣食品,如果发现并证实其标签的标识与实际品质不符,可以依法投诉并可获得赔偿。识别食品标签的基本方法:

(1)查看标签的内容是否齐全

食品标签必须标示的内容有:食品名称、配料清单、净含量和沥干物、固形物、含量、制造者的名称和地址、生产日期或包装日期和保质期、产品标准号。

(2)查看是否有 QS 标志

米、面、油、酱油、醋、肉制品、乳制品、饮料、调味品(糖、味精)、方便面、饼干、罐头、冷冻饮品、速冻米面食品和膨化食品等 15 类食品必须获 QS 食品安全认证方可生产,所以选购食品时应认准 QS 标志。

(3)查看标签内容是否清晰、完整

食品标签的一切内容应清晰、醒目,易于消费者在选购食品时辨认和识读,不得在流通环节中变得模糊甚至脱落,更不得与包装容器分开。

(4)查看标签内容是否科学规范

食品标签上的语言、文字、图形、符号必须准确、科学,符合《预包装食品标签通则》要求。标签上必须标示的文字和数字的高度不得小于1.8毫米；食品标签的汉字必须是合格规范的汉字，不得使用不规范的简化字和淘汰的异体字；可以同时使用汉语拼音，也可以同时使用少数民族文字或外文，但必须与汉字有严密的对应关系，外文不得大于相应的汉字；净含量与食品名称必须标注在包装物或包装容器的同一视野，便于消费者识别和阅读。

(5)查看标签的内容是否真实

食品标签的所有内容，不得以错误的、容易引起误解或欺骗性的方式描述或介绍食品。《食品卫生法》及其相关法律明确规定食品不得加入药品，食品不得宣传疗效，而一些产品标签上违法标注对某些疾病有预防或治疗作用，如返老还童、延年益寿、抗癌、治癌等虚假内容。还有的地下食品加工厂，食品标签上厂址标识不详，厂址只有"××省××地"或干脆只标注"××(国家)出品"。电话号码标手机号码或根本打不通的号码。

525. 挑选安全食品应遵循的基本原则是什么

原则一：选购地点要防"小"

许多"上班族"常常是在匆匆出门后，才开始考虑早餐问题。于是，车站附近的小作坊、小摊贩便成为"上班族"早餐首选之地。

油条、锅贴、生煎……煞是热闹。再仔细看看这些小作坊、小摊贩，暂且不说食物本身是否卫生，光是看看周边环境，就使人难以接受，漂着一层油脂的脏水四溢，鸡蛋壳随处可见，这样的环境岂敢安心用餐？

据统计，80%以上的食品质量安全问题都出自于不规范的小企业或小作坊。原因很简单，这些小摊小贩的食品生产加工门槛低、设备简陋。

对此，建议市民不要到不规范的小作坊、小摊贩上购买食品。特别是一些现制现做食品的小摊，最好少购买。建议选购时，还是要选知名品牌的正规企业，拒绝非法经营的小摊小贩。

原则二：反季食物要防"异"

异常鲜艳的鸭蛋可能添加苏丹红，过分雪白的食品可能被漂白过，特别瘦的肉可能添加瘦肉精，异样黄的黄鱼可能被染过……一些生产加工者为了满足消费者追求颜色和形状等外观上"卖相"好的心理,而使用化学催熟剂或食品加工剂,因此消费者在选购时,要特别注意防范异常的不自然的食品,不要过分追求颜色好看、样子硕大。

此外,过分大的草莓可能被催熟,过分粗壮的无根豆芽可能加过化学品,表面看上去很大的西瓜一打开里面的籽都是白嫩的……营养专家提醒,反季节水果蔬菜不要吃。

在日常选择食品方面,新鲜蔬菜可选择叶子鲜亮、不蔫、略有虫眼的,这些特征说明蔬菜采摘时间较短,有虫眼的也说明农药较少。

在熟食方面,可看色泽、闻香味或用筷子触动一下质感。在鱼类方面,推荐吃鳜鱼、鲤鱼和鲫鱼,而虾类和鱼类都可选择体型较小的。相对而言,小龙虾不太健康,建议市民少吃。

原则三:**售卖方式要防"散"**

散装食品能满足市民按需购买的心理,受到消费者欢迎。每逢过年过节,一些超市、卖场的散装食品柜台异常火爆,特别是散装糕点等供不应求。但由于散装食品缺少包装和食品标签,往往容易忽略它的生产日期、保质期、产地等各种食品信息。

对于散装、"裸卖"的食品,市民难以看到这些食品的原料、产地、生产日期和保质期等,因此更容易发生食品质量安全问题。

此外,加入甲醇的散装假白酒致残致死人命案,历来是我国食品安全的严重事件。一旦发生类似食品安全事件,对于散装食品,要追踪溯源将会变得非常困难。因此,专家建议市民,散装食品还是尽量少购买。

原则四:**选择原料要防"假"**

如果看到价格特别低廉的食品,那么消费者就要多长个心眼了。因为这些超乎寻常的低价食品很可能是商家通过一些非正规的渠道批发而来急于销售的,这些食品本身的质量如何,则需要打上一个大大的问号。

一些不法经销商、批发商经常利用消费者"贪小、贪便宜"等心理,出售即将到保质期的食品。尤其是价格低得离谱,甚至比成本价还低,其中的加工原料等就有可能暗藏猫腻了。

原则五:饮食习惯防"单一"

俗语说:"少吃多滋味、多吃少滋味"。这句话的意思是,再好的东西吃多了,也会变得没味道。其实,盯着一样东西吃,不仅会吃腻,而且还容易吃出问题来。所以不要只盯着一样食物"猛"吃。

饮食需要多样化,才能保证营养均衡,这同样还可以"稀释"可能遇到的食品安全风险。

因此,即使有毒物质在体内累积,只要不天天只吃一样,就不会导致毒素累积过量、集中发病等。

526. 选购食品时应该注意哪些问题

(1)千万不要购买超过保存期的预包装食品。

(2)注意食品的"名称"与其"配料"是否相符。例如,在包装上赫然写着"橙汁"的名称,但在配料清单上则写着水、食用香精,则表明厂家利用橙味香精调制出的果味水饮料来冒充营养丰富的果汁。

(3)对相近的食品名称要有正确的理解。例如,花生油与花生调和油,一个是纯正的花生油,另一个是用花生油及其他一种或几种植物油混合而成的;奶与牛奶饮料、莲蓉月饼与莲蓉味月饼等是名称相近或相似,但属不同属性的食品。

(4)注意净含量。所谓净含量是指除包装外的可食部分的含量,有些食品包装又大又漂亮,内容物却很少。

(5)注意该食品的热量和营养素。目前国际上已经推荐或要求在食品的包装上要注明该类食品中的营养素,例如所含的蛋白质、脂肪、碳水化合物、维生素、钙、铁、磷、镁、锌和铜等,且须经过有关部门检测确认。我国也开始推行食品营养成分的标注,消费者可根据本人或食用者的需求来选择。

527. 怎样选购及饮用白酒

消费者在选购、饮用白酒产品时应注意以下几点:

(1)选名优产品

消费者在选购白酒产品时,应首先选择大中型企业生产的国家名优产品。产品质量国家监督抽查发现,名优白酒质量上乘,感官品质、理化指标俱佳,低度化的产品也能保持其固有的独特风格。而小型企业生产的中低档次的普通白酒质量参差不齐,一些粗制滥造、以酒精加香精简单兑制的低档酒却冠以"XX大曲"、"XX老窖"等品名出售,不合格品主要来自这些小企业产品。

(2)看标识标注

建议消费者不要购买无生产日期、厂名、厂址的白酒产品。因为这些产品可能在采购原料、生产加工、运输、销售等过程中不符合卫生要求,使酒类产品中产生过量的有毒有害物质,如甲醇、杂醇油,饮用此类产品可引起急慢性中毒,危害人身健康。

(3)改变白酒越陈越香观念

白酒产品并非"越陈越香"。低度白酒(通常指酒精度 40°以下的产品)是我国当前白酒产品中的主流,它的发展是我国白酒行业遵循产品结构调整的结果。近几年来,低度白酒在存放一段时间后(通常需一年或更久,因酒而异)出现的酯类物质水解,并导致口味寡淡的问题已逐步成为白酒行业关注的焦点。因此,广大消费者在购买低度白酒时,最好应选择两年以内的白酒产品饮用。

(4)科学饮用白酒,有益身体健康

由于白酒中含有乙醇,人少量饮用后能刺激食欲,促进消化液的分泌和血液循环,使人精神振奋,并能产生热量可以御寒。而饮用过量白酒将刺激胃黏膜,不利消化,轻者过度兴奋,皮肤充血,意识模糊,人的控制能力降低;重者知觉丧失、昏睡,并可因酒精中毒导致死亡,经常过量饮用还可引起肝硬化和神经系统的疾病。因此,为了消费者的身体健康,最好不要过量饮用白酒或酗酒。

528. 进口食品标签的识别方法有哪些

(1)查看进口食品上是否有中文标签。

(2)注意查看所选购的进口商品是否贴有激光防伪的"CIQ"标志。

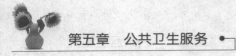

"CIQ"是"中国检验检疫"的缩写,基本样式为圆形,银底蓝色字样(为"中国检验检疫"),背面注有 9 位数码流水号。该标志是辨别"洋食品"真伪的最重要手段。

(3)还可以向经销商索要查看《进口食品卫生证书》。该证书是检验检疫部门对进口食品检验检疫合格后签发的,证书上注明进口食品包括生产批号在内的详细信息。

饮用水安全

529. 什么叫生活饮用水

生活饮用水是指供应人日常生活的饮水和生活用水,如饮水、洗澡和漱口用水。

530. 饮用水终身安全的含义是什么

饮用水的质量必须保证饮用者终身饮用安全。根据世界卫生组织定义,所谓"终身"是按人均寿命 70 岁为基数,以每天每人 2 升水的摄入量而计算。所谓"安全"是指终身饮用水不会对人体产生健康危害。

531. 我国对生活饮用水水质有什么卫生要求

生活饮用水水质卫生要求,是指人在饮用时的水质要求,是居民在取水点取得的水的水质要求;在居民取水点处的水质应符合《国家生活饮用水卫生标准》(GB5749 - 2006)。同时,此标准也适用于用作日常生活饮水的桶装水和瓶装水,但不包括饮料和矿泉水。

532. 为什么家中自来水会有氯味

自来水用液氯消毒是国内外常见的消毒方法。为了保证自来水水质,避免饮用水在输送到用户过程中的微生物污染,国家卫生标准要求家中自来水余氯含量必须要在 0.05 毫克/升以上,所以自来水会带有氯味。

533. 饮用水消毒方式有哪些

目前,我国饮用水消毒常用方式有以下几种:液氯氯化消毒、二氧化氯消毒、氯胺消毒、紫外线消毒、臭氧消毒。

534. 发现家中自来水发热怎么办

家中自来水出现发热现象,特别是温度明显超过正常水温时,在夏季可能是由于自来水管道与热水管道串联;在冬季要特别注意自来水发热,很可能是由于自来水管道与暖气水管道存在串联造成的。居民必须立即停止饮用,并向卫生行政部门报告或者拨打公共卫生服务热线12320。

535. 为什么家中自来水会出现乳白色

自来水在高压密闭的管道中输送时,管道中的空气会因高压而溶入水中,当自来水从水龙头中流出时,水中的空气会因恢复到常压而被释放出来,从而形成无数的微小气泡,使水的外观呈乳白色,放置片刻后即会澄清,不影响饮用水水质。

536. 为什么家中水壶里会出现水垢

日常生活中所使用的自来水都有一定的硬度,如水的硬度较高,在加热时,钙离子和镁离子的不溶性盐类成分(如碳酸钙和碳酸镁等)就会从水中析出,黏附在水壶内表面形成水垢。

537. 家庭装修如何避免饮用水污染

家庭装修中不要肆意改装自来水管线,禁止自来水管与中水管、暖气管等其他非饮用水管道相通,与马桶连接时要加装止回阀。购买的饮用水管材和管件,应有有效的涉及饮用水卫生安全产品卫生许可批件。

538. 自来水出现异常情况怎么办

正常情况下家中自来水应该是无色透明的,当出现发黄发蓝臭味等异常情况时,应立即拨打公共卫生公益热线 12320 或者向当地卫生行政部门报告,并在其指导下妥当用水,或停止用水。同时还应告知居委会、物业部门和周围邻居停止使用;如不慎饮用了被污染的水,应密切关注身体有无不适。如出现异常,应立即到医院就诊。接到政府管理部门有关水污染问题被解决的正式通知后,才能恢复使用饮用水。

539. 什么叫涉水产品

涉水产品是指涉及饮用水卫生安全的产品,其含义是:凡在饮用水生产和供水过程中与饮用水接触的连接止水材料、塑料及有机合成管材、管件、防护涂料、水处理剂、除垢剂、水质处理器及其他材料和化学物质。

540. 什么是水质处理器(材料)

水质处理器(材料)是指:一般净水器、特殊净水器(除氟、除砷、软化水器)、纯水器(离子交换、电渗析、蒸馏水、反渗透水器)、矿化水器、各种水处理材料(混凝剂、助凝剂、灭藻剂以及其他饮用水处理剂)、除垢剂。

541. 如何正确选择和使用水质处理器

可根据当地的水质状况选用合适的水质处理器。活性炭和各种滤膜是水质处理器中的主要水处理材料,要根据滤过的水量及时更换。购买时还应查看其是否具备有效的涉及饮用水卫生安全产品卫生许可批件。

542. 如何正确选购和使用家用饮水机

在选购和使用饮水机时应注意以下几点：

(1)应购买具备有效的涉及饮用水卫生安全产品卫生许可批件的饮水机。

(2)饮水机需定期清洗消毒，不要放在太阳直射处。

(3)饮水机使用的桶装水尽量在最短的时间内饮用完。

543. 什么叫"中水"？ 有什么用途

中水，又被称为"再生水"，即生活污水经过处理后，达到规定的水质标准，可在一定范围内重复使用的非饮用水。它虽不能饮用，但可用于灌溉、洗涤、环卫、造景等。但是，由于中水属于非饮用水，提醒广大居民在使用中水时要注意几点：

(1)中水是污水或废水经过处理后进行循环利用的，其水质与自来水有相当大的差别，尤其是卫生学指标。因此不能饮用、食用或用作其他与人身体有密切接触的用途：如洗衣、洗澡等。

(2)虽然所有的中水都经过消毒处理，但可能会因为设计或运行不规范而造成消毒不彻底，所以在用中水进行绿化作业时，应尽量避免与中水接触，或接触后注意冲洗干净。

544. 怎样选择合格饮用水

(1)看标签、选品牌

购买饮用水时，消费者最直接的参考就是产品标签。按照国家有关标准规定，标签必须标注产品名、厂名、厂址、生产日期、保质期、执行标准等，矿泉水还要标明主要成分指标、水源地、国家或省级的鉴定。

(2)看包装、忌贪便宜

小瓶装正品水一般瓶壁厚薄适中，有弹性，透明度好且有光泽，瓶盖上生产日期清晰完整；劣质品瓶壁薄、脆且弹性差，色泽深，手感粗糙，瓶盖不易一次性开启，严重时有漏气、漏水现象。

(3)考虑用水量、选择小包装

饮用水是有保质期的,特别是开启后保质期更短,一般要求在 3～5 日内用完。现在市面上供家庭饮用的水大多为 5 加仑(18.9 升)装,对于普通的三口之家来说,很难在保质期内用完。因此,应尽可能选购小包装,否则,建议煮沸后饮用,或用于煮饭、冲茶。

第四节
艾滋病检测

545. 如何知道是否感染艾滋病病毒

必须到正规的艾滋病检测机构抽血化验,检查血液中的艾滋病病毒抗体。只有艾滋病病毒抗体经免疫印迹确认结果阳性,才能诊断为艾滋病病毒感染。

需要指出的是,检测一定要在国家批准的艾滋病检测实验室进行,这里人员素质、技术水平及检测试剂符合国家标准,并有严格的保密制度,可以确保试验结果的准确性并保护个人隐私。

546. 什么情况下应考虑去做艾滋病病毒抗体检测

有下列情况应考虑去做艾滋病病毒抗体检测:

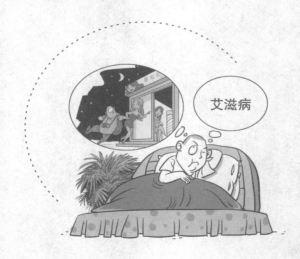

艾滋病

（1）曾经有过高危险行为的人。如暗娼、嫖客、多性伴者、同性性接触者、共用注射器具的吸毒者及他们的性伴等。

（2）在艾滋病病毒感染者较多的地区或血液安全没有保障的条件下接受过输血的人。

（3）艾滋病病毒抗体检测阳性的妇女所生的婴儿。

（4）配偶是艾滋病病毒抗体检测阳性者。

547. 目前常见的艾滋病检测方法有哪些

目前常见的检测方法包括艾滋病病毒抗体检测（血清学检测）、病毒培养、病毒核酸检测和病毒抗原检测。

548. 通过唾液和尿液是否可以检测艾滋病病毒抗体

美国食品与药品管理局（FDA）已经批准了通过唾液和尿液检测艾滋病病毒感染的试剂，它们最大的优点就是易于收集标本，同时也避免了血液接触，安全性较高，适用于现场的使用。

经过国内有关机构对上述试剂进行的试验性应用，国家食品药品监督管理局已正式批准这两种检测试剂在中国上市。但是，这两种检测方法得出的结果不能作为报告的依据，必须经标准的血清学实验证实。

549. 高危行为后不久出现一些"急性期症状"，是否说明感染了艾滋病病毒

感染了艾滋病病毒会出现一些症状，但有了类似症状并不代表感染了艾滋病病毒。

诊断艾滋病病毒感染首先要考虑的是流行病学史，即是否有过高危行为，但做出诊断依据的是实验室检测结果。

由于艾滋病病毒感染的症状没有特异性，没有一个症状是与艾滋病病毒感染一一对应的，因此不能只根据发热、腹泻、肺炎、乏力、皮疹、鹅口疮等

一两个症状就断定感染了艾滋病病毒。目前唯一的诊断依据是艾滋病病毒的实验室诊断,即艾滋病病毒抗体的检测。所以对于那些仅根据症状就怀疑甚至于断定感染艾滋病病毒的"感染者"来说,完全没有必要抓住那些仅有的证据到处咨询。想得到确定结果的唯一方法就是到具备诊断资格的医疗机构进行实验室检测。

550. 哪些机构可以提供艾滋病病毒检测服务

我国各省、市级疾病预防控制中心(或卫生防疫站)、县级以上医院、出入境检验检疫机构、各级血站和血液中心以及皮肤病性病防治所等都设有艾滋病病毒检测筛查实验室,均可从事艾滋病病毒抗体检测。目前,大部分省、直辖市、自治区都至少有一个确认实验室,一般设在省级疾病预防控制中心,负责本省阳性标本的复核和确认工作。上述机构在提供艾滋病病毒抗体检测的同时,也提供有关艾滋病方面的咨询,包括电话咨询、信函咨询和门诊咨询等。

551. 进行艾滋病病毒抗体检测前是否需要空腹、禁食等

艾滋病病毒抗体检测是定性试验而非定量试验,该试验不受饮食和药物的影响,因而检测前不需空腹、禁食。

552. 做艾滋病病毒抗体检测需要多长时间

艾滋病病毒抗体检测分为初筛和确认两个步骤。初筛酶联试验需要大约2～3个小时,如果用快速试剂进行初筛检测,则可以在半小时之内出结果。初筛试验阳性需要做进一步复检和确认,确认试验的时间是1～2天。但这仅仅是实验本身的时间,具体操作时还须考虑标本运送时间和各个实验室的工作安排,各个实验室的情况不一样,很难有统一的标准。

553. 艾滋病病毒抗体检测初筛结果阴性说明什么? 用不用再复查

艾滋病病毒抗体检测初筛结果阴性结果有两种可能:

（1）受检者没有感染艾滋病病毒。

（2）虽然感染了艾滋病病毒,但还没有产生足够的能检测出的抗体,仍处窗口期内。目前关于"窗口期"的长短,说法很不一致。原因是由于个体差异,每个人感染了艾滋病病毒后体内出现抗体的时间长短可能不一。能否检测出艾滋病抗体,一方面取决于人体抗体的浓度,另一方面取决于检测抗体方法的灵敏性。随着检测技术的发展,检测试剂的灵敏性越来越高。绝大多数人在感染艾滋病病毒后的第 4～8 周之间,体内可以检测出抗艾滋病病毒抗体。几乎所有人在感染发生 3 个月后可以检测出抗体。

因此,如果有过高危行为的人在窗口期过后初筛检测艾滋病病毒抗体结果阴性,可以排除艾滋病病毒感染,不需要复查。如果在窗口期内,即使初筛试验结果阴性,仍需要随访复检。

554. 艾滋病病毒抗体经免疫印迹确认结果为阳性,是否就可以认为是感染了艾滋病病毒

艾滋病病毒抗体经免疫印迹确认(确认试验)结果为阳性一般就可认为是艾滋病病毒感染,但是也有个别情况例外。如果受检者是一名 18 个月内的新生儿(母亲是艾滋病病毒感染者),就需要咨询当地有关专家。

555. 为何艾滋病病毒感染母亲所生新生儿的艾滋病病毒抗体试验结果不能作为诊断依据

所有出生于艾滋病病毒抗体阳性母亲的婴儿,出生时都带有来自母体的艾滋病病毒抗体。这意味着用酶联免疫吸附试验(ELISA)或快速检测方法,他们的结果均为阳性,但并不一定意味着该婴儿已被感染,实际上只有20%～60%的婴儿受到艾滋病病毒感染。当婴儿长到 9～15 个月时,来自母亲的抗体开始消失,到 18 个月龄时一般降至检测不出的水平。因此,婴儿出生 18 个月后,应用快速检测法测定艾滋病病毒抗体,如结果阴性,则判定为未感染艾滋病病毒。如果阳性反应则视为艾滋病病毒抗体可疑阳性,需要做进一步实验确认。

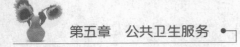

新生儿艾滋病的实验室检测分为两种情况：

(1)18个月龄以上小儿可以检测艾滋病病毒抗体。

(2)18个月龄以下的小儿(新生儿)可进行以下检测：病毒分离培养；艾滋病病毒P24抗原检测；PCR方法检测艾滋病病毒核酸。

556. 为什么艾滋病病毒初筛试验阳性还必须做确认试验

艾滋病病毒抗体检测要求尽可能高的准确性，因为一旦做出艾滋病病毒感染的诊断，必定给患者带来巨大的医学、心理和社会影响。目前，为了最大限度地保证检测结果的准确性，艾滋病病毒抗体检测采用高敏感度的初筛方法，以求发现所有的阳性结果，因而难免出现假阳性；而且目前初筛试验常用的酶联免疫吸附试验在低危险行为人群中的特异性不理想，所以必须用其他的方法去验证，最常用的验证方法是免疫印迹试验(WB)，即确认试验。

557. 病人在输血、手术、胃镜等侵入性检查前有无必要做艾滋病病毒抗体检测

很有必要。血液是艾滋病病毒传播的途径之一，由于涉及窗口期、医疗设备消毒、个人感染状况等因素，病人进行抗体检测有助于划清医疗机构和患者的责任，避免不必要的医疗纠纷。因此，为了保证患者的利益，病人在手术、输血、胃镜检查前应该进行艾滋病病毒抗体检测，这对医患双方都很有必要。

558. 注射过乙肝、狂犬病疫苗是否影响艾滋病病毒抗体检测结果

目前最常用的艾滋病病毒抗体酶联免疫试剂酶标记物为特异性的艾滋病病毒抗原，保证了检测的高特异性和敏感性。因而，注射过乙肝、狂犬及其他疫苗不会影响艾滋病病毒抗体检测结果。

559. 服药、生病是否影响艾滋病病毒抗体检测结果

艾滋病病毒抗体的测定是特异性的,而且抗体水平不受体温、药物等的影响。因而,一般性的服药、生病不会影响艾滋病病毒抗体的检测。

560. 艾滋病自愿咨询检测(VCT)的目的是什么

艾滋病自愿咨询检测的目的是:

(1)通过艾滋病病毒抗体检测服务的提供,发现艾滋病病毒感染者和艾滋病病人。

(2)通过艾滋病咨询服务的提供,使求询者得到情感和心理上的支持和行为指导,促使 HIV 抗体检测阳性者或阴性者改变危险行为,预防艾滋病病毒新感染的发生,控制艾滋病的流行。

(3)通过艾滋病转介服务的提供,使艾滋病病毒抗体检测阳性者及早获得适当的治疗、关怀支持与帮助,以及母婴阻断干预和母婴传播预防服务。

561. 艾滋病自愿咨询检测的作用是什么

艾滋病自愿咨询检测的作用概括起来有以下几点:

(1)帮助更多的人接受有关艾滋病和艾滋病病毒检测的基本知识,在知情同意的前提下自愿接受检测并能获取检测的结果。

(2)促使高危人群改变/降低危险行为,减少艾滋病病毒的传播。

(3)为那些担心自己感染艾滋病病毒的人提供了一个与医务人员或其他人接触的机会,有利于获得有关医疗服务的信息。帮助他们了解国家有关政策和本地各种服务的相关信息,使求询者能及早获得有关治疗、关怀、预防等方面的服务和支持,减少艾滋病对个人、家庭以及社会经济发展的不良影响。

(4)及时发现感染艾滋病病毒的孕产妇,帮助孕产妇做出最有益的选择,减少艾滋病对母婴健康的危害。

(5)作为艾滋病治疗、关怀和预防工作的切入点和枢纽,为高危人群和

重点人群提供心理、情感支持与转介服务;同时,有利于加强艾滋病检测、治疗、关怀和预防等各部门、各机构之间的联系,促进艾滋病防治各部门的配合与工作的开展。

(6)广泛开展 VCT 服务,营造理解、关怀艾滋病病毒感染者的社会氛围,对艾滋病病毒感染者和艾滋病病人提供公开、富有同情心的关怀,有利于减少歧视,克服对艾滋病的恐惧心理,争取社会支持,促进把艾滋病和相关服务"正常化",使艾滋病预防控制工作真正得以持续和深入进行。

562. 艾滋病自愿咨询检测遵循的原则是什么

艾滋病自愿咨询检测的基本宗旨是维护个人与社会公共卫生利益,因此,坚持公共卫生利益和维护公民个人权益,两者相辅相成构成艾滋病战略的基本准则,也构成了 VCT 服务过程中必须遵循的以下基本原则。

(1)知情同意:艾滋病自愿咨询检测服务应坚持知情同意的原则,通过检测前咨询,由求询者自愿选择是否接受 HIV 抗体检测。

(2)保密:艾滋病自愿咨询检测服务应坚持保密原则。凡提供艾滋病自愿咨询检测服务机构,必须在咨询门诊(室)的环境布置、咨询过程、检测报告、转介服务、档案记录和计算机信息等各个管理与服务环节中均注意保护求询者的隐私。

(3)与治疗、关怀等其他项目相结合:艾滋病自愿咨询检测服务应坚持与治疗、关怀、支持和预防相结合的原则。对筛查结果阳性者,在自愿基础上,应提供 HIV 抗体确认试验、治疗、阻断母婴传播干预、预防和关怀等转介服务信息或指导帮助。

563. 我国对艾滋病自愿咨询检测有何规定

根据《艾滋病防治条例》有关规定,我国实行艾滋病自愿咨询和自愿检测制度。县级以上地方人民政府卫生主管部门指定的医疗卫生机构,应当按照国务院卫生主管部门会同国务院其他有关部门制定的艾滋病自愿咨询和检测办法,为自愿接受艾滋病咨询、检测的人员免费提供咨询和初筛检测。

564. 什么是艾滋病病毒抗体实名检测

艾滋病病毒抗体实名检测是指受检者在接受 HIV 抗体检测时,向提供检测服务的部门和机构提供受检者身份证明及联系电话、家庭住址等个人相关信息,以方便医务人员为其提供后续的咨询、随访、治疗和关怀等服务的一种检测服务方式。

565. 艾滋病病毒抗体初筛实名检测对受检者有哪些好处

首先,在受检者接受艾滋病病毒抗体初筛实名检测后,无论检测结果如何,工作人员都能够及时联系到受检者本人。对于 HIV 抗体初筛检测阴性者,工作人员能及时告知受检者准确的检测结果,并能提供相应的宣传、咨询服务;对于 HIV 抗体初筛检测阳性者,工作人员能够按照程序迅速联系到受检者本人并及时提供后续的确认检测及相应的服务,以便使感染者接受医务人员提供的专业咨询与专业指导或治疗,有利于感染者或病人控制机会性感染,延长生命,提高生活质量,而且还可以避免病毒在家庭内传播,保护其家人。

566. 接受艾滋病病毒抗体检测必须要实名检测吗,目前我国开展艾滋病病毒抗体实名检测的做法有哪些

目前,我国大部分地区医疗卫生机构在做艾滋病病毒抗体初筛检测时采用实名检测,如,医院术前体检、献血前血检、征兵体检、羁押人员体检及部分疾控部门在开展 HIV 抗体初筛检测时均采用实名检测,这些检测占全国每年初筛检测人数的 80% 以上。尽管我国各地在 HIV 抗体初筛检测时不是 100% 采用实名检测,但如果发现 HIV 抗体初筛检测结果阳性,在做确认检测时,受检者则一定被要求进行实名检测。

另外,实名检测会成为未来检测发展的一个方向。随着全民医保的广泛覆盖和全民健康档案的建立,实名检测所占的比例会越来越大,直至完全实行实名制。

567. 我国相关法律法规中对艾滋病病毒(HIV)感染者/艾滋病患者隐私权的保护方面有哪些具体规定

《艾滋病防治条例》规定,未经本人或者其监护人同意,任何单位或者个人不得公开艾滋病病毒感染者、艾滋病患者及其家属的姓名、住址、工作单位、肖像、病史资料以及其他可能推断出其具体身份的信息。

《执业医师法》、《侵权责任法》等规定,医生在执业中,必须遵守法律法规来保护患者的隐私,否则造成严重后果的,要依法追究刑事责任;医疗机构及其医务人员,应当对患者的隐私保密,泄露患者隐私或者未经患者同意公开其病历资料,造成患者损害的,应当承担侵权责任。

568. 如何克服"恐艾症"

并不是所有的艾滋病恐惧症,即"恐艾症"都可以简单的归到某一类恐惧症,很多患者是多种表现同时存在,所以需要接受综合的心理治疗。对于艾滋病恐惧症心理治疗是必须的,但很多患者早期一般不会想到接受心理治疗,很多人认为这不是心理疾病,自己的担心是完全正常的,尤其是那些有过高危行为的人。只有经过多次检查之后,仍不能摆脱自己的担心和痛苦之后才会想到求助于心理医生。

(1)相信科学检测:在窗口期以后做了抗体检测为阴性即可完全排除感染的可能,不要再产生无谓的担心和猜疑。

(2)不要相信症状:很多朋友怀疑感染了艾滋病都和自身的症状有关,的确有小部分人在感染了艾滋病后会出现急性症状,出现急性症状的条件是感染了大量的艾滋病毒,而这种病例实际上非常少,而且艾滋病急性症状几乎没有特异性,和我们平时得的病可能没什么两样。从医学的角度讲,症状并不能作为判定是否感染的标准。恐艾者几乎人人都有这样那样的症状,但最后的血检结果是99%以上都没事,这足以说明症状并不可信。

(3)尝试转移注意力:将精力集中在工作或学习上,以减轻忧虑和担心,您会发现,很多所谓的症状会在不久后不治而愈!

恐艾原因之一是对艾滋病预防知识缺乏了解或是一知半解的缘故,因此普及艾滋病防治基本知识是消除恐艾症的根本措施。恐艾者应该多了解一些艾滋病传播途径等基本知识,并咨询专业医师或专家,积极克服疑病心理,早日恢复正常的工作学习。

569. "恐艾症"会产生临床症状吗

现实生活中工作压力大,心理负担重,以及情绪紧张的时候,人们往往容易生病,原因何在? 其实,这是自主神经系统影响免疫系统的表现。当恐艾症出现时,自主神经系统就会紊乱,进而免疫系统的功能就会下降,从而出现各种顽固性疾病和症状。

恐艾症导致的常见疾病和症状包括:

(1)慢性咽喉炎、口腔溃疡。

(2)肠易激综合征、结肠炎、慢性胃炎。

(3)神经性头痛、头晕、头昏、失眠、多梦。

(4)抑郁、焦虑、恐惧、强迫、疑病症。

(5)多汗、虚汗、盗汗、怕冷、怕风。

(6)心脏神经官能症、胃神经官能症。

(7)脖子肌肉僵硬、关节游走性疼痛、幻肢痛。

(8)记忆差、反应迟钝、神经衰弱。

(9)早泄症、易感冒、免疫力低下。

恐艾症患者并不是有以上所有的症状,有的一两种,有的好几种,无论如何,根源只有一个:那就是自主神经功能紊乱导致了免疫系统的功能紊乱。恐艾症患者,如果症状较轻,适量服用一些维生素 B_1 和谷维素等,有一定调节作用;若症状较重(比如出现了免疫系统疾病),神经免疫剂效果非常明显。

570. 北京市艾滋病确认实验室地址和联系电话

(1)艾滋病免费自愿咨询检测门诊地址:东城区和平里中街 16 号;咨询电话:64407248,64407384,64407367。

(2)艾滋病确认中心实验室地址：东城区和平里中街 16 号；咨询电话 64407366。

571. 北京市艾滋病初筛实验室的地址和电话

表 23 北京市艾滋病初筛实验室

地域	所属系统	单位	科室	电话	地址
东城区	医疗	北京第六医院	血库	64022898	东城区交道口北二条 36 号
朝阳区	医疗	北京市地坛医院	研究室	84322000	朝阳区京顺东街 8 号
东城区	医疗	北京市隆福医院	检验科	64011133-285	美术馆东街 18 号
东城区	医疗	北京市同仁医院	检验科	65129911-3707	崇内大街 2 号
东城区	医疗	北京协和医院	感染内科	65295087	东城区帅府园 1 号
东城区	采供血	北京协和医院	输血科	65295545	东城区帅府园 1 号
东城区	医疗	北京医院	检验科	65132266-3863	东城区大华路 1 号
东城区	医疗	北京中医药大学东直门医院	检验科	84013307	东城区海运仓 5 号
东城区	医疗	北京中医医院	检验科	64016677-879	东城区美术馆后街 23 号
东城区	妇幼	北京市东城区妇幼保健院	检验科	84017422	东城区交道口南大街 136 号
东城区	医疗	北京市和平里医院	检验科	64215431-532	和平里北街 18 号
东城区	疾控	北京市东城区疾病预防控制中心	检验科	64005787	东城区北兵马司胡同 5 号
东城区	医疗	北京市普仁医院	检验科	67117711-2502	崇外大街 100 号
东城区	医疗	北京天坛医院	检验科	67016611-2776	东城区天坛西里 6 号
东城区	疾控	北京市东城区疾病预防控制中心(南址)	检验科	67061800	东城区西晓市街 16 号

续表

地域	所属系统	单位	科室	电话	地址
西城区	医疗	北大人民医院	肝病研究所艾滋病室	68314422-5729	西直门南大街11号
西城区	医疗	北大医院	检验科免疫室	66551122-2427	西城区大红罗厂街8号四楼门诊
西城区	采供血	北大医院	输血科	66551038	西城区大红罗厂街9号
西城区	医疗	北京儿童医院	输血科	68028401-2422	南礼士路56号
西城区	采供血	北京阜外心血管病医院	检验科	68314466-8087	北礼士路137号
西城区	医疗	北京积水潭医院	检验科	66167631-6041	新街口东街31号
西城区	妇幼	北京市西城区妇幼保健所	检验科	66171482	西单北大街35号
西城区	医疗	北京市第二医院	检验科	66067221	西城区油坊胡同36号
西城区	医疗	北京市西城区展览路医院	检验科	68333747	西外大街桃柳西巷16号
西城区	医疗	首都医科大学附属复兴医院	检验科	88062146	复兴门外大街甲20号
西城区	医疗	北京市二龙路医院	检验科	66014447-3013	西城区下岗胡同1号
西城区	医疗	北京市西城区丰盛医院	检验科	66013330	西城区太平桥大街45号
西城区	医疗	北京市西城区平安医院	检验科	66113430	西城区赵登禹路169号
西城区	医疗	北京中医药大学附属护国寺中医院	检验科	66184261-2172	西城区棉花胡同
西城区	医疗	北京协和医院(西院)	检验科	88068108	西城区大木仓胡同41号
西城区	疾控	北京市西城区疾病预防控制中心	检验科	82085733	西城区德外马甸裕中西里28号

续表

地域	所属系统	单位	科室	电话	地址
西城区	医疗	北京市健宫医院	检验科	63532731	西城区自新路儒福里6号
西城区	医疗	北京宣武医院	检验科	63013355-2361	长椿街45号
西城区	医疗	北京友谊医院	热带病研究所病毒室	63014411-3717	永安路95号
西城区	医疗	中国中医研究院广安门医院	检验科	88001007	北线阁5号
西城区	司法	北京市博仁医院	检验科	83580220	西城区右安门东街9号
西城区	妇幼	北京市西城区妇幼保健院	检验科	63551560-101,103	西城区平渊小区19号楼
西城区	医疗	北京市回民医院	检验科	83539863	西城区右安门内大街11号
西城区	疾控	北京市西城区(南)疾控中心	检验科	83152407	西城区长椿街34号
朝阳区	医疗	北京安贞医院	检验科	64412431-2729	朝阳区安贞路2号
朝阳区	医疗	北京市地坛医院	研究室	84322000	朝阳区京顺东街8号
朝阳区	医疗	北京朝阳医院	基础医学研究中心	85231614	朝阳区白家庄路8号
朝阳区	医疗	北京市朝阳区左家庄医院	检验科	64647997	左家庄前街3号
朝阳区	医疗	中国中医研究院望京医院	检验科	64711199-4161	朝阳区望京中环南路6号
朝阳区	医疗	北京市朝阳二院	检验科	85991284	朝阳区金台路13号内2号
朝阳区	医疗	北京市垂杨柳医院	检验科	67718822-2177,67711962	朝阳区垂杨柳南街2号
朝阳区	医疗	北京市航空工业中心医院	检验科	84931118	朝阳区安外北苑3号院

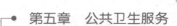

续表

地域	所属系统	单位	科室	电话	地址
朝阳区	医疗	北京市华信医院	检验科	64369999-5139	朝阳区酒仙桥一街坊6号
朝阳区	医疗	北京市民航总医院	检验科	85762244-2232 85760671	朝外高井甲1号
朝阳区	医疗	医科院肿瘤医院	检验科	67781331-8592	潘家园南里17号
朝阳区	医疗	中日友好医院	艾滋病实验室	64221122-4237	樱花东路
朝阳区	妇幼	北京和睦家妇婴医疗保健中心	检验科	64333960	朝阳区蒋台路2号
朝阳区	医疗	煤炭总医院	检验科	64667755-2177	朝阳区西坝河南里29号
朝阳区	妇幼	北京妇产医院	检验科	85976699-6401	朝阳区姚家园路257号
朝阳区	医疗	北京万杰医院	检验科	85576547	朝阳区青年路甲118号
朝阳区	妇幼	北京市朝阳区妇幼保健院	检验科	67719999	朝阳区华威里25号
朝阳区	医疗	北京冶金医院	检验科	64913931-5336	安定门外小关51号
朝阳区	医疗	朝阳区中医医院	检验科	65531155-2107	朝阳区工体南路6号
朝阳区	医疗	朝阳区和平医院	检验科	84701525	朝阳区来广营东路马泉营南里
朝阳区	医疗	北京市红十字会急诊抢救中心	检验科	82891858	朝阳区德外清河东路急诊抢救中心
朝阳区	疾控	北京市朝阳区疾病预防控制中心	检验科	87789691	朝阳区潘家园华威里25号

续表

地域	所属系统	单位	科室	电话	地址
海淀区	医疗	北大三院	检验科免疫组	62017691-3160	海淀区花园北路49号
海淀区	医疗	北京胸科医院	基础医学研究所	62402834	海淀区温泉
海淀区	医疗	北京肿瘤医院	检验科	88121122-2078	海淀区阜城路52号
海淀区	采供血	北京市红十字血液中心	质检科	82079988-6011	北太平庄中路37号
海淀区	医疗	北京西苑医院	检验科	62875599-6149	北京西苑操场1号
海淀区	妇幼	北京市海淀区妇幼保健院	检验科	62558102，82618806	海淀南路35号
海淀区	医疗	北京世纪坛医院	检验科	51896284	海淀区羊坊店铁医路10号
海淀区	疾控	北京铁路局中心卫生防疫站	检验科	51823387	海淀区羊坊店会城门东路2号
海淀区	医疗	北京市海淀医院	检验科	82619999-1593	海淀区中关村大街29号
海淀区	疾控	北京市海淀区疾病预防控制中心	检验科	62656091	海淀区苏州街78号（原49-2号）
丰台区	医疗	北京航天总医院	检验科	68383806	北京市9200信箱
丰台区	医疗	北京市丰台区南苑医院	检验科	67991249	南苑镇公所胡同5号
丰台区	性防	北京市性病艾滋病临床诊疗中心	检验科	63293376	右安门外西头条8号
丰台区	医疗	北京中医药大学东方医院	检验科	67689830	丰台区芳星园一区6号
丰台区	妇幼	北京市丰台区妇幼保健院	检验科	67532464	丰台区马家堡嘉园二里14号

续表

地域	所属系统	单位	科室	电话	地址
丰台区	医疗	北京市首都医科大学临床检验中心	酶免室	83911284,5,6	丰台区右安门外西头条 10 号
丰台区	医疗	北京博爱医院	检验科	67563322-5281	丰台区角门北路 10 号
丰台区	医疗	北京市体检中心	检验科	51658855-8010	南三环草桥西路 3 号院
丰台区	医疗	北京市丰台区铁营医院	检验科	67631919-8502	丰台区永外横七条 1 号
丰台区	医疗	北京电力医院	检验科	63467631-4315、4305	丰台区太平桥西里甲 1 号
丰台区	疾控	北京市丰台区疾病预防控制中心	检验科	63846823	丰台镇西安街甲 7 号
石景山区	医疗	中国医学科学院整形外科医院	检验科	88703968	石景山区八大处路
石景山区	医疗	北京大学首钢医院	检验科	68875731-6278	石景山区西黄村
石景山区	医疗	朝阳医院京西院区	检验科	51718092	石景山区京原路 5 号
石景山区	医疗	北京长庚医院	检验科	88296288	石井山区古城南里甲 8 号
石景山区	医疗	北京市工人疗养院（北京西山医院）	检验科	88961133-2376	石景山区八大处西下庄
石景山区	医疗	清华大学玉泉医院	检验科	88257755-6171	石景山区石景山路 5 号
石景山区	疾控	北京市石景山区疾病预防控制中心	检验科	68651935	石景山区京原路口
门头沟区	医疗	京煤集团总医院	检验科	69842525-304	门头沟区黑山大街 18 号

续表

地域	所属系统	单位	科室	电话	地址
门头沟区	疾控	北京市门头沟区疾病预防控制中心	检验科	69842509-8014	门头沟区新桥南大街9号
房山区	公安	北京市安康医院	检验科	61316874	房山区岳各庄乡西周各庄村
房山区	医疗	北京房山区第一医院	检验科	69313443-8217	房山区房密路6号
房山区	医疗	北京燕化医院	检验科	80345566-2213	房山区燕山迎风大街15号
房山区	医疗	北京市房山区良乡医院	检验科	69351080-8025/69379580	房山区良乡镇拱辰北大街45号
房山区	疾控	北京市房山区疾病预防控制中心	检验科	89322991	房山区保健路6号
大兴区	采供血	北京市大兴区医院中心血库	检验科	69252774	黄村兴丰西大街26号
大兴区	医疗	北京脐带血库	病原微生物检测室	67871166-1060	北京经济技术开发区(亦庄)永昌北路24号
大兴区	司法	北京市团河农场医院	检验科	61291936-8113	大兴区团河农场
大兴区	妇幼	北京市大兴区妇幼保健院	检验科	69247278	大兴区兴丰大街(三段)203号
大兴区	疾控	北京市大兴区疾病预防控制中心	检验科	69252884	黄村兴政街17号
通州区	医疗	北京结核病胸部肿瘤研究所	临床免疫室	69543261-6360	通州区北马场97号
通州区	采供血	北京市通州区中心血站	检验科	69543732,80887022	通州区玉带河大街甲62号

续表

地域	所属系统	单位	科室	电话	地址
通州区	医疗	北京市通州区潞河医院	检验科	69543901-3279	通州区新华南路54号
通州区	妇幼	北京市通州区妇幼保健院	检验科	81526714	通州区玉桥中路38号
通州区	医疗	北京市通州区新华医院	检验科	69255804	通州区新华大街47号
通州区	疾控	北京市通州区疾病预防控制中心	检验科	69540023	通州区新城南关2号
平谷区	采供血	北京市平谷区血站	检验科	69961913	平谷镇林荫南街6号
平谷区	疾控	北京市平谷区疾病预防控制中心	检验科	69962675	平谷区府前街25号
顺义区	采供血	北京市顺义区血站	检验科	89470804	顺义区潮白河东
顺义区	医疗	北京市顺义区医院	检验科	69423220-3099,69444548	顺义区光明南街3号
顺义区	疾控	北京市顺义区疾病预防控制中心	检验科	69460110	顺义区光明南街1号
怀柔区	疾控	北京市怀柔区疾病预防控制中心	临床检验中心	69621629	怀柔镇富东北里23号
昌平区	疾控	北京市昌平区疾病预防控制中心	检验科	69744159	昌平镇和平街4号
密云县	采供血	北京市密云县血站	检验科	69044567	密云县新中街19号
密云县	疾控	北京市密云县疾病预防控制中心	检验科	69041795	密云镇新西路50号

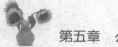

续表

地域	所属系统	单位	科室	电话	地址
延庆县	采供血	北京市延庆县血站	检验科	69103866	延庆隆庆街 26 号
延庆县	医疗	北京市延庆县医院	检验科	69144448，69103020 -2242	延庆县延庆镇东顺城街 28 号
延庆县	疾控	北京市延庆县疾病预防控制中心	性艾科	69186886	延庆县汉娜街 16 号

572. 北京市美沙酮替代疗法门诊（可化验体内吗啡含量）地址、联系电话

表 24 北京市美沙酮替代疗法门诊

名称	地址	电话
北京市社区药物维持治疗第一门诊部	西城区小红庙	63315306
北京市社区药物维持治疗第二门诊部	朝阳区石佛营	85842153
北京市社区药物维持治疗第三门诊部	海淀区牡丹园小区 20 号	62369501
北京市社区药物维持治疗第四门诊部	东城区东直门外察慈小区 7 号楼	64671025
北京市社区药物维持治疗第五门诊部	西城区赵登禹路 69 号	66562301
北京市社区药物维持治疗第六门诊部	朝阳区亚运村小关结核病门诊部	66949642
北京市社区药物维持治疗第七门诊部	丰台区浦安西里 16 号	87250070
北京市社区药物维持治疗第八门诊部	石景山区鲁古路 74 号瑞达医院	68637886

573. 有咨询艾滋病防治信息的机构吗

有，市民如需咨询艾滋病防治及检测方面的信息，可拨打北京性病艾滋病防治协会咨询，电话：62238683。

第五节
虫媒防制

574. 蚊虫的危害是什么

蚊虫不仅骚扰人类,干扰人们的工作、学习和生活,更重要的是蚊虫可吸血,能传播多种疾病,危害人类的健康。已知蚊虫可传播 10 多种疾病,在我国常见的由蚊虫传播的疾病有疟疾、淋巴丝虫病、流行性乙型脑炎和登革热等。

575. 蚊子的孳生场所都包括哪些

蚊子的卵、幼虫、蛹期都在水中发育成长,所以蚊虫必须靠水孳生繁殖。不同的积水,孳生不同的蚊种。

(1)**库蚊**:孳生在污水中,如下水道、污水坑洼内。

(2)**伊蚊**:孳生在较清的小型水中,如盆罐内、贮水花瓶中、水池、树穴和废旧轮胎积水中。

(3)**中华按蚊**:孳生在大面积、水质较清的积水中,如稻田、沼泽地、小河、山间流水中。

(4)**三带喙库蚊**:孳生在较大面积清水中。

576. 蚊虫都能吸血吗

一般说,雌蚊吸血,雄蚊不吸血。因为雌蚊只有通过吸血才能使卵巢发育,然后寻找积水产卵,完成其生殖过程。而雄蚊无此需要,主要以花蜜、植物液汁等为食。

577. 居民防蚊叮咬有哪些方法

家庭防蚊叮咬方法主要有:①清除家庭中不同类型积水;②安装好纱门、纱窗;③在纱门、纱窗上涂长效杀虫剂;④使用蚊香、驱蚊剂、电蚊拍、喷射剂、蚊帐。

578. 苍蝇能传播哪些疾病,怎样防制苍蝇

苍蝇传播的疾病常见的有伤寒、副伤寒、菌痢、霍乱、脊髓灰质炎、病毒性肝炎、沙眼等疾病。防制苍蝇的办法主要是治理蝇类孳生场所。生活垃圾袋装化、垃圾桶(箱)要有盖,实行密闭,做到日产日清,达到无害化处理,管理好公厕粪便,不乱泼污水,对苍蝇密度高的地点,要定期投药灭蝇,控制蝇类密度。

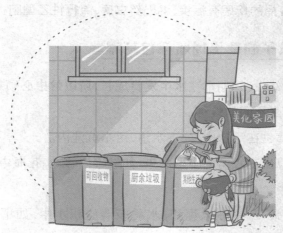

579. 蝇类的孳生物及种类

一切腐败有机物都是苍蝇的孳生物,不同的蝇种孳生在不同的孳生物上。家蝇和市蝇主要孳生在垃圾,半干湿人粪、猪粪、鸟粪和豆类制品残渣上;大头金蝇主要孳生在人类、动物尸体、动物骨头、咸鱼上;麻蝇主要孳生在动物尸体上。城市中的生活垃圾成分复杂,是各种常见苍蝇的综合孳生物。

580. 鼠类对人类的危害有哪几方面，怎样防制老鼠

鼠类的危害主要有 4 个方面:传播疾病、糟蹋粮食、破坏工农生产和环境以及骚扰人们正常生活。对老鼠的防制,首先应治理卫生死角和硬化住宅周围环境,堵塞鼠洞,管理好生活垃圾、粪便。可采用物理防制、生物防制和化学防制方法进行防制。物理方法灭鼠包括鼠夹、鼠笼、粘鼠胶板、电击等;生物方法灭鼠包括猫头鹰、蛇、猫等;化学方法灭鼠包括投放毒饵,使用第二代抗凝血剂,如溴敌隆、大隆等,破坏鼠类凝血机制,导致鼠类七窍出血不止而死亡。

581. 蟑螂是怎样进入家中的，蟑螂喜欢在什么地方活动

蟑螂可通过门、窗、墙壁的缝隙,通风孔、电缆、管道或通过搬迁家具、行李、包装箱、食品袋和各种可能传递的物品进入家中。蟑螂昼伏夜出,喜欢待在温暖、有水源、食物丰富、有隐蔽缝隙和孔洞的地方,如厨房、灶台、管道、墙缝、橱柜、家具、电器的缝隙等。

582. 防制蟑螂时居民家庭要做好哪些工作

蟑螂没有食物可以存活一个月,没有水只能存活一星期。因此,断绝食物来源和水源是防止蟑螂过快繁殖的关键。在防制蟑螂时,首先要收藏好食品、清除食物垃圾、断绝水源,同时要清理杂物,堵洞抹缝,不给蟑螂留生存的空间。为保证灭蟑效果,灭蟑期间药物至少保留 1～2 个月。

583. 灭蟑胶饵该如何使用

对蟑螂栖息的各种缝隙(如墙缝、柜内缝隙、各种管道周围缝隙等)、孔洞、电器设备内部、潮湿场所(如卫生间、水池等),可使用灭蟑胶饵做点状处理,一般每平方米 1～2 点(每点直径约 5 毫米),对蟑螂较多的缝隙和蟑螂密度较高的场所,可适当加量处理。

584. 灭蟑饵剂该如何使用

将灭蟑饵剂投放于蟑螂经常出没处,按每克 5 个点投放(每点约 0.2 克),每 10 平方米不少于 10 个点,蟑螂危害严重场所则不少于 20 个点。灭蟑饵剂使用时最好用小器皿(如瓶盖)盛放。衣(书)柜、书桌等如有蟑螂也需投放。如家中有儿童或宠物(如狗),应注意将灭蟑颗粒剂放置在不易被儿童和宠物接触到的地方。

585. 粘蟑纸该如何使用

对家中不适于用药的区域,可布放粘蟑纸于蟑螂经常出没处,为增加粘捕效果,可在粘蟑纸上撒一些食品(如:面包渣等)。由于蟑螂有聚居习性,粘捕到蟑螂后,不要将粘蟑纸扔弃,仍可继续放置以诱捕更多蟑螂。

586. 为什么要及时清理蟑螂斑迹、粪便

蟑螂有聚居的习性,这主要是由于信息素诱集。蟑螂的成虫和若虫都能分泌一种"聚集信息素",由直肠垫所分泌,可随粪便排出体外。在蟑螂栖生的地方,常可见它们粪便形成的斑迹。粪迹越多,蟑螂聚集也愈多。

587. 如何处理蟑螂尸体

蟑螂的卵被含有特殊物质的坚硬卵鞘保护着,携带在雌蟑螂尾部,一般杀虫剂无法渗入,蟑螂可以很快繁殖,因此最好是采用焚烧的方法处理蟑螂尸体及卵荚(需要注意防火)。

588. 蚂蚁有哪些危害

目前居室内发现的蚂蚁多为小黄家蚁,又叫厨蚁,不仅在食物上乱爬而且还叮咬人,可携带多种病原体污染食物,引发人类多种疾病的发生。此类小蚂蚁喜食甜食、乳制品,由于婴幼儿喂食乳品,特别招引蚂蚁而遭受叮咬,被叮咬后的红斑点特别痒,抓挠破后,易化脓污染。

589. 家中发现蚂蚁，应如何进行防制

主要是治理住宅环境。保存好食物，清除垃圾，厨房食品加盖保存；堵塞洞穴、缝隙，清除室内任何一处卫生死角，断绝一切水源，减少蚂蚁的孳生。化学防制最好的方法是毒饵诱杀，将灭蚁毒饵布放在蚂蚁经常活动的场所。毒饵最好用药瓶盖或塑料小盒盛放，放在蚂蚁经常活动的地方，每间房 4～5 堆。一般 7～10 天后就能见效。

590. 防制蚂蚁的居民家庭应注意些什么

为保证灭蚁效果，灭蚁期间药物至少保留 1～2 个月，同时收藏好食品，清理垃圾。为了避免影响处理效果，在施药时间内，不要在施药点使用其他杀虫剂或过早地把药清理。同时，发现蚂蚁来吃毒饵，不能杀死蚂蚁，因为外出取食的蚂蚁主要是工蚁，蚁后在蚁穴内，只有让工蚁把毒饵带回蚁穴内，喂食给蚁后和幼蚁，才能够把整窝的蚂蚁杀死，达到根治的目的。

591. 臭虫有哪些危害，被臭虫叮咬后怎么办

臭虫对人类最主要的危害是吸血骚扰，多数人被臭虫叮咬后瘙痒难忍，妨碍睡眠，影响工作和学习。有的还发生荨麻疹，红肿数日不退，甚至出现水疱，也可导致继发感染。若长期被较多臭虫叮咬，可产生贫血（尤其是营养不良者及儿童）、神经过敏、体虚、哮喘、头晕及失眠，严重影响健康。人被臭虫叮咬后瘙痒难忍，建议不要挠抓，以免造成感染，如果出现荨麻疹、红肿等症状，建议到医院皮肤科就诊。

592. 家里出现了臭虫，如何防制

（1）如果数量不多，可以采用物理防制的方法。

①人工捕杀法。不断敲击床架、炕席、书橱、褥垫等，将臭虫从隐蔽处震下，然后杀死。

②沸水烧烫法。用沸水浇烫床板、草垫、书橱和家具等缝隙，沸水浸泡

衣物等棉织品,可迅速杀死臭虫各龄虫态及虫卵。

③阳光曝晒法。在夏季,将衣服、床铺、橱柜等放在太阳光下曝晒,使臭虫因高温晒死或爬出而被杀死。

(2)如果臭虫已形成种群,数量较多,建议采用化学方法。

目前我国发现的臭虫抗药性还不高,常用的杀虫剂均有效,如溴氰菊酯、氯氰菊酯、残杀威等均可使用,目前已在农业部进行登记的药品为2.5%的溴氰菊酯(凯素灵可湿性粉剂),可用水稀释50～80倍,喷洒于床板、衣柜、草垫等。市民也可以购买杀灭蟑螂的杀虫剂用于杀灭臭虫。粉剂可均匀地撒在地缝、床板、家具缝等处,也可将药剂加水调成稀糊状或使用乳剂等剂型涂刷、喷洒在墙壁、壁橱、床板的缝隙中。该方法对臭虫具有持久的杀灭效力。

593. 如何防止臭虫入侵

(1)对外来人员的行李、家具等物品应该进行检查,旅行或搬迁时,也要仔细检查行李及旧家具,防止将若、成虫及卵带入。

(2)搞好环境卫生,铲除臭虫的栖息场所。例如,房屋墙壁、地板等可供臭虫隐匿和孳生的缝隙用石灰、水泥等塞缝并定期刷墙;经常洗晒衣物、被单、床单、席子等。

594. 臭虫主要寄居在什么地方

臭虫一般过群居生活,并可随衣物、行李寄居,主要栖息在住室的床架、帐顶四角、墙壁、天花板、桌、椅、书架、被褥、草垫、床席等的缝隙和糊墙纸的后面,卵也主要产于这些地方,因此在这些适宜隐匿的场所常常发现有大批臭虫聚集,并伴有许多褐色的粪迹。席梦思床垫因缝隙较多,经常成为臭虫隐蔽的场所,床垫的边缘最常发现臭虫活动。

595. 臭虫是怎么进到居室内的

臭虫一个重要的传播途径是虫子爬进旅行者的行李,然后带去新的地方开始繁衍生息,也可通过床板、衣服、纸箱、床垫等物品搬运新居而传播,使用抛弃的旧家具和旧床垫往往也易将臭虫带入。此外,如果一户有臭虫发生,其他住户也很容易传入臭虫,因为它们会顺着墙缝、电线、暖气管、地板的缝隙等迁入,只要 2 微米的缝隙就能钻进去。

596. 发现咬人的虫子该找哪个部门寻求帮助

如不能确定害虫是哪种病媒昆虫,可将昆虫标本送至所在区县疾控中心进行鉴定。如果防制效果不好,可寻求专业防制机构协助杀灭病媒昆虫,北京市民可联系北京市有害生物防制协会,电话 87269001。有关病媒生物防制及药品相关问题,可拨打公共卫生服务热线 12320 进行咨询。

第六节
医疗信息识别

597. 怎样辨别一家医院或诊所是否是合法的医疗机构

任何医院、门诊部、诊所等开展诊疗活动,必须经过卫生行政部门(卫生局或卫生计生委)批准,并取得《医疗机构执业许可证》。《医疗机构执业许可证》必须悬挂于该医疗机构的明显位置,便于百姓识别。百姓也可以通过电话向公共卫生服务热线 12320 进行咨询。

598. 什么是非法行医

非法行医的概念有广义和狭义之别。

广义上讲,非法行医是指违反《中华人民共和国执业医师法》、《医疗机

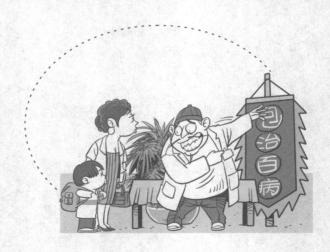

构管理条例》、《乡村医生从业管理条例》等有关卫生法律法规从事诊疗活动的行为。

狭义上讲,非法行医是指无证行医。一般大家常说的非法行医即是这类。指一些机构和个人未取得《医疗机构执业许可证》,医师未取得《医师执业证书》擅自开展诊疗活动的行为。

599. 非法行医常见于哪些地方,有哪些表现

非法行医主要包括城乡结合部的"黑诊所";城区内一些生活美容院擅自开展医疗美容活动;"药店"未取得医疗机构执业许可证擅自为患者诊治、进行打针、输液用药的活动。

600. 如何识别一些免费体验、体检活动

百姓一定要牢记,一些"免费体验"、"体检活动"绝对不是"天上掉下的馅饼"！更不是"免费的午餐"！对待这些宣传体验活动一定认真识别,以免上当。一些不法企业、公司、厂商,经常通过"免费体验"、"免费体检"的形式开展违法活动。主要有以下特点:

(1)打着"高科技"、"新突破"、"新发明"的幌子,说明某些产品或技术有利于健康或疾病的恢复与治疗。

(2)有着"权威证书"、"专家证明"、"患者疗效举例"等开展有利于健康或疾病治疗的虚假宣传。

(3)最终目的是兜售"药品"、"医疗器械"、"保健食品"等。

(4)手段与形式上,直接兜售,或先免费"体验"或"治疗",以甜言蜜语,让您花钱购买其产品或服务。

601. 遇到兜售"药品"、"医疗器械"、"保健食品"欺骗怎么办

百姓遇到这些不法分子,或受其欺骗后,要注意保留好相应物品、收费票据、宣传资料等有关证据,并及时向国家有关部门投诉或举报。

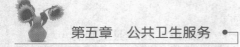

(1)药品、医疗器械、保健食品等必须有经营食品药品监管部门批准,并取得批准文号。您可以通过国家食品药品管理部门等官方网站查询该产品的批准文号及内容是否一致。若不一致,则可以向国家食品药品监管部门投诉或举报。

(2)如果在以上活动中,实施了具体的"抽血"、"仪器检测",然后诊断"患有 XXX 疾病"的行为,须保留证据,可以向卫生行政部门投诉,也可向公共卫生服务热线 12320 投诉。

602. 什么是医疗美容

医疗美容,是指运用手术、药物、医疗器械以及其他具有创伤性或者侵入性的医学技术方法对人的容貌和人体各部位形态进行的修复与再塑。医疗美容是诊疗活动,必须要有具备资格的医疗机构和医务人员才能开展此项活动。

603. 哪些机构可以开展医疗美容服务

开展医疗美容服务必须是美容医疗机构,或开设有医疗美容科室的医疗机构。

604. 如何在网上查询医师、护士的执业资质

医师、护士执业活动涉及人的健康与生命安全,必须经过严格的专业培训并经国家考核合格,取得《医师执业证书》《护士执业证书》。医师和护士的执业资格可以通过国家卫生计生委网站进行查询(医师:http://zgcx. moh. gov. cn/doctorsearch. aspx;护士:http://zgcx. moh. gov. cn/nursesearch. aspx),也可通过省级卫生行政部门网站向地方卫生行政部门查询。

605. 什么是医疗广告

医疗广告,是指利用各种媒介或者形式直接或间接介绍医疗机构或医

疗服务的广告。医疗机构,应当在发布前申请医疗广告审查。未取得《医疗广告审查证明》,不得发布医疗广告。

606. 如何辨别医疗广告的合法性

医疗广告是否合法主要从 3 个方面进行辨别:一是取得《医疗广告审查证明》及相应的批准文号;二是广告的内容必须与批准的内容一致;三是内容必须合法。

607. 什么样的医疗广告是违法的

医疗广告涉及以下以内容是违法的,不能相信。

(1)涉及医疗技术、诊疗方法、疾病名称、药物的。

(2)保证治愈或者隐含保证治愈的。

(3)宣传治愈率、有效率等诊疗效果的。

(4)淫秽、迷信、荒诞的。

(5)贬低他人的。

(6)利用患者、卫生技术人员、医学教育科研机构及人员以及其他社会社团、组织的名义、形象作证明的。

(7)使用解放军和武警部队名义的。

(8)法律、行政法规规定禁止的其他情形。

608. 国家对互联网上的医疗保健信息服务有什么要求

随着社会的发展、科技的进步,互联网越来越深入到人们的生活中。人们通过互联网获得医疗保健服务信息的需求越来越多。所以有必要了解国家对互联网提供医疗保健服务信息的规定,以便去伪存真,获取有益的信息帮助。

互联网医疗保健信息服务是指通过开办医疗卫生机构网站、预防保健知识网站或者在综合网站设立预防保健类频道向上网用户提供医疗保健信息的服务活动。

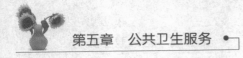

开展互联网医疗保健信息服务,应取得省、自治区、直辖市人民政府卫生行政部门、中医药管理部门审核同意,并在通信管理部门取得经营许可或者履行备案手续。

609. 如何识别互联网医疗保健信息服务的合法性

识别互联网医疗保健服务信息的合法性,一是要看该网站是否经国家批准,二是要看内容是否符合国家要求。

经过批准主要是看网站是否有卫生行政部门(或中医药管理部门)的审核同意编号如:京卫网审[2012]第 XXXX 号。有通信管理部门的经营许可编号或备案号,如:京 ICP 备 XXXXXXXX 号-XX。

互联网医疗保健信息服务内容是否合法,辨别起来比较复杂。但百姓可以从以下几个方面进行简单判断。

(1)从事互联网医疗卫生信息服务网站的中文名称,除与主办单位名称相同的以外,不得以"中国"、"中华"、"全国"等冠名。

(2)不得发布含有封建迷信、淫秽内容的信息;不得发布虚假信息;不得发布未经审批的医疗广告;不得从事网上诊断和治疗活动。

(3)非医疗机构不得在互联网上储存和处理电子病历和健康档案信息。

610. 国家对涉及医疗的人物专访、专题报道以及新闻类、医疗资讯类节目是怎样规定的

国家禁止利用新闻形式、医疗资讯服务类专题节(栏)目发布或变相发布医疗广告。

有关医疗机构的人物专访、专题报道等宣传内容可以出现医疗机构名称,但不得出现有关医疗机构的地址、联系方式等医疗广告内容;不得在同一媒介的同一时间段或者版面发布该医疗机构的广告。

611. 采供血机构监督包括哪些内容

采供血机构监督包括对血站、医疗机构临床用血的监督(北京未设置单采血浆站)。对血站主要是血站的执业资格、执业活动,以及传染病防控、医疗废物处置等进行监督检查。对医疗机构临床用血的监督主要是血液的来源和临床用血管理工作进行监督。

612. 非法组织卖血的表现形式有哪些

非法组织卖血主要发生在"团体无偿献血"和"家庭互助献血"环节。

在团体无偿献血活动中,一些不法分子非法组织他人"冒名顶替"有关单位、村镇人员进行"献血",从中牟取暴利。

在家庭互助献血环节,特别是发生临床用血紧张情况时,一些不法分子组织他人冒充患者"家属、亲友、所在单位同事等"进行"互助献血",并利用患者急需用血的心理牟取暴利。

613. 非法组织卖血如何处理

非法组织卖血是一种严重的违法行为,必须严厉打击。

《献血法》规定:非法组织他人出卖血液的,由县级以上地方人民政府卫生行政部门予以取缔,没收违法所得,可以并处十万元以下的罚款;构成犯罪的,依法追究刑事责任。

《刑法》第三百三十三条:非法组织他人出卖血液的,处五年以下有期徒刑,并处罚金;以暴力、威胁方法强迫他人出卖血液的,处五年以上十年以下有期徒刑,并处罚金。

最高人民检察院、公安部关于公安机关管辖的刑事案件立案追诉标准的规定第五十二条:非法组织卖血案涉嫌下列情形之一的,应予立案追诉:

(1)组织卖血三人次以上的;

(2)组织卖血非法获利二千元以上的;

(3)组织未成年人卖血的；

(4)被组织卖血的人的血液含有艾滋病病毒、乙型肝炎病毒、丙型肝炎病毒、梅毒螺旋体等病原微生物的；

(5)其他非法组织卖血应予追究刑事责任的情形。

614. 在京寻医问诊活动中如何保护自己的合法权益

在北京寻医问诊活动中要遵守以下 3 点,才有可能保护好自己的合法权益。

(1)核实医疗机构有无《医疗机构执业许可证》。

(2)核实医务人员特别是医生、护士有无《医师执业证书》、《护士执业证书》。

(3)索取并保留好看病就医时的挂号、门诊病历本、收费票据等。

615. 了解健康正确信息的渠道有哪些

目前,由于群众对健康方面的需求日益增加,社会上出现了许多号称为群众健康提供服务的机构,这些机构有医疗机构、咨询机构,随着互联网的发展,这些机构在网络媒体不断传播、扩大视听,干扰了人们对健康信息的选择。生病不可怕,找不对看病的医生才可怕。因为,任何虚假的以营利为目的的健康信息,不仅会错误地指导人们的生活,还会耽误患者的病情,严重的还会给患者家庭带来疾病和经济的双重负担,甚至危及生命。

如果想了解正确的健康信息可以从以下途径进行:

(1)拨打 12320 公共卫生服务热线。

(2)拨打本市卫生行政部门和专家技术部门的值班电话。这些官方机构会给您正确的建议,如不属其职能范围,值班人员也会给您一个正确的联系电话,供您咨询。

(3)利用互联网在专业机构的网站上搜索查询,但要注意识别网站的主办单位是官方或官方支持的。

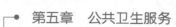

健康问题没小事，大家要注意增强信息免疫能力。识别真假信息的试金石是：凡是承诺包治百病、一吃就治愈的信息，肯定是虚假的。因为，人类发展到今天，由于个体的差异性，还没有一种灵丹妙药对所有人、所有病都适用，否则也用不着对健康问题进行研究，也不会出现那么多保健方法了。

第七节
戒烟服务

616. 戒烟也需要到医院看病吗

吸烟,作为一种疾病,被称之为"烟草依赖"。按照疾病分类,烟草依赖属于慢性成瘾性疾病。既然是一种疾病,去医院就诊就是很正常的事情。对于想戒烟的朋友,应该光明正大地去医院寻求医生的帮助。

617. 所有的医生都能提供戒烟服务吗

吸烟是一种慢性疾病,它有特定的治疗方法,就如同外科医生看不了糖尿病一样,并不是所有的医生都能提供戒烟服务,只有接受过专门培训的医生,才可以进行戒烟治疗。一般情况,戒烟门诊的医生都具有提供戒烟服务的能力和资格。

618. 北京有哪些医院设有戒烟门诊

目前,我国基本上各省市自治区都有戒烟门诊。其中北京就有 34 家戒烟门诊。开设戒烟门诊的医院详情见表 25。

表 25 北京市戒烟门诊

单位名称	单位地址	开设科室	联系电话	开诊时间
中日友好医院	朝阳区樱花园东街 2 号	呼吸内科	010-84205252	周二下午
首都医科大学附属北京朝阳医院	朝阳区工体南路 8 号	独立科室	010-85231610	周一至周五全天

续表

单位名称	单位地址	开设科室	联系电话	开诊时间
首都医科大学附属复兴医院	复兴门外大街甲20号	呼吸内科	010-88062619\88062272	周三上午、周二下午
首都医科大学附属北京世纪坛医院	海淀区羊坊店铁医路10号	呼吸内科	010-63926383	周二下午
北京市中关村医院	海淀区中关村南路12号	独立科室	010-82548556	周二下午、周三上午
北京安贞医院	朝阳区安贞路2号	高血压科 呼吸内科	010-64456358 010-64456642	周三上午 周五下午
北京回龙观医院	昌平区回龙观镇	酒药依赖门诊	010-62715511	周三下午、周五上午
北京大学人民医院	西城区西直门南大街11号	呼吸内科	010-88325259	周一下午、周三下午
首都医科大学宣武医院	西城区长椿街45号	呼吸内科 胸外科	010-83198321 010-83198711	周一至周五下午 周一至周五全天
北京协和医院	东城区王府井帅府园1号	呼吸内科	010-69155008	周四下午，不限号
首都医科大学附属北京同仁医院	东城区东郊民巷1号	呼吸内科	010-58268461	周二下午、周五下午
首都医科大学附属北京友谊医院	西城区永安路95号	呼吸内科	010-63138496	周三下午
北京大学第一医院	西城区西什库大街8号	呼吸内科	010-83575518	周四下午
北京积水潭医院	西城区新街口东街31号	呼吸内科	010-58516688-6727	周一至周五全天
北京市第六医院	东城区交道口北二条36号	呼吸内科专科门诊	010-64035566-3277	周一至周五全天
航空总医院	北京市朝阳区安外北苑三号院	心身医学科	010-59520462	除周三下午外，周一至周五全天

续表

单位名称	单位地址	开设科室	联系电话	开诊时间
首都医科大学附属北京天坛医院	东城区天坛西里六号	呼吸内科	010-67096825	周一上午、周二下午
卫生部北京医院	东城区东单大华路1号	独立科室	010-85133101	周三下午
北京肿瘤医院	海淀区阜成路52号	胸外科	010-88196224	周三下午
解放军总医院(301医院)	北京市复兴路28号	独立科室	010-66876415	周一至周四晚上
空军总医院	海淀区阜成路30号	呼吸内科	010-68410099	周一上午
中国人民解放军海军总医院	海淀区阜成路6号	呼吸内科	010-66958448	周四下午
中国人民解放军第二炮兵总医院	西城区新外大街16号	呼吸内科	010-66343102	周二上午、周四上午
解放军总医院附属第一医院	海淀区阜成路51号	呼吸内科	010-66848171	周一下午,周四下午
北京老年医院	海淀区温泉路118号	呼吸康复科	010-62402826	周二上午
北京市海淀医院	中关村大街29号	内科门诊	010-62583042	周一上午、周二上午
北京大学第三医院	海淀区花园北路49号	呼吸内科		周三、周五下午
航天中心医院	海淀区玉泉路15号	呼吸内科	010-59971496	周四下午
北京鼓楼中医院	东城区豆腐池13号	内科		周一至周五全天
北京市隆福医院	东城区美术馆东街18号	呼吸内科	010-58918308	周一至周五全天
首都医科大学附属北京地坛医院	北京市朝阳区京顺东街8号	呼吸内科	010-84322299	周一、周五全天
煤炭总医院	北京市朝阳区西坝河南里29号	呼吸内科	010-64667755-2017	周一至周五全天

续表

单位名称	单位地址	开设科室	联系电话	开诊时间
北京市顺义区医院	顺义光明南街3号	呼吸内科	010-69423220-呼吸科门诊	周三、周五下午
延庆县医院	延庆县东顺城街28号	内科	010-69103020-2257	周一至周日全天

619. 除北京以外，其他省市的戒烟门诊有哪些

表26 全国部分戒烟门诊信息

单位名称	联系电话
中国医科大学附属第四医院	024-83282595
长春市人民医院	0431-86097439
吉林省中医药科学院	0431-86816935
长春市儿童医院	0431-85802210
广州市第十二人民医院	020-38665643
佛山市妇幼保健院宣教科	0757-82969932
广东省中医院保健办	020-81887233-38306
中山大学肿瘤医院胸科	020-87343251
南方医院呼吸科	020-61641575
惠州市第一人民医院	0752-28831673
番禺中心医院神经心理科	020-34858033
深圳蛇口人民医院	0755-26679667
深圳罗湖区慢性病防治院	0755-82451392
深圳流花医院戒烟门诊	0755-82140278
深圳西丽人民医院门诊	0755-26528904
西安市第五医院	029-84696322
西安市第四医院	029-87480748
昆明医学院第二附属医院	0871-65351281

单位名称	联系电话
沈阳医学院奉天医院	024-85715786
本溪中心医院	0414-2890610
河北省人民医院	0311-85988274
内蒙古新城区医院	0471-6904371
辽宁省肿瘤医院	024-84316670
沈阳医学院沈洲医院	024-22842260
营口市中医院	0417-2672259
本钢总院	0414-2215158
铁岭市中心医院	024-72213031
浙江新华医院	0571-85267299
浙江省立同德医院	0571-89972152
杭州市红十字会医院	0571-56108648
上海市静安区中心医院	021-61578052
上海市松江区方塔中医医院	021-57839143
吉林省人民医院	0431-85595303
长春国健妇产科医院	0413-85867071
广东省第二中医院	020-8348220
中山大学第二保健科	020-81332207
佛山市高明区慢性病防治院	0757-88822110
中山大学附属一院呼吸	020-87755766-8110
西丽人民医院	0755-26789839
苏州市立医院	0512-62362502
营口市中心医院	0417-2955277
长春市绿园区医院	0413-87924636-8113
吉林省肿瘤医院	0431-85873065
上海市普陀区利群医院	021-52780030
华中医科大学同济医学	027-83662635

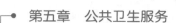

续表

单位名称	联系电话
湖南省长沙市第四医院	0731-88882922
大庆市第一医院疼痛科	0459-5813625
上海中医药大学附属龙华医院	021-64385700
上海市华东医院	021-62483180
上海瑞金医院卢湾分院	021-63864050
上海市普陀区人民医院	021-33274550
东南大学附属中大医院	025-83272168
苏州医科大学附属第二医院	0512-67783401
杭州市第二人民医院	0571-88303536
温州市第二人民医院	0577-88181606
广东省人民医院	020-83827812
深圳市中心医院	0755-88359666-2816
复旦大学附属华山医院	021-52889999
绍兴市人民医院	0575-88228628
广州市第一人民医院	020-81048028
深圳市福田区人民医院	0755-83982222-30361
柳州市人民医院大内科	0772-2662229
杭州市第一人民医院	0571-87065701
广东省第二人民医院	020-89168066
佛山市禅城区中心医院	0757-82278866
广西区人民医院	0771-2186080

620. 戒烟门诊是如何帮助患者戒烟的

戒烟门诊一般是通过询问、评估、建议、帮助和随访 5 个步骤来诊治患者的。询问就是问诊,戒烟医生会询问患者的吸烟史、曾经的戒烟经历、想戒烟的原因、戒烟的支持者和反对者、戒烟可能会遇到的困难、戒烟的信心等,这些也可能是让患者事先填写一份"戒烟门诊信息表"。评估是戒烟医生对患者目前烟草成瘾程度和戒烟意愿的评估,这是提供戒烟帮助的基础。建议是医生针对患者吸烟现状给出的强烈戒烟建议。帮助是戒烟医生根据询问和评估结果,为患者制订治疗方案。

随访是患者在戒烟开始后一段时间,医生或者护士对患者进行的短信、电话或面对面的随访,一般会安排在戒烟开始后一周内、一月内、三月内和六月内。除医护人员的主动随访外,医生一般会在首次门诊时,将自己的联系方式交代给患者,患者在有疑问或者需要帮助时,可以联系医生。除了以上这些,一般在初诊时,戒烟医生还会对患者进行必要的身体检查和辅助检查,包括一口气 CO 浓度测试。

621. 戒烟治疗有哪些方法

目前的戒烟方法包括:心理疗法、行为疗法和药物疗法。其中,心理疗法和行为疗法是基于吸烟者对烟草存在的心理依赖、行为依赖和社会依赖(即社会环境造成烟草依赖,如朋友间敬烟、红白事送烟等),这些需要运用心理学和社会行为学的方法进行分析,并提出解决办法。而药物疗法则主要是针对烟草的生理依赖。

622. 戒烟需要吃药吗

所有想戒烟的患者都会接受心理疗法和行为疗法。是否使用戒烟药物,则要根据患者的评估结果来确定。因为戒烟药物可以帮助患者更好地克服戒断症状,能大大地提高戒烟成功率。

623. 戒烟门诊需要预约吗

首次就诊戒烟门诊时,医生会和患者谈论很多关于吸烟与戒烟的问题,尤其是患者关心的那些问题。另外,心理行为疗法也需要较长的时间,就如同做心理咨询。一般戒烟门诊的首次门诊需要 30 分钟或者更长,所以建议想看戒烟门诊的患者进行提前预约,以保证医生有充分的时间提供戒烟服务。

第八节

12320 公共卫生服务热线

624. 12320 是一条什么热线

12320 是卫生部 2005 年年底启用的公共卫生公益热线,目前已在全国 26 个省份开通。北京 12320 于 2006 年 11 月 30 日在全国率先开通,是由北京市卫生防病咨询热线、北京市卫生局便民电话、北京市公共卫生举报投诉电话整合而成的市卫生局便民服务电话,在 2008 年的三鹿牌婴幼儿奶粉事件、2009 年的甲型 H1N1 流感疫情防控等突发公共卫生事件和 2010 年的麻疹疫苗强化免疫、新医改宣传工作中发挥了积极作用。现日均受理各类诉求近 1000 件。

625. 北京 12320 的职责是什么

北京 12320 的主要职责是向社会公众提供卫生方面的法律法规和政策以及疾病预防控制、健康保健、就医指南等咨询服务,接受突发公共卫生事件与公共卫生方面的投诉、举报。2007 年 5 月被确定为北京市非紧急救助服务中心(12345)的卫生局分中心,负责承办 12345 和市政府督查室转办的事项。

626. 北京 12320 的服务时间

北京 12320 提供 365 天 24 小时的全天候服务,每天 8:00～18:00 为人工受理服务时间,18:00～次日 8:00 为语音服务时间。

627. 北京 12320 有哪些服务方式

电话咨询：8点～18点，拨打 12320（外地用户拨打 010-12320）即可获得人工咨询；

语音咨询：18点～次日8点，拨打 12320（外地用户拨打 010-12320），根据语音提示选择收听内容；

自动提取传真咨询：18点～次日8点，拨打 12320（外地用户拨打 010-12320），先按语音提示按#键，得到咨询内容编号的传真，然后按照传真编号，发送需提取内容的相应编号即可；

留言咨询：18点～次日8点，拨打 12320（外地用户拨打 010-12320），或8点～18点拨打 12320 遇座机忙需等待时，根据语音提示留言，就可以得到专业人员的电话回复；

短信咨询：编辑咨询内容发送到 12320（外地用户发至 010-12320）即可；

邮件咨询：发送邮件至 12320@bjhb.gov.cn；

网上在线咨询：登录北京市公共卫生热线服务网（http://bj12320.org），点击进入"在线咨询"模块即可；

微博咨询：留言或私信新浪微博@北京 12320 在聆听；

收听健康广播：每周一13:30,北京新闻广播"健康北京"栏目等。

628. 拨打 12320 收咨询费吗

12320 为公共卫生公益电话，不收取任何咨询费。您拨打 12320 与拨打普通电话一样，只需要支付电话费。

629. 12320 能受理百姓哪些诉求，如何办理

12320 主要受理百姓三类诉求：咨询、投诉、举报。

（1）**政策法规咨询**：公共卫生法律法规和政策的咨询（如医疗惠民政策咨询、怎样处理医患纠纷）。

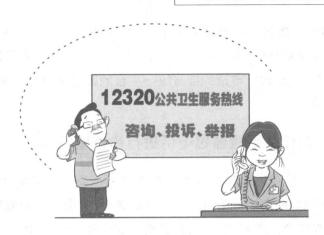

（2）**健康知识咨询**：健康保健知识（如高血压、糖尿病等慢性病防控）、卫生防病知识的咨询（如疫苗接种问题，如何预防各种传染病）。

（3）**就医指南**：就医引导服务（如各医院医疗特色）。

（4）**医疗服务投诉**：北京市辖区内医疗机构服务问题的投诉；对合理的投诉以工单形式通过12320投诉转办自动化系统转办至责任单位，在规定时限内由责任单位联系市民协商处理，并将处理结果反馈给12320热线。

（5）**公共卫生投诉**：饮用水卫生、公共场所卫生（如泳池水质不合格等）、违法行医举报（如医疗机构无许可证或出租转让许可证、医生无执业资格证开展诊疗行为）的投诉。

（6）**建议表扬**：对北京市辖区内医疗机构、医务人员服务情况的建议和表扬。

12320热线将及时解答您的咨询，受理投诉举报后按照工作流程及时转办到卫生监督执法部门或通过12320投诉转办自动化系统转办至责任单位处理，卫生监督执法部门或责任单位处理后，将处理结果反馈给12320热线。

630. 能通过 12320 进行预约挂号吗

北京12320目前没有预约挂号职能。自2011年7月28日起，114正式开通北京市统一预约挂号服务，服务方式有：网上预约（http://

www. bjguahao. gov. cn)、电话预约(114 北京用户 /010-114 非北京用户)和手机客户端预约(q. 114menhu. com)。北京 12320 负责监督预约挂号服务,如果您对 114 或北京市预约挂号统一平台的服务有意见或建议,可以拨打 12320 反映。

631. 为什么不能通过电话进行诊疗服务

北京市 12320 公共卫生热线的工作人员有一定的医学背景,上岗前均接受过系统培训,经考核合格后方可上岗服务,但并非临床专业医生。因疾病具有复杂性和个体差异的特点,为避免延误病情,12320 热线平台不进行诊疗服务,可引导患者到专科医院就医。

632. 被医托骗了,12320 能帮忙吗

如果您发现自己被医托骗了,请留存好相关证据并及时拨打 12320 投诉,12320 将及时受理并转办到卫生监督执法部门,由卫生监督部门依据相关法律法规进行查处。尽最大努力帮您挽回损失。

633. 游泳池水特别脏,能向 12320 投诉吗

遇到游泳池水卫生问题请及时拨打 12320 反映,根据《公共场所卫生管理条例》第二条、第十条的规定,游泳馆基本卫生问题如水质、空气质量问题,12320 都可以受理并转办到卫生监督执法部门进行查处。

634. 12320 是否负责医保咨询

城镇职工和居民医保、"一老一小"保险的政策制定部门为北京市人力资源社会保障局,市人力和社会保障局热线 12333 负责解答相关咨询,12320 可提供 A 类医保定点机构等资讯服务。

635. 北京 12320 可以受理其他省市的来电吗

12320 热线是以省市为单位开通的一条卫生服务热线,北京 12320 热

线主要针对北京辖区内的公众服务,可以受理其他省市或境外的咨询来电,但需要投诉或举报当地的医疗服务问题或公共卫生问题时,根据属地管理的原则,还应拨打当地的 12320。没有成立 12320 卫生热线的省份,可以向当地卫生行政部门进行投诉或举报。

636. 北京 12320 受理疫情举报的流程是什么

12320 咨询员接到疫情举报电话后,会认真进行电话记录,填写《举报(卫监)工单》,根据《北京市卫生监督机构处理举报投诉工作程序》判断是否属于 A 级;如为 A 级,12320 督办人员应在事项受理后 5 分钟内电话通知北京市及事件发生所在区县卫生监督所接报人员,然后按照时限要求将《举报(卫监)工单》录入北京市卫生监督工作平台(A 级 30 分钟内,B 级 4 小时内,C 级当日),并适时进行督办,以确保其能在规定时限内将工单办结。待工单办结,再从北京市卫生监督工作平台提取办理结果,录入 12320 呼叫中心系统存档。

637. 能否通过 12320 的网站进行投诉

可以。但建议您尽量以电话方式进行投诉,这样便于咨询员通过提问了解事件细节问题,记录投诉所需的信息,提高受理效率,也便于咨询员在通话中随时进行相关问题的解释或沟通。

638. 医疗价格的问题可以向 12320 反映吗

发展和改革委员会是价格管理部门,所以当您发现医疗服务定价不合理问题时,应向市发改委热线 12358 反映。如果您发现医疗服务单位乱收费,可以拨打 12320 进行反映。

639. 如果发生医疗事故 12320 负责受理吗

医疗事故鉴定由专业机构执行,12320 不受理医疗事故诉求,但可以在电话中告诉您发生医疗纠纷后可以选择的处理途径,以及办理医疗事故鉴定、司法鉴定等的相关程序。

640. 12320 能否为有需求的人提供短信告知服务

目前尚无此功能,建议公众拨打 12320 热线进行咨询。

641. 12320 可以通过短信回复来电人的问题吗

可以。您只需将问题编辑好并发送到 12320(外地用户发送到 010-12320)即可,我们有专人查看短信平台并回复您的问题。如果咨询的问题比较着急,建议您还是通过电话途径咨询。

642. 北京 12320 为吸烟者提供戒烟服务吗

北京市 12320 能为戒烟者提供戒烟服务,主要是以咨询热线的形式帮助吸烟者戒烟。

咨询热线是通过电话咨询的方式帮助吸烟者戒烟。这种方式目前在国际上诸多国家已被广泛采用,是世界卫生组织推荐的提供戒烟帮助的途径之一。咨询者打入电话诉求戒烟帮助,咨询员会首先对咨询者的吸烟行为和戒烟意愿进行评估,随后为其制定一套咨询流程,并提供一系列戒烟咨询服务。通常情况下,咨询服务包括 4～5 个电话,这其中包含了 1 次戒烟前的电话(约 20 分钟),3 次戒烟后的随访电话(各约 10 分钟),以及 1 个在戒烟前追加的提醒电话。电话总时长一般不超过 60 分钟,咨询流程一般用时 3～4 周,也会根据咨询者的需求延长或精简。

咨询热线的目的是运用谈话沟通的形式来帮助人们改变吸烟行为。咨询员通过谈话帮助咨询者发现并克服自身针对吸烟行为的矛盾心理,增强咨询者内在的戒烟动机,从而产生戒烟行为。研究显示,电话咨询的方式有利于人们发起戒烟尝试。在帮助人们戒烟的过程中,咨询员的作用还体现在指导人们制定及实施有效的策略措施,以应对戒烟过程中出现的各类问题;在戒烟过程中帮助人们培养新的健康行为,并预防复吸。戒烟最初期是戒烟过程中最困难也是最容易复吸的阶段,因此,通过咨询热线的戒烟干预服务,对帮助咨询者预防复吸上可以起到很大的作用。

643. 北京 12320 还能提供哪些其他戒烟服务

除了对想戒烟者咨询提供电话咨询外,还可以根据吸烟者及其家属、朋友等的不同需求,以及吸烟者的不同戒烟意愿,为其提供相应的知识及咨询,还能为其提供不同的宣传材料,以及戒烟门诊信息等。

644. 12320 提供心理咨询方面的服务吗

需要提供心理咨询服务,请拨打心理咨询热线,心理咨询热线有专业的心理专家为大家服务。北京市有关心理健康方面的热线有:

(1)北京市心理援助热线(800—810—1117,手机、IP、分机用户:010—82951332)是全国唯一一条对公众免费的、公益的专业心理援助热线。每周7天、每天24小时接听来电。

热线服务项目:一为百姓提供便利、高效的心理健康教育服务;二为处于心理危机状态的来电者提供心理支持;三是降低高危来电者的自杀风险;四为来电者提供精神卫生相关知识;五是帮助心理危机来电者寻求专业治疗;六为高危个体提供后续随访心理咨询服务。

(2)北京安定医院心理咨询热线:010-58303063　010-58303000。服务时间:周一~周五 8:00~21:00。

(3)北京回龙观医院心理咨询热线:010-62716286。服务时间:周一~周五 18:00~23:00。

各条免费咨询热线可针对大众提供心理健康咨询指导服务,包括儿童青少年心理健康、婚姻家庭、考试焦虑、职业压力、子女教育,以及精神科常见问题的处置。

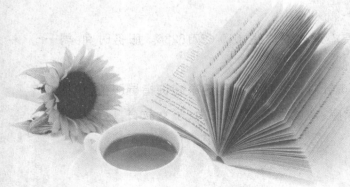

第六章

基本公共卫生服务

  基本公共卫生服务是我国政府坚持以人为本、落实预防为主卫生工作方针的具体体现，也是我国公共卫生领域一项长期的、基础性的制度安排。基本公共卫生服务是由政府出资，城乡居民免费享受的服务，是通过对城乡居民健康问题进行干预，减少主要健康危险因素，有利于预防和控制传染病及慢性病的蔓延。基本公共卫生服务项目包括 11 个内容，由疾病预防控制机构、城市社区卫生服务中心、乡镇卫生院等城乡基本医疗卫生机构提供，有利于提高居民对公共卫生服务的可及性，逐步缩小城乡、地区和人群之间的差距，使城乡居民逐步享有均等化。

645. 什么是基本公共卫生服务

基本公共卫生服务,是指由疾病预防控制机构、城市社区卫生服务中心、乡镇卫生院等城乡基本医疗卫生机构向全体居民提供的公益性的公共卫生干预措施,主要起疾病预防控制作用。

646. 什么叫"基本公共卫生服务均等化"

基本公共卫生服务均等化是指每位中华人民共和国的公民,无论其性别、年龄、种族、居住地、职业、收入,都能平等地获得基本公共卫生服务。可从两个角度理解:从保障公民健康权益的角度看,意味着人人享有服务的权利是相同的;从服务的内容看,是根据居民的健康需要和政府的财政承受能力确定的。

647. 基本公共卫生服务包括哪些内容

包括 11 项内容,即:城乡居民健康档案管理、健康教育、预防接种、0~6岁儿童健康管理、孕产妇健康管理、老年人健康管理、高血压患者健康管理、2 型糖尿病患者健康管理、重性精神疾病患者管理、传染病及突发公共卫生事件报告和处理以及卫生监督协管服务。

648. 在公共卫生服务中哪些方面会"均等化"

大致可分为:面向全民的公共卫生服务,如统一建立居民健康档案,进行健康教育等;面向特定年龄和性别人群的公共卫生服务,如疫苗接种、妇幼保健、老年保健等;面向患者群的公共卫生服务,如,艾滋病的"四免一关怀"、结核病、血吸虫病的防治等;面向疾病流行地区人群,如预防氟中毒等地方病的项目。但是,具体到某个人,如果不属于这些人群,则不需得到这些服务。在这个意义上,均等化并不意味着每个人都必须得到完全相同、没有任何差异的基本公共卫生服务。

649. 基本公共卫生服务人均 30 元是什么意思

2011 年我国基本公共卫生服务标准已经达到人均 30 元。这是财政部门安排经费的平均标准,财政部门按这个标准给承担公共卫生服务的医疗卫生机构安排补助资金,由基层医疗卫生服务机构统筹使用。今后,国家基本公共卫生服务项目的经费补助及其项目内容还会随着经济社会发展、公共卫生服务需要和财政承受能力等适时进行调整。地方政府可结合当地实际,在国家基本公共卫生服务项目的基础上,增加基本公共卫生服务内容和经费补助标准。

650. 居民享受基本公共卫生服务需要付费吗

基本公共卫生服务项目所规定的服务内容由国家为城乡居民免费提供,所需经费由政府承担,居民接受服务项目内的服务不需要再缴纳费用。

651. 外来人员可以免费享受基本公共卫生服务吗

很多城市的基本公共卫生服务已经覆盖外来常住人口,即在当地居住6 个月以上的外来人口。关于这一点可以向居住地社区卫生服务机构咨询。

652. 到哪里可以获得免费的基本公共卫生服务

乡镇卫生院、村卫生室、社区卫生服务中心(站)负责提供基本公共卫生服务,居民可以到上述机构享受相关的免费服务。

653. 北京市的家庭医生式服务指什么

家庭医生式服务是北京市卫生局按照市政府提出的"普及健康知识、参与健康行动、提供健康保障、延长健康寿命"的目标,借鉴先进的家庭医生服务理念,开展以社区卫生服务团队为核心,在充分告知、自愿签约、自由选择、规范服务的原则下与服务家庭签订协议,为居民提供主动、连续、综合的健康责任制管理服务。

654. 家庭医生式服务如何开展

家庭医生式服务主要依靠社区卫生服务团队来开展,一支完整的社区卫生服务团队由全科医师、社区护士、预防保健人员组成。居民只需在居住地的社区卫生服务机构自由选择服务团队,不用缴纳任何费用,简单签署一份《家庭医生式服务协议书》,便可免费享受健康"点对点"服务。

655. 家庭医生式服务都包含哪些内容

签约居民可在享受《北京市社区卫生服务中心(站)服务管理规范》所规定的基本公共卫生和基本医疗服务的基础上,还可享受到以健康管理为主

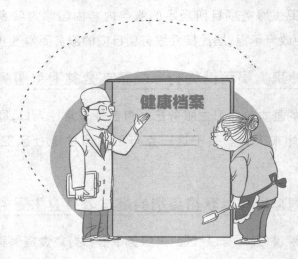

要内容、主动服务为主要形式的 5 类个性化的服务和优惠措施:

(1)"**健康状况早了解**"——**个人健康评估及规划** 首先为居民建立健康档案,根据居民个人健康信息,于签约后 1 个月内完成首次健康评估,其后每年年初对其进行 1 次健康状况评估,并根据评估结果,量体制订 1 份目标明确、操作性强的个性化的健康规划。使居民不仅知道自己的健康状况,同时知道如何自我干预。在年底服务完成后,进行效果评估,并调整下一年服务规划。

(2)"**健康信息早知道**"——**健康"点对点"管理服务** 根据签约家庭健康状况,提供有针对性的健康教育资料,及时将健康教育材料发放到签约家庭,每年不少于 1 份,并做好知识解读。及时将健康大课堂和健康教育讲座等健康活动信息和季节性、突发性公共卫生事件信息告知签约家庭,每年不少于 1 份。居民也可通过拨打"健康通"进行健康咨询。

(3)"**分类服务我主动**"——根据居民不同健康状况和需求,以慢性病患者为重点服务对象,提供主动健康咨询和分类指导服务,每年不少于 4 次。

(4)"**贴心服务我上门**"——对空巢、行动不便并有需求的老年人提供上门健康咨询和指导服务。上门服务内容可包括:查体、康复、护理、中医适宜技术。

(5)"**慢性病用药可优惠**"——对于医疗保险社区目录新增用于治疗高血压、糖尿病、冠心病、脑卒中的药品,取消个人先行负担的 10% 的费用。

第二节
针对全人群的服务

656. 哪些人可以建立居民健康档案

所有城乡居民,凡是在社区居住半年以上的,包括户籍及非户籍人口,都可以在居住地的乡镇卫生院、村卫生室或社区卫生服务中心(站)自愿建立居民健康档案。

657. 居民健康档案包括哪些内容

居民健康档案包括:①个人基本情况;②健康体检记录;③儿童、孕产妇、老年人与主要慢性病患者的健康管理记录;④患病就医时的有关接诊、转诊、会诊与住院等医疗卫生服务记录。

658. 建立健康档案时主要询问哪些内容

一是询问个人基本情况,包括:①姓名、性别、身份证号、联系方式、文化程度、职业状况、婚姻状况、医疗保险类别与血型等基础信息;②药物过敏史、有害因素与职业病危害因素暴露史、家庭史、遗传病史、残疾情况等基本健康信息;③农村地区还要询问一些厕所、饮用水等家庭生活环境情况。

二是询问居民当前健康状况,包括:①有无不适症状;②吸烟、饮酒、饮食、体育锻炼等生活方式;③以前主要疾病的患病和治疗情况;④住院、手术、输血等情况;⑤预防接种情况;⑥最近1年的主要用药情况等。

659. 建立健康档案时的体检主要包括哪些内容

建立健康档案时的体检内容主要包括：①体温、脉率、血压、身高、体重、腰围等检查。②口腔、视力、听力、运动功能等粗测判断；③皮肤、心脏、肺、腹部等一般体格检查。

660. 普通居民需要建立城乡居民健康档案吗

普通居民应该建立城乡居民健康档案。居民健康档案是以居民个人健康为核心、贯穿整个生命过程、涵盖各种健康相关因素的系统化文件记录。有助于对个人进行健康管理。

661. 别人能看到您的健康档案吗

除法律规定的必须出示或出于保护居民健康的目的以外,居民健康档案不得转让、出卖给其他人员或机构,更不能用于商业目的。也就是说,除了法律规定的一些情况,或者社区医生对您进行诊疗或健康管理时,别人是不能看您的个人健康档案的。

662. 健康档案里面的信息会泄露吗

健康档案建立后要遵守档案安全制度,不得造成健康档案的损毁、丢失,不得擅自泄露健康档案中的居民个人信息以及涉及居民健康的隐私信息。

663. 居民能把自己的健康档案带走吗

健康档案保存在档案建立的社区卫生服务机构,是不能带走的,只能在就诊或进行健康管理时由社区医生提取并完善记录。

664. 有了健康档案,看病还需要带病历吗

目前,我国有些城市及省份已经实现了健康档案信息化管理,在地区内

看病不需要带病历,可以直接将健康档案信息调出。

665. 社区卫生服务机构摆放的宣传品可以随便拿走吗

社区卫生服务机构摆放的宣传品可以根据个人需要取阅或带走。这些宣传品是基本公共卫生服务中健康教育的具体体现,主要针对居民常见病、多发病的预防控制及治疗,以及生活方式和健康行为养成,特殊人群健康问题防治知识等,使居民能够了解和认识这些健康问题,达到早预防、早发现、早诊断、早治疗的目的。

666. 普通居民能去社区卫生服务机构听健康讲座吗

只要社区卫生服务机构举办健康讲座,居民就可根据需求去听讲。这些讲座是由社区卫生服务机构根据居民需求举办的,是免费的讲座。

667. 社区卫生服务机构组织的讲座推销产品吗

社区卫生服务机构组织的健康讲座是代表政府为百姓提供健康服务,绝对不会出现推销产品的情况。

第三节
针对特殊人群的服务

668. 卡介苗接种后到哪里检查是否接种成功

卡介苗接种 12 周后,需要带孩子到相关机构检查是否接种成功。在北京,一般是去各区县结核病防治所进行检查。

669. 因出生体重不足等问题没能在出生医院
接种疫苗的孩子到哪里补种

补种疫苗到就近的社区卫生服务机构就可以。

670. 孩子在幼儿园或者学校统一接种疫苗安全吗

孩子在幼儿园或者学校统一接种疫苗是安全的。只有幼儿园或者学校的条件满足疫苗接种要求,才能成为疫苗接种点。

671. 搬家了,孩子变更疫苗接种点需要办什么手续

孩子变更疫苗接种点的手续各地有所不同。目前,北京市预防接种系统已经联网,假如要更换接种地址,最后一次接种时和接种门诊说明一下就可以了。

672. 怎样建立预防接种证

新生儿出生后一个月内家长尽早携带《新生儿首针乙肝疫苗和卡介苗

接种登记卡》，以及《出生医学证明》等材料，到居住地的乡镇卫生院或社区卫生服务中心申请领取接种证和建立儿童预防接种档案。

673. 预防接种证有什么用

接种证是个人规范接受免疫接种的记录和凭证。当儿童的基础免疫与加强免疫全部完成后，家长要长期保管好接种证，以备孩子入托、入学、入伍或将来出入境的查验，千万不能丢失。

674. 孩子出生后，社区医生会到家里来看望，是怎么回事

这是社区医生对孩子进行的新生儿家庭访视，是基本公共卫生服务中0～6岁儿童健康管理的一个内容。

675. 社区医生是怎么知道谁家有孩子出生的

一般情况，孕妇在怀孕12周内需要到社区卫生服务机构建立孕妇档案，在北京称为《北京市母子保健健康档案》。此时，您会留下孕妇的相关信息，如姓名、电话、家庭住址、末次月经等。社区医生即可根据末次月经推算出预产期，到预产期时便会询问。另外，在孩子出生后，家长都会去社区卫生服务机构为孩子建预防接种档案，也会将信息留给社区医生。社区医生就是这样获得产妇及新生儿信息，并进行家庭访视的。

676. 孩子出生后，社区医生到家里来干什么

新生儿出院1周内，负责儿童保健和孕产妇保健的社区医生会到家中对新生儿和产妇进行访视。

新生儿访视的内容包括：①观察和询问儿童出生及疫苗接种的情况；②了解新生儿出院后的喂养、睡眠、大小便、黄疸、脐部等情况；③医生为新生儿测量体温，记录出生时体重、身长，进行体格检查；④建立《0-6岁儿童保健手册》；⑤对家长进行母乳喂养、新生儿护理和常见疾病预防的指导。如果发现新生儿未接种卡介苗和第1针乙肝疫苗，社区医生会提醒家长尽快

补种。还会提醒家长做新生儿疾病筛查。

产妇访视的内容包括：①通过观察、检查、询问，了解产妇乳房、子宫、恶露、会阴或腹部伤口恢复等情况；②对产妇的产褥期保健进行指导，对出现的母乳喂养困难、产后便秘等问题进行处理；③发现产褥感染、产后出血、子宫恢复不佳、产后抑郁等问题，及时转到上级医疗机构进行诊治；④通过观察、询问、检查，了解新生儿的基本情况，指导母亲正确护理婴儿。

677. 外来务工人员生完孩子，也会有社区医生进行家庭访视吗

如果生完孩子，外来务工人员去居住地所在社区卫生服务机构建立儿童预防接种档案，社区医生就会根据具体情况进行家庭访视。

678. 孩子满月时社区医生还会来家里看望吗

一般情况，新生儿满 28 天以后，家长或监护人带着新生儿到乡镇卫生院或社区卫生服务中心进行满月随访。特殊情况时，社区医生也可以进行家庭访视。随访内容包括：①询问新生儿 1 个月来的喂养、发育和疾病等情况；②对满月婴儿进行体重、身长的测量和体格检查，评价新生儿的发育；③给新生儿注射第 2 针乙肝疫苗，一般在乡镇卫生院或社区卫生服务中心进行；④做健康指导。

679. 孩子在上幼儿园前，需要做体检吗

孩子在上幼儿园前，也就是大约 3 周岁前，也是需要体检的。而且，根据基本公共卫生服务项目，孩子可以在 3、6、8、12、18、24、30、36 月龄时，到乡镇卫生院或社区卫生服务中心，接受共 8 次健康管理服务。内容包括：①询问上次至本次随访之间的婴幼儿喂养、患病等情况；②进行体格检查，做生长发育和心理行为发育评估；③进行母乳喂养、辅食添加、心理行为发育、意外伤害预防、口腔保健、中医保健、常见疾病防治等健康指导；④在婴幼儿 6、8、18、30 月龄时分别进行 1 次血常规检查；⑤在 6、12、24、36 月龄时

分别进行 1 次听力筛查;⑥在每次进行预防接种前均要检查有无禁忌证,如无禁忌证,在体检结束后接受疫苗接种。这些服务都是免费的。

680. 孩子在幼儿园阶段,需要每年体检吗

4～6 岁的学龄前儿童,一般都处于幼儿园阶段,每年可享受一次健康管理服务。内容包括:①询问上次至本次随访之间的饮食、患病等情况;②进行体格检查,对生长发育和心理行为发育评估,做血常规检查和视力筛查;③进行合理膳食、心理行为发育、意外伤害预防、口腔保健、中医保健、常见疾病防治等健康指导;④在每次进行预防接种前均要检查有无禁忌证,如果没有禁忌证,在体检结束后接受疫苗接种。

681. 幼儿园通知,说要给孩子做氟化泡沫,这是为什么? 安全吗

氟化泡沫是 3～6 岁学龄前儿童防龋的重要方法之一,每年两次。它的特点是防龋效果显著、安全方便。具体方法是用一次性软塑料托盘,将泡沫置入托盘后,放入幼儿口腔上下齿之间,上下齿可同时进行,立即用牙咬住托盘 1～4 分钟,然后吐出托盘和剩余泡沫,并嘱儿童在半小时内不要吃东西、饮水。

682. 除了幼儿园和学校统一组织的体检,还需要给孩子做别的体检吗

如果幼儿园和学校统一组织的体检未提示孩子有健康问题,可以不用再进行其他体检。如果发现孩子有某些健康问题,则需要尽快进行进一步的检查。

683. 怀孕后需要去社区卫生服务中心登记吗

怀孕 12 周内,就需要到社区卫生服务中心进行登记,领取《孕产妇保健手册》。

684. 怀孕后要建小卡和大卡，是指什么

怀孕后要建立的小卡就是《孕产妇保健手册》，是去社区卫生服务机构办的，要带准生证和已有的检查单。而大卡指到准备生产的医院建立的孕期档案，一般是在怀孕 16 周左右去建立。

685. 孕期什么检查是每次都需要做的

孕期检查每次都有的项目包括：称体重、量血压、问诊、查子宫大小及听胎心音等。

686. 产后多长时间需要复查，应该到哪里去检查

产后 42 天的产妇到所居住的乡镇卫生院或社区卫生服务中心进行产后健康检查。如果生产时曾出现异常的产妇就到原来分娩的医疗卫生机构检查。

687. 《孕产妇保健手册》是什么，它有什么作用

《孕产妇保健手册》是孕妇在怀孕 12 周内到社区卫生服务机构建立的档案，可以记录每次孕期检查的主要结果。生完孩子后返给建立档案的社区卫生服务机构，方便社区医生进行家庭访视，提供孕期及产后指导。

688. 老刘今年 60 岁，可以享受老年人健康管理服务了吗

基本公共卫生服务中的老年人健康管理的服务对象是指在社区居住半年以上的 65 岁及以上的老年人。无论户籍和非户籍人口，都能在居住地的乡镇卫生院、村卫生室或社区卫生服务中心（站）享受到老年人健康管理服务。所以，老刘暂时不能享受这一服务。

689. 老年人健康管理的内容包括什么

老年人健康管理每年一次。主要内容包括：①生活方式和健康状况评

估。通过询问，了解老年人基本健康状况、生活自理能力与吸烟、饮酒、饮食、体育锻炼等生活方式，以及既往所患疾病，目前慢性疾病常见症状与治疗情况等；②每年进行一次较全面的健康体检，包括一般体格检查与辅助检查；③告知本人或其家属健康体检结果并进行针对性健康指导，对发现确诊的原发性高血压和 2 型糖尿病等患者纳入相应的慢性病患者健康管理；④告知下次体检时间。

690. 老年人一般体格检查与辅助检查主要有哪些内容

一般体格检查包括测量体温、脉搏、血压、身高、体重以及皮肤、浅表淋巴结与心脏、肺部、腹部等常规检查，并对口腔、视力、听力和运动功能等进行粗测判断。

辅助检查包括血常规、尿常规、空腹血糖、血脂、肝功能（血清谷草转氨酶、谷丙转氨酶和总胆红素）、肾功能（血清肌酐和血尿素氮）以及心电图检测。

第四节
针对重点疾病的服务

691. 社区医生可以为高血压患者提供哪些服务

对于确诊的高血压患者,社区卫生服务机构要进行健康管理。首先就是建立健康档案。然后,每年会对建立档案的高血压患者进行至少 4 次的面对面随访服务和每年 1 次较全面的健康检查。

692. 高血压患者随访服务有哪些内容

随访内容包括:①测量血压,并评估是否存在危急情况,如果血压很高,或有危急症状,或存在不能处理的其他疾病时,需要紧急转诊;②对不需紧急转诊的患者,要询问上次随访至此次随访期间的症状;③测量心率、体重,判断是否超重或肥胖;④询问患者疾病情况以及生活方式,了解患者服药情况;⑤做针对性健康教育,与患者一起制定生活方式改进目标,并告诉患者出现哪些异常时应立即就诊。

693. 最近老王的血压不太稳定,社区医生会怎么处理

社区医生会将老王转诊至上一级医疗机构。待病情稳定后,再转回社区卫生服务机构进行日常管理。

694. 高血压和 2 型糖尿病患者每次最多能开多长时间的药

一般来说,高血压和 2 型糖尿病患者为医保患者的,每次最多能开 4 周的药。

695. 什么类型的糖尿病患者社区卫生服务中心会提供管理服务

确诊的 2 型糖尿病患者可以到社区卫生服务中心享受管理服务。

696. 2 型糖尿病患者能得到社区卫生服务机构的什么服务

2 型糖尿病患者每年可以免费享受到 4 次空腹血糖检测、至少 4 次面对面随访以及 1 次较全面的健康体检。

体检内容包括体温、脉搏、血压、身高、体重、腰围、皮肤、浅表淋巴结、心脏、肺部、腹部、足背动脉搏动等常规体格检查,并对口腔、视力、听力和运动功能等进行粗测判断。

随访内容包括:①测量空腹血糖和血压,并评估是否存在危急情况,如果血糖、血压很高,或有危急症状,或存在不能处理的其他疾病时,需要紧急转诊;②对不需紧急转诊的患者,要询问上次随访至此次随访期间的症状、患者疾病情况以及生活方式,了解患者服药情况;③检查足背动脉搏动,测量体重,并判断是否超重、肥胖;④根据患者情况给予相应处理;⑤做有针对性的健康教育,与患者一起制定生活方式改进目标,并告诉患者出现哪些异常时应立即就诊。

697. 重性精神疾病患者必须住院治疗吗

重性精神疾病患者可以住院治疗,也可以在家居住,这是根据专科医生的诊断和治疗建议确定的。

698. 重性精神疾病患者需要体检吗

在家居住的重性精神疾病患者可以享受健康管理服务,其中就包括每年 1 次的健康检查。但是,体检必须在患者病情许可,且监护人与患者本人同意的情况下才可以进行。体检内容包括一般体格检查、血压、体重、血常规、转氨酶、血糖、心电图等。

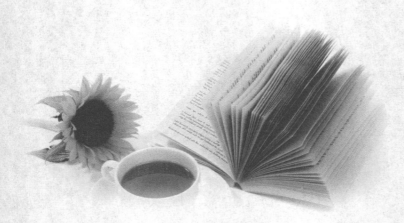

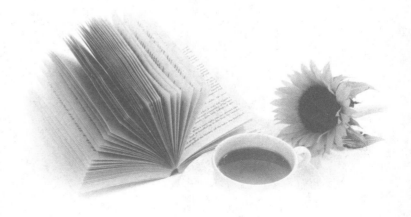

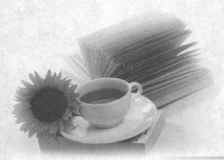

内容简介

　　这是国内第一本由众多公共卫生专家编写的,以突出反映公共卫生机构职能、提供居民家庭公共健康服务为主线的健康科普图书。本书不针对任何一个健康或疾病人群,而是服务于所有居民家庭。本书按人自然成长过程中健康需要的顺序兼顾家庭日常生活中的普遍健康需要编写,内容分为六章,依次为:健康体检、预防接种、就医指导、合理用药、公共卫生服务和基本公共卫生服务。各章围绕现代人健康生活应该享有的健康服务的意义、服务内容与形式以及获得这种服务的路径而编写。在编写内容上既关注服务的前沿理念,更重视服务信息的实用性;在编写形式上从提供服务的角度出发,更强调直接、方便、不拐弯抹角。本书涉及家庭各年龄人群的健康问题,是促进和维护自身和家人健康的一本指导书,更是居民家庭健康生活必备的一本工具书。